Strafatti

Strafatti

Nient'altro che fatti
sulle droghe più usate e abusate

dall'alcol all'ecstasy

Edizione italiana tradotta e adattata da
Michele Simonato e Mario Barbieri

Edizione originale
Cynthia Kuhn
Scott Swartzwelder
Wilkie Wilson

Con la collaborazione di
Leigh Heather Wilson
Jeremy Foster

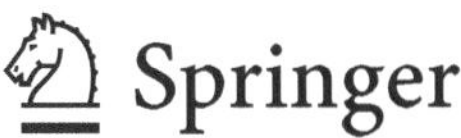 Springer

Traduttori e curatori dell'edizione italiana:

Michele Simonato   Mario Barbieri
Centro di Neuroscienze   Dipartimento di Medicina Clinica e Sperimentale
Facoltà di Medicina   Sezione di Farmacologia
Università di Ferrara   Università di Ferrara

Tradotto dal titolo originale: *Buzzed – The Straight Facts About the Most Used and Abused Drugs – from Alcohol to Ecstasy* by Cynthia Kuhn, Scott Swartzwelder e Wilkie Wilson, 3rd Edition
© 2008, 2003, 1998 by Cynthia Kuhn, Scott Swartzwelder e Wilkie Wilson. Tutti i diritti riservati
Questa edizione è pubblicata sulla base di un accordo con W.W. Norton & Company, New York, London

ISBN 978-88-470-1450-3

DOI 10.1007/978-88-470-1451-0

© Springer-Verlag Italia 2010

Impaginazione: Ikona S.r.l., Milano
Stampa: Arti Grafiche Nidasio, Assago
Stampato in Italia

Springer-Verlag Italia S.r.l., Via Decembrio 28, I-20137 Milano
Springer fa parte di Springer Science+Business Media (www.springer.com)

Presentazione

di
Silvio Garattini

Tabacco, alcol e droghe sono la vera epidemia di questi anni, che colpisce soprattutto i più giovani. Genitori, operatori sanitari, educatori e politici sono stati colti in contropiede. Le opinioni sono spesso contrapposte fra chi disegna scenari apocalittici e chi minimizza chiedendo addirittura forme di liberalizzazione. Chi dovrebbe aiutare i giovani a evitare le droghe non ha spesso le nozioni e la cultura per essere efficace e utilizza perciò posizioni autoritarie oppure esprime rassegnazione, del tipo "così fan tutti".

Questo libro vuole quindi dare un esempio di informazione chiara, semplice e perciò facilmente comprensibile. I vari capitoli vogliono essere una descrizione oggettiva, pur nell'incertezza delle conoscenze, sottolineando i danni indotti dalle varie droghe senza indulgere ad argomentazioni esagerate. I vari capitoli sono basati sui dati scientifici oggi disponibili (anche se, purtroppo, nella letteratura scientifica restano un po' pochi gli studi riguardanti le conseguenze della tendenza ad assumere contemporaneamente più droghe). I danni nel breve termine sono più noti, mentre più gravi, ma meno noti, sono gli effetti tossici indotti nel lungo termine. Il danno più sottile e subdolo è rappresentato dalla comparsa della dipendenza, una specie di schiavitù che non permette di ritornare a una vita normale.

Il problema delle droghe dovrebbe divenire un insegnamento fondamentale in tutte le scuole. Questo libro si candida ad essere un testo di riferimento per i giovani che desiderano avere a disposizione più informazioni per orientare le loro abitudini di vita; tuttavia, ciò non toglie che il volume debba interessare anche gli insegnanti e i genitori che vogliano essere più vicini ai loro figli.

Silvio Garattini
Direttore Istituto di Ricerche Farmacologiche
"Mario Negri"

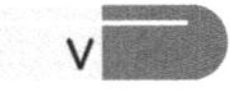

Presentazione

di
Matteo Viviani

Quando Michele mi ha proposto di scrivere una breve presentazione per un libro che "trattava di droghe" ho pensato: "OK... ne so, ho realizzato molti servizi su questo tema, quindi va bene".

Poi mi è arrivata la bozza via mail e ho pensato: "Va beh...un'occhiata ovviamente gliela DEVO dare".

Poi l'ho letto e ho capito che, in fondo, non ne sapevo così tanto.

In alcuni momenti mi sono sentito affondare nella logica di una chimica poco comprensibile, ma sono andato avanti a leggere: capivo che la complessità dell'argomento, a tratti, richiedeva approfondimenti più tecnici ma che, allo stesso tempo, questa lettura avrebbe arricchito la mia IDEA a riguardo.

Più che un libro avete tra le mani una sorta di trattato sul potenziale pericolo che il genere umano tende a desiderare.

"Che noia" - starete pensando - "Il solito libro che ti dice che la droga fa male". No.

Qui, fortunatamente, non si demonizza, si spiega, e le spiegazioni servono sempre a qualcosa.

Che la marijuana rilassi e possa aiutare a combattere lo stress è un dato di fatto, ma lo è anche il suo effetto collaterale più assodato: se ne siete consumatori la vostra memoria, a lungo andare, di certo non migliorerà. Mi auguro quindi che voi non siate dei fumatori d'erba incalliti, perché ricordarvi il contenuto di queste pagine, oltre a farvi capire REALMENTE che cosa significa "drogarsi", potrà servirvi a qualcosa.

Volete un esempio?

Se una volta letto il libro vi capiterà di imbattervi in un tipo tutto preso nel tentativo di infilarsi degli insetti immaginari sotto pelle, sarete in grado di capire che si è fatto di amfetamine; se la cosa vi dovesse scioccare e vi dovesse venire voglia di entrare in un bar e spararvi un ciupito di rum alle 5 del pomeriggio, non preoccupatevi, può aiutarvi a non crepare prima del tempo. Se infine sul bancone del bar noterete un barattolo di sottaceti... beh, potrete guardare il barista dritto negli occhi e, con aria profetica e tono teatrale, dirgli: "una volta che un cetriolo è diventato sottaceto non può più tornare indietro".

...

Non capite che cosa sto dicendo?

Bene, adesso avete un motivo in più per continuare la lettura.

Matteo Viviani
Le Iene

Prefazione all'edizione italiana
Con (non solo per) gli adolescenti italiani

Quando Bill (Wilkie) Wilson ci ha proposto di tradurre *Buzzed*, la prima reazione è stata di incertezza. Proporre un testo americano sulla droga ai lettori italiani non è solo una questione di traduzione, occorre declinare il contenuto alla realtà italiana. Soprattutto per un testo come *Buzzed*, che si rivolge principalmente agli adolescenti, che affrontano il problema per la prima volta, e ai loro riferimenti primari (genitori, insegnanti). Un tema straordinariamente complesso e un uditorio che lo è anche di più: il gioco valeva la candela? Eravamo ragionevolmente sicuri (o per lo meno abbastanza convinti) che il libro potesse interessare i lettori italiani come aveva interessato quelli americani?

Così il progetto è rimasto nel cassetto per parecchio tempo. Fino a quando, con l'uscita della terza edizione del libro e la riproposta dell'idea della traduzione, è capitato di parlarne con un vecchio amico: Giorgio Rizzoni, professore di italiano al Liceo Scientifico "Roiti" di Ferrara. Giorgio ha capito subito le potenzialità del libro, e ci ha proposto di verificarle con i ragazzi del suo Liceo. È stato quindi organizzato un incontro con gli studenti delle ultime classi, a cui abbiamo fatto leggere l'Introduzione in lingua originale. La discussione che ne è scaturita ci ha convinto che ne valeva la pena: l'impostazione del libro sembrava essere "giusta" anche per i nostri adolescenti. Occorreva, però, andare oltre la traduzione, per arrivare ad un'edizione veramente "italiana": il testo andava annotato e a volte modificato, bisognava rifare il glossario, i riferimenti legali erano ovviamente diversi. Insomma, come ci aspettavamo, ci trovavamo di fronte a un lavoro davvero complesso.

In questo lavoro gli studenti non ci hanno abbandonato. L'editore italiano ha accettato di far fare un *test reading* della bozza di traduzione di due capitoli a un gruppo sufficientemente esteso di ragazzi (più di 120, e alcuni di un'altra città: quelli del Liceo Ginnasio "Pigafetta" di Vicenza). È nata così un'esperienza che si è articolata in numerosi incontri, discussioni, valutazioni del testo attraverso questionari, e che è culminata nella proposta, che abbiamo rivolto a tre studentesse del "Roiti", di scrivere il "Punto di vista degli studenti italiani", integrazione e contraltare a quello degli studenti americani. Lasciamo quindi al loro testo, che troverete più avanti, il compito di raccogliere e sintetizzare gli spunti che sono emersi da questo lavoro.

Da parte nostra, riteniamo che l'esperienza abbia avuto caratteristiche veramente innovative. Prima di tutto, il *target* dichiarato di un libro (gli adolescenti nel nostro caso) è stato coinvolto nel progetto come soggetto attivo e non passivo. Non siamo a conoscenza di altre iniziative di questo tipo. Per loro stessa dichiarazione, questo cambiamento di prospettiva ha appassionato e divertito i ragazzi. Dal nostro punto di vista, siamo convinti che abbia portato a un sostanziale miglioramento della qualità generale dell'edizione italiana e a una maggiore aderenza alle reali richieste di informazione. Da questa considerazione fondamentale ne derivano molte altre: l'idea della scuola non solo come centro di trasmissione "in verticale" del sapere ma anche come modello dinamico di produzione della cultura; gli studenti come soggetti attivi del processo di apprendimento e formazione; la necessità, quindi, di istituire forme di collaborazione fra docenti e studenti; l'interdisciplinarità dell'approccio, che ha visto coinvolte varie discipline; la collaborazione tra enti istituzionali diversi (Scuola superiore e Università); l'importanza dell'attenta valutazione dei risultati, che è stata fatta attraverso l'elaborazione statistica dei risultati dei questionari. Di certo, tutto questo meriterebbe un'analisi più approfondita, che non può essere esaurita in queste poche righe.

Insomma, alla fine ci siamo convinti che il libro possa davvero interessare anche i lettori italiani.

Vorremmo concludere dicendo che questa esperienza ci ha convinti delle qualità dei nostri adolescenti, qualità che sono necessarie per leggere questo libro: intelligenza, rigore, ma anche e soprattutto curiosità, libertà di pensiero, capacità di assumersi la responsabilità delle proprie decisioni. Altro che generazione della *play-station*!

Grazie quindi, prima di tutti, agli studenti del corso Beni Culturali del Liceo Scientifico "A. Roiti" di Ferrara e agli studenti del Liceo Ginnasio "A. Pigafetta" di Vicenza. Un grazie davvero sentito ai loro insegnanti, senza i quali tutto quello che abbiamo descritto non sarebbe stato possibile: Vinicio Bighi, Patrizia Garuti e Anna Chiappini del "Roiti"; Chiara Simonato e Nicoletta Doro del "Pigafetta". Ma, soprattutto, grazie a Giorgio Rizzoni, il vero promotore di questa iniziativa.

Al lavoro di traduzione hanno contribuito diverse persone: Andrea Buzzi, Manuela Mazzuferi, Beatrice Paradiso, Donata Rodi e Silvia Zucchini. Un sentito grazie anche a Michela Nanni, il cui contributo è andato ben oltre quello di segreteria.

Grazie, infine, al gruppo di lavoro della Springer, coordinato da Donatella Rizza, per l'entusiasmo con il quale ha accolto il progetto e per il continuo supporto che hanno dato all'iniziativa, in tutti i suoi aspetti.

Di solito i traduttori non dedicano il proprio lavoro a nessuno. Noi vorremmo dedicarlo alle nostre figlie perché, tutte le volte che sarà necessario, sappiano dire "lo so".

Michele Simonato
Mario Barbieri

Indice

Parte II

Gli autori dell'edizione originale

Cynthia Kuhn è professore di Farmacologia al *Duke University Medical Center* (Durham, Carolina del Nord, USA) e dirige il Corso di Scienze Farmacologiche alla *Duke*. È sposata con due figli.

Scott Swartzwelder è professore di Psicologia alla *Duke University* e di Psichiatria al *Duke University Medical Center*. È anche un ricercatore attivo e consulente del *Department of Veterans Affairs* (Dipartimento dei Veterani di Guerra) per l'alcolismo e le tossicodipendenze. È sposato con tre figli.

Wilkie Wilson è professore di Farmacologia al *Duke University Medical Center*. Anche lui è un ricercatore in attività e consulente del *Department of Veterans Affairs* per la neurobiologia. È sposato con due figlie.

Leigh Heather Wilson si è diplomata in Spagnolo al *Meredith College* e sta cercando di entrare nel settore delle pubbliche relazioni internazionali.

Jeremy Foster si è diplomato in Giornalismo alla *University of North Carolina* a Chapel Hill (Carolina del Nord, USA). Attualmente lavora al *Royal Melbourne Institute of Technology*, in Australia.

Ringraziamenti degli autori (edizione originale)

Questo libro è il risultato della presa di coscienza di quanto poco gli adolescenti, i genitori, i legislatori e perfino i medici conoscano le droghe più comunemente usate ed abusate. Conversazioni informali con Leigh Heather Wilson e Jeremy Foster (che hanno contribuito alla stesura del libro) a proposito delle loro esperienze al *college*, e incontri con un vasto numero di studenti durante i nostri corsi, ci hanno portato a renderci conto di quanto fosse necessario un trattato come questo. Gli studenti ci ponevano domande difficili, condividevano onestamente le loro esperienze, e si prestavano ad essere loro stessi oggetto di ricerca; ringraziamo ognuno di loro.

Steve Hoge, agente letterario per la W.W. Norton, merita i nostri ringraziamenti per aver sottoposto questo libro ai suoi editori. Il nostro agente, Reid Boates, è stato splendido. Ci è stato raccomandato dal dott. Redford Williams, anche lui della Duke University: grazie Red. Il gruppo di lavoro editoriale della Norton ci ha seguiti attraverso i momenti belli e quelli brutti che accompagnano la realizzazione di un libro: in particolare, abbiamo apprezzato i consigli e le correzioni di Alane Mason a Ashley Barnes. Ringraziamo anche Alexander Cuadros per l'eccellente assistenza editoriale durante le preparazione della terza edizione. Non dimentichiamo la Dott.ssa Barbara Markwiese per l'attenta lettura della prima edizione.

Due persone ci sono state di eccezionale aiuto per capire i principi fondamentali discussi nel capitolo "Questioni legali". Rick Glaser (già Primo Assistente Legale degli Stati Uniti nel distretto della Florida settentrionale, ora socio della Parker Poe Adam & Bernstein di Charlotte, North Carolina) ci ha spiegato in modo chiaro e dettagliato alcuni importanti passaggi delle leggi federali che si occupano di sostanze illecite, discutendo i principi generali della legislazione federale; è stato davvero di grande aiuto. (Glaser desidera mettere in chiaro che la sua visione non rispecchia necessariamente quella del Dipartimento di Giustizia del Distretto settentrionale della Florida o del Distretto del Nord Carolina.) L'onorevole James E. Hardin Jr., già avvocato per la contea di Durham nel Nord Carolina (ed ora giudice della *Superior Court* nello stesso stato) ci ha parlato profusamente della legislazione sulla droga a livello locale e statale. E' stato molto paziente con noi, uomini non di legge, e ci ha fatto comprendere le leggi fondamentali. Ci ha dato anche un quadro comprensibile di come le forze dell'ordine trattino i problemi inerenti alla droga.

Ringraziamo anche Mark Goldrosen, avvocato difensore nella città di San Francisco, per le spiegazioni riguardanti recenti problemi legali.

Anche se abbiamo ricevuto i migliori consigli possibili, vogliamo ribadire il fatto che le informazioni riportate qui sono quelle riportate daegli autori, non dai persone di legge, e quindi non devono essere intese come una consulenza legale.

Inoltre, Cindy ringrazia la sua famiglia per l'ascolto paziente e il Dott. Anthony Means, direttore del Dipartimento di Farmacologia della Duke, per averla facilitata nella gestione del suo corso universitario "Droghe e Cervello". Scott ringrazia Jan Kaufman e Art Goldsmith per l'incoraggiamento e il supporto; Reynold Smith per l'interessamento e i consigli; e i Dottori James Koury, Robert S. Dyer, Antony L. Riley e R.D. Myers per averlo aiutato ad imparare a ragionare.

Wilkie ringrazia sua figlia Heather, la quale, vedendo i suoi amici e conoscenti esposti alle droghe in varie situazioni, è stata incredibilmente precisa nel descrivere ciò a cui ha assistito. Inoltre è stata assolutamente determinata nello spingere Wilkie a trovare un modo per informare le persone sulla complessità della questione droga in modo facile e "amichevole". Si è quindi ritrovata coinvolta in questo libro come assistente, ma merita un enorme riconoscimento per i suggerimenti e consigli. Wilkie la ringrazia per l'apertura mentale, per l'abnegazione al progetto e per la gentilezza che ha mostrato durante i momenti difficili. In più, Wilkie ringrazia sua moglie, Linda, e sua figlia Stephanie per il supporto ricevuto nei momenti difficili capitati durante la stesura del libro. Il loro affetto è indescrivibile.

I curatori dell'edizione italiana

Michele Simonato è laureato in Medicina e specialista in Tossicologia Medica. È professore di Farmacologia e Tossicologia presso la Facoltà di Medicina e Direttore del Centro di Neuroscienze dell'Università di Ferrara, oltre ad essere Farmacologo Clinico (e consulente per i problemi di tossicodipendenza) dell'Arcispedale Sant'Anna della stessa città. Svolge attività di ricerca sulle dipendenze e su altri temi di neuroscienze.

Mario Barbieri è laureato in Chimica e Tecnologie Farmaceutiche e dottorato in Farmacologia Cellulare e Molecolare. Svolge attività di ricerca in neurofarmacologia presso l'Università degli Studi di Ferrara.

Ci sono alcuni termini americani relativi alle cosiddette "droghe" che non trovano una precisa corrispondenza in italiano. Lo stesso *"drug"*, per esempio, è un termine generico che significa "farmaco" ma anche "droga". In realtà, *drug* è forse meno vago dell'italiano "droga", un termine i cui confini semantici possono variare moltissimo da persona a persona. Sulla scorta di queste considerazioni, *drug* è stato tradotto "farmaco", "droga" o semplicemente "sostanza", a seconda del contesto. Considerazioni simili si possono fare sul termine *"addiction"*, che, per semplicità e riferimento all'uso comune, abbiamo tradotto "tossicodipendenza" (un termine non del tutto corretto dal punto di vista farmacologico) o, in qualche caso, "dipendenza psicologica".

Ad ogni modo, i termini che possono generare qualche confusione sono definiti nel testo, spesso in dettaglio. Per esempio, al concetto di tossicodipendenza è dedicato un intero capitolo ("Tossicodipendenza", appunto) e anche la definizione di farmaco e droga in italiano e in inglese è discussa in dettaglio all'inizio del capitolo "Principi di farmacologia". L'importante non sono le parole, è intendersi sul loro significato.

Introduzione

Dall'inizio della nostra storia, noi esseri umani abbiamo pensato fosse possibile andare al di là della coscienza, desiderosi come siamo di espanderci in un universo che percepiamo ma non riusciamo a toccare. Le sostanze chimiche che alterano il nostro modo di percepire il mondo hanno avuto un ruolo importante in questa ricerca; alcuni sono arrivati addirittura a pensare che le droghe stesse avessero poteri spirituali o proprietà mistiche.

Altri, invece, fanno propria una visione meno spirituale delle sostanze chimiche, e scelgono di usarle in situazioni particolarmente dolorose: queste persone usano farmaci o droghe per ridurre l'ansia o combattere la timidezza, oppure per il trattamento di malattie gravi come la depressione e la schizofrenia. Alcuni cercano gli stimoli e la forza che non trovano nel loro contesto sociale, e scelgono di utilizzare i farmaci o le droghe per raggiungere questi scopi. Con il progredire della scienza, i laboratori hanno sostituito la natura come fonte di nuovi farmaci, e le opportunità si sono moltiplicate. Ci sono svariate ragioni per pensare che questa tendenza possa continuare quasi indefinitamente: ci sarà una sempre maggiore disponibilità di sostanze, sia che si cerchi un modo per accrescere la propria consapevolezza, sia che si cerchi di alleviare il dolore della vita quotidiana.

Come scienziati, abbiamo dedicato anni allo studio degli effetti di farmaci e droghe sia sul cervello che sul comportamento, e siamo stati testimoni di progressi straordinari nella comprensione del meccanismo d'azione di sostanze usate da migliaia di anni. Sorprendentemente, però, solo pochissime di queste informazioni sono state efficacemente trasmesse al pubblico, e siamo convinti che le attuali campagne di informazione sugli effetti dell'alcol e di altre droghe siano inadeguate e mal dirette. Ci sono tantissime informazioni importanti sulle tossicodipendenze nella letteratura scientifica, che non raggiungono chi ha bisogno di averle a disposizione. Le azioni delle droghe sul cervello sono complicate e variano moltissimo da droga a droga e da persona a persona: questo fa sì che enunciati generici del tipo "la droga uccide" non possano essere presi per veri da chi ha anche una minima esperienza di sostanze di abuso.

Le conoscenze scientifiche e la comprensione da parte del pubblico sembrano due treni che viaggiano ad alta velocità in direzioni opposte: il divario tra informazione scientifica e informazione pubblica aumenta. Questa immagine è stata usata dal Dott. Alan Leshner, diventato poi direttore del *National Institute on Drug Abuse*. Per usare le sue parole: *"C'è un forte scollamento tra i fatti scientifici e la percezione pubblica a proposito dell'abuso e della dipendenza da droghe. Per migliorare la situazione è assolutamente necessario riparare questo scollamento."*

Anche noi pensiamo che sia necessario far andare questi treni nella stessa direzione. Ognuno di noi deve capire gli effetti delle varie droghe sul cervello e sulla percezione, e quali potrebbero essere le conseguenze fisiche del loro uso. Il numero di farmaci che alterano la coscienza sta crescendo rapidamente grazie a ricercatori e compagnie farmaceutiche che sfruttano le nuove scoperte neuroscientifiche; ogni volta che un nuovo circuito cerebrale o un nuovo agente neurochimico viene scoperto, questo fornisce un'opportunità per lo sviluppo di nuove sostanze in grado di alterare le funzioni cerebrali. Alcune di queste sostanze si sono rivelate efficaci nel trattamento di malattie mentali, ma dalla stessa ricerca medica che le ha generate sono derivate molte delle droghe che sono oggi in uso (ad esempio amfetamine, barbiturici e alcune benzodiazepine).

Data l'incredibile complessità del cervello, molte delle sostanze che agiscono su di esso presentano effetti che vanno al di là di quelli per cui sono state sviluppate. A volte, alcuni composti pericolosi restano prescrivibili perché sono l'unica opportunità di trattamento per particolari condizioni patologiche: in questi casi, il rischio legato ai loro potenziali effetti collaterali è giustificato, se sono usati sotto controllo medico. L'uso voluttuario, invece, non giustifica rischi per la salute: un esempio è l'oppiaceo ad azione rapida *fentanyl*, comunemente usato in sala operatoria. Questo composto è sicuro ed efficace se utilizzato con la supervisione di un medico che tenga costantemente sotto controllo le funzioni vitali (battito cardiaco, pressione sanguigna, quantità di ossigeno che arriva al cervello). Solo un piccolo errore, però, può farlo diventare pericoloso e mortale. Si pensi quindi a quanto il *fentanyl* possa essere rischioso se usato in situazioni non controllate, come in qualche vicolo buio o nei dormitori.

Le informazioni sulla droga possono essere distorte facilmente: la pubblica opinione può essere confusa e manipolata senza difficoltà. Per fare un esempio, alcune persone (specialmente quelle contigue al giro della droga) conoscono individui che hanno consumato droghe in varie combinazioni, in diversi luoghi e per periodi di tempo anche lunghi e che non sembrano aver subito danni permanenti, e né sono diventati dipendenti, né sono coinvolti in problemi legali. Tuttavia, a volte queste persone non si rendono conto del fatto che molti effetti delle droghe possono essere subdoli, e causare danni importanti che si rivelano solo molto tempo dopo.

Al contrario, altre persone fanno campagne di educazione sulle droghe raccontando le storie più orribili che conoscono, e spesso pongono qualsiasi sostanza illegale nella categoria di "quelle pericolosissime". Non tanto tempo fa, ha avuto larga eco la notizia della morte del famoso giocatore di basket Len Bias per uso di cocaina. Questa vicenda è stata utilizzata spesso per dimostrare il pericolo dell'uso di questa sostanza. Eppure molte persone che usano cocaina non muoiono, e i consumatori e i loro amici lo sanno bene. Molte persone, quindi, capiscono immediatamente che le storie terribili presentate come esemplari in realtà non rappresentano l'intera verità, e di conseguenza l'educatore perde credibilità.

Una buona divulgazione sul tema droga è un impegno gravoso. La letteratura scientifica e medica solitamente è difficile da reperire e molto spesso ancor più difficile da comprendere. Di contro, molta della divulgazione è troppo semplificata, non accurata, oppure manipolata da organizzazioni che sacrificano l'aspetto scientifico ai propri convincimenti politici e morali.

La controversia sulla marijuana è un ottimo esempio; alcune organizzazioni seguono una linea dura, affermando che questa droga ha effetti devastanti su chiunque la usi; altre invece la ritengono innocua e propongono la piena liberalizzazione. La verità secondo noi sta nel mezzo. Leggendo più avanti, nel capitolo ad essa dedicato, vedrete come questa sostanza provoca problemi di memoria e interagisce con il sistema immunitario; inoltre, presenta effetti che perdurano per molte ore dopo l'assunzione, anche se chi la usa non ne è consapevole: quindi non è innocua. Tuttavia non si muore per overdose di marijuana (come invece si può morire di overdose di alcol). Qualsiasi discussione veritiera sulla marijuana dovrebbe basarsi su argomentazioni e rappresentazioni realistiche del rischio, e non ridursi a slogan.

Le droghe descrivono un *continuum* di rischio. Quelle discusse in questo libro variano in modo evidente nella struttura chimica, nel sistema cerebrale su cui agiscono e negli effetti farmacologici, comportamentali e psicologici. Anche le persone variano notevolmente nella loro risposta alle droghe. La rapida espansione della letteratura scientifica sulla genetica e sulla predisposizione ereditaria verso la dipendenza è solo un esempio delle crescenti conoscenze sulla variabilità della risposta ai farmaci.

Anche Internet complica le cose per quanto riguarda la divulgazione di un'informazione corretta. Nel *web* è infatti facile trovare tantissime informazioni sulle droghe ma, purtroppo, molte di queste sono sbagliate: chiunque può creare un sito internet e dire qualunque cosa. I lettori accorti devono quindi distinguere i fatti dalla fantasia; i lettori ingenui, invece, potrebbero incorrere in problemi gravi seguendo i consigli del *web*. Il GHB, per esempio, può essere mortale a dosi non molto superiori a quelle che fanno effetto, ma una parte dei siti internet potrebbe far pensare che questa droga non solo è sicura, ma che potrebbe essere utilizzata nel trattamento di alcolismo, insonnia, narcolessia, problemi sessuali e depressione. Un sito internet che abbiamo visitato nell'ottobre del 2007 dà informazioni per preparare il GHB, e dice che *"il GHB è la droga voluttuaria più sicura mai usata dall'umanità"*. Questa informazione non potrebbe essere più lontana dalla verità e i lettori che ci credono vanno incontro a gravi rischi.

Lo scopo principale di questo libro è quello di fornire un resoconto imparziale, leggibile e dettagliato delle conoscenze scientifiche sulle droghe di abuso più comuni. Ci auguriamo che il libro possa interessare quelle persone che non sono dipendenti dalle droghe, ma si trovano in situazioni tali che potrebbero favorirne l'uso. Durante l'adolescenza o la prima maturità molti ragazzi, resisi da poco indipendenti dal controllo dei genitori, si ritrovano in situazioni nelle quali le droghe diventano disponibili: i dormitori dei *college* sono come laboratori di psicofarmacologia, molto attivi (ma molto mal orientati). Non ci aspettiamo che questo libro faccia cessare l'abuso di droga, ma speriamo riesca a prevenire qualche brutta esperienza e alcune tragedie.

Ci auguriamo anche che questo libro possa favorire il dialogo tra scienziati e legislatori. L'uso di sostanze illegali negli Stati Uniti è in costante aumento, e richiede un grosso impegno di risorse pubbliche. Il dibattito sulla legislazione sulle droghe è molto acceso, in parte per il diffondersi dell'uso e in parte per l'enorme crescita della popolazione carceraria. Mantenere i carcerati è molto costoso, e durante gli ultimi vent'anni il loro numero nelle istituzioni statali o federali ha avuto un'impennata da circa 200.000 a quasi un milione e mezzo. Oggi, circa il 30% dei detenuti nelle carceri statali e il 60% di quelli nelle federali sono accusati di reati connessi alla droga (*Sorcebook of Criminal Justice Statistics*, 2004).

Per una determinata cultura, la distinzione tra droghe legali e illegali spesso è basata su criteri non scientifici. Le tradizioni, le condizioni economiche, la religione e i media influenzano l'atteggiamento che ciascuna comunità ha verso le droghe. I rituali religiosi di alcuni gruppi di nativi americani includono l'uso di allucinogeni, mentre in alcuni di quelli giudaico-cristiani si contempla l'uso di alcol. Molte altre culture tengono un atteggiamento fermamente contrario all'uso di qualsiasi sostanza che possa essere considerata intossicante. Come se non bastasse, la legislazione sulle droghe cambia nel tempo anche nell'ambito di una stessa cultura. Negli Stati Uniti, ad esempio, il consumo dell'alcool è stato legale per oltre un secolo, è stato dichiarato illegale durante il proibizionismo, ed ora è di nuovo legale. Anche la marijuana era legale fino al 1930. Numerose iniziative recenti hanno permesso l'uso della marijuana dietro indicazione medica, e questo ha rilanciato il dibattito sulla sua legalizzazione.

Usando di nuovo le parole del Dott. Leshner: *"La scienza deve sostituire le ideologie come fondamento della prevenzione, del trattamento e delle strategie politiche contro l'abuso delle droghe e contro le dipendenze. Le autorità che legiferano nei paesi sviluppati devono capire che, indipendentemente dallo sforzo legale profuso, i loro cittadini avranno accesso ad un crescente numero di sostanze chimiche che possono causare dipendenza e compromettere le attività umane. Una buona protezione contro la possibile distruzione sociale che si sta verificando parte da una buona informazione accessibile a tutti e da una buona ricerca scientifica che studi i problemi che le droghe causano."*

Speriamo che questo libro rappresenti un contributo in questa direzione. I primi dodici capitoli sono dedicati a particolari droghe o classi di droghe e ognuno inizia con una rapida panoramica degli effetti e dei pericoli di quel tipo di sostanze. Viene poi presentato un quadro dettagliato di come le droghe agiscono: come vengono assorbite ed eliminate dal corpo, i loro effetti sulle funzioni fisiche e psicologiche e i loro effetti a lungo termine. Abbiamo organizzato le varie sostanze in classi, anche se alcune di queste classi, come gli entactogeni, possono avere nomi meno familiari alla maggior parte dei lettori rispetto a quelli delle singole sostanze. Le droghe appartenenti alla stessa classe hanno generalmente lo stesso meccanismo d'azione, gli stessi effetti e gli stessi rischi. L'indicizzazione rende facile stabilire dove trovare informazioni su specifiche sostanze, e il glossario fornisce traduzioni per l'incredibile varietà di termini di strada. Nella seconda parte del libro si trovano alcuni capitoli generali sul cervello, sui meccanismi d'azione delle droghe, sulla dipendenza e sulle questioni legali. A chi legge questo libro per un ampio e generale approccio al tema, piuttosto che come una referenza rapida, suggeriamo di leggere questi ultimi capitoli per primi, perché forniscono una base per comprendere le informazioni scientifiche collegate alle specifiche sostanze.

Noi siamo convinti che le persone, quando dispongono di fonti di informazione obiettive e autorevoli, possono acquisire la capacità e la forza per prendere decisioni consapevoli e adeguate.

"Just say know" ovvero dite semplicemente "Io so"

Il punto di vista degli studenti americani di college secondo Leigh Heather Wilson e Jeremy Foster

"Just say no". "Dite semplicemente di no."[1] Beh, no grazie. Noi vorremmo avere un po' più di informazioni prima di prendere decisioni sull'uso della droga. E con "dite semplicemente di no", intendete forse che l'alcol è pericoloso come la cocaina? Prima di fare di tutte le erbe un fascio, dal fumare sigarette allo spararsi eroina, è lecito avere un po' di informazioni in più? Dire semplicemente di no potrebbe non essere sempre la scelta migliore. Le ultime ricerche non hanno forse dimostrato che un bicchiere di vino fa bene alla salute? È naturale che frasi come "dite semplicemente di no" non bastino a molti giovani. La nostra società dà molta importanza alle prove, alla logica e ai fatti. Quindi, invece di chiederci di rispondere alla cieca, convinceteci!

Noi due ci conosciamo da una vita. Il papà di Heather è neurofarmacologo, e quindi abbiamo avuto modo di ricevere informazioni sulle droghe psicoattive molto presto. Per noi le droghe e i loro effetti sul cervello sono sempre stati oggetto di conversazione.

Come tanti altri ragazzi, negli anni delle superiori la radio e MTV ci hanno propinato alcune vecchie storie per allargare i nostri orizzonti musicali, stimolando così il nostro interesse per alcuni dei gruppi musicali degli anni sessanta e settanta e rendendo affascinante la cultura che li circondava. Era chiaro che, allora, droghe di un tipo o di un altro erano coinvolte in varie situazioni. Le morti di Janis Joplin, Jim Morrison e Jimi Hendrix sono state tutte attribuite all'assunzione di droghe e, tuttavia, l'associazione di questi e altri musicisti con la droga conferiva ad esse una connotazione romantica e intrigante.

Più o meno nel periodo in cui cominciavamo ad affrontare questi temi, cominciarono anche a diffondersi nei media una serie di interventi preoccupati sulla cultura musicale degli anni novanta. La raffica di notizie sul crescente uso di droga tra

---

[1] Si tratta del noto "consiglio" rivolto ai giovani da Nancy Reagan, moglie dell'ex-Presidente degli Stati Uniti [NdT].

i giovani (in particolare il ritorno dell'eroina) ha portato molti a paragonare il nostro periodo storico con quello degli anni sessanta e settanta. La risonanza mediatica, e ovviamente la curiosità per le sensazioni positive che la gente diceva di trarre dall'assunzione di droghe, rendevano la questione molto intrigante.

Entrambi eravamo molto lontani dal credere agli slogan e alle iperboli. Heather iniziò a tormentare suo padre con domande su domande riguardo alle droghe, sforzandosi di capirne esattamente gli effetti. Il tutto si trasformò in una serie di discussioni sia con lui che con alcuni dei suoi colleghi. Eravamo straordinariamente interessati ad avere informazioni chiare ed imparziali.

Abbiamo imparato molto sull'eroina, che ci sembrava così attraente e misteriosa. L'eroina provoca uno sballo che è comunemente descritto come un'esperienza più appagante dell'orgasmo, ma espone anche a molti rischi: dipendenza, overdose e trasmissione dell'HIV attraverso lo scambio di siringhe. Abbiamo imparato che il rischio di overdose è imprevedibile, a causa della variabilità nelle risposte individuali e del diverso grado di purezza dell'eroina acquistata dallo spacciatore. Anche i composti utilizzati per tagliarla possono essere pericolosi. Ci è quindi diventato chiaro che per l'eroina, come per altre droghe, il discorso sicurezza è molto complesso, e spesso il pericolo non è circoscritto agli effetti specifici ma può anche riguardare aspetti apparentemente secondari. Nel caso specifico dell'eroina, alcuni di questi aspetti hanno a che fare con questioni economiche, perchè il suo alto valore nel commercio illegale e la sua difficile reperibilità portano gli spacciatori a tagliarla in maniera imprevedibile.

Dopo queste conversazioni con il padre di Heather e con i suoi colleghi, l'eroina ha iniziato a essere meno attraente e misteriosa di prima, e questo ci ha portati a evitarla. Ci siamo considerati fortunati ad aver appreso questa verità e, grazie alle nuove conoscenze, ci siamo sentiti più forti e protetti. Se qualcuno ci avesse offerto eroina, non avremmo "semplicemente detto di no", ma ne saremmo stati lontani argomentando la scelta con cognizione di causa.

Attraverso lo studio dell'eroina abbiamo capito che non tutti i rischi ad essa correlati hanno cause dirette e che, dando alle persone informazioni corrette, alcuni dei pericoli possono essere evitati (anche se alcune persone continueranno comunque a drogarsi). Noi adesso sappiamo che gli effetti delle droghe possono cambiare a seconda dei contesti, che il rischio di overdose aumenta quando il grado di purezza della droga non è costante, e che alcune sostanze prese assieme diventano letali. Rendere le persone consapevoli di queste cose può diminuire alcuni dei rischi.

Nel complesso, ci ha colpito la mancanza di informazioni imparziali e complete per persone come noi, e anche il contrasto che esisteva tra l'educazione formale che avevamo ricevuto e le nozioni scientifiche che avevamo poi appreso.

Durante le scuole superiori abbiamo provato l'alcol e valutato l'esperienza in modo sostanzialmente positivo. Fino a quando Heather, al college, ha avuto la prima vera esperienza negativa. Durante il "weekend con i genitori"[2] è andata nell'alloggio della sua migliore amica con la sua compagna di stanza e con i rispettivi genitori, e

---

[2] Iniziative di incontro organizzate dai college americani, durante le quali i genitori possono visitare il campus e farsi un'idea della vita studentesca [NdT].

l'ha trovata sul pavimento, fradicia di sangue e di lacrime. L'amica di Heather aveva una storia di depressione alle spalle, e la combinazione tra questa, una bottiglia di whisky e troppe medicine contro il raffreddore l'avevano quasi portata al suicidio. Lei non sapeva che alcol e antistaminici hanno un effetto sinergico di tipo depressivo e che, ad alte dosi, la combinazione può essere letale. L'hanno trovata in tempo per salvarla, ma le cicatrici sui polsi rimarranno per sempre.

L'amica di Heather non fu l'unica a cui rimasero cicatrici: tutte le persone coinvolte ne furono colpite. Lei e Heather facevano parte di un gruppo ristretto di amici che, senza rendersene conto, erano diventati come una famiglia: facevano quasi tutto assieme e si facevano forza l'un l'altro nel periodo di adattamento alla vita di *college*. Quando l'amica di Heather tornò a casa, lasciò un vuoto, un anello mancante nella catena. Un'azione irresponsabile, presa senza la conoscenza delle droghe e delle loro interazioni, aveva cambiato la vita di tutti i suoi amici e di tutta la sua famiglia.

Nello stesso dormitorio accadde anche chè Heather e i suoi amici furono invitati a farsi un po' di ecstasy con ragazzi di una scuola vicina. Erano tutti eccitati all'idea, perché avevano sentito dire che l'ecstasy ti fa divertire un sacco. Ma Heather ricordò una delle affermazioni più forti che suo padre le avesse mai fatto. Le aveva detto: *"L'ecstasy altera permanentemente il cervello, Heather. È una brutta droga e, francamente, c'è una cosa che ti vorrei chiedere, come favore personale, perché sono tuo padre e ti amo: non provarla. Alcuni ragazzi che l'hanno usata soffrono di disturbi del sonno, di ansia e di depressione. Questi poveri ragazzi hanno modificato il loro cervello e non saranno mai più gli stessi."*

L'anno prima, Heather aveva ricevuto in prestito da Cindy Kuhn un testo di neurofarmacologia, che in quell'occasione fu usato per informarsi sull'ecstasy. Avendo una chiara visione di ciò che questa sostanza può fare al cervello, la maggior parte dei ragazzi scelse di non provarla, altri decisero di correre il rischio.

Con queste esperienze vivide in mente, era evidente l'enorme distanza tra ciò che sapevamo dalla ricerca scientifica e ciò che ci insegnavano i programmi di educazione e prevenzione. Ci siamo accorti di ricevere un mucchio di promesse da imbonitori sulle cosiddette "droghe ricreazionali". Si sa che ci sono dei pericoli nell'uso delle droghe, ma la questione è molto più complessa di così. Ogni sostanza agisce in maniera diversa sul cervello, e ci sono diverse cose da considerare rispetto ad ognuna. Inoltre, alcuni tipi di droghe comportano rischi notevolmente superiori rispetto ad altre. Facciamo un'ingiustizia verso noi stessi con affermazioni generiche come "la droga uccide" o "i drogati sono dei perdenti".

Abbiamo capito che non tutti hanno degli scienziati con cui parlare e che il mondo ha bisogno di un libro che non vuole usare tattiche di tipo allarmistico, ma che vuole essere affidabile e approfondito nelle informazioni; un libro, insomma, che non vuole insultare la nostra intelligenza. Questo libro vuole mettere a vostra disposizione la ricerca attuale sugli effetti farmacologici e psicologici delle droghe, in modo facile e utile. Speriamo vi divertiate a leggerlo, ma soprattutto crediamo che, con un'informazione presentata chiaramente e in modo imparziale, imparerete a prendere le decisioni migliori per voi stessi.

"Esserci o non esserci"
Il punto di vista degli studenti italiani di liceo secondo Petra Adranno, Elena Franco, Alessandra Rostellato

Da noi, i *college* non esistono. Ma le droghe si trovano praticamente ovunque: bar, scuole, piazze, strade, parchi, discoteche, stazioni…

Da noi, i ragazzi si distaccano molto tardi dalla famiglia e dai limiti che essa impone, a differenza di quanto accade negli Stati Uniti, dove il sistema scolastico favorisce una più ampia autonomia degli studenti dai genitori, facilitando in teoria esperienze come quelle descritte da Jeremy e Heather.

Eppure, nonostante la nostra realtà sia diversa da quella americana, anche in Italia c'è un consumo significativo di "droghe" tra i giovani in età da liceo. Se vuoi assumere queste sostanze non hai difficoltà a capire chi te le può fornire: le facce parlano da sole. Se ci limitiamo al mondo studentesco, si arriva al paradosso di riuscire, a volte, ad indovinare quale scuola un ragazzo frequenta solamente in base all'aspetto, perché tra i giovani si sa che in certe scuole l'uso di sostanze stupefacenti è più diffuso che in altre. Questo non esclude però che, anche in quelle apparentemente più rispettabili, gli spinelli in bagno circolino con la stessa disinvoltura delle sigarette.

Possiamo continuare a cercare tutte le differenze del mondo, ma alla fine la sostanza del fenomeno non cambia: i ragazzi – molti ragazzi – si drogano, in Italia come negli Stati Uniti, come negli altri Paesi. Da questa constatazione ci è sorta spontanea una domanda: perché?

Ci siamo subito rese conto che riuscire a dare una risposta convincente e definitiva sarebbe stato molto difficile, anche perché quando si individuano le cause di un problema, si è più vicini a trovarne la soluzione, e non abbiamo certo la presunzione di essere noi a riuscirci. Tuttavia, dalle discussioni che abbiamo fatto tra di noi e con i nostri compagni dopo aver letto parti di questo libro, e dopo aver confrontato il metodo adottato dagli autori con quello di altre iniziative sul tema delle sostanze stupefacenti a cui abbiamo partecipato, sono nate alcune considerazioni.

Abbiamo pensato innanzitutto che uno dei motivi di questa situazione sta forse nel tipo di approccio adottato il più delle volte dalle politiche di contrasto al fenomeno, non tanto sul piano pratico quanto su quello culturale. Da questo punto di vista, infatti, la comunicazione che ci viene calata dall'alto fa leva di solito sui valori morali, sul senso di responsabilità verso di sé e verso gli altri ed è incentrata sul rifiuto senza se e senza ma della droga, perché la droga fa male, perché la droga è il male. Il che, tra l'altro, almeno secondo noi, è vero. Ma non è questo il punto. Il fatto è che, se bastasse solamente un "Just say no", il problema sarebbe minore. E invece, il più delle volte per superficialità e ignoranza, tra i ragazzi sono più frequenti e meno impegnativi i SÌ dei NO, perché i NO per essere convincenti richiedono delle spiegazioni, che la maggior parte degli adulti non sono in grado di dare, nemmeno a se stessi.

Il NO, infatti, se non è preceduto da informazioni e argomentazioni ben documentate, non risulta incisivo perché rappresenta una risposta semplice (o semplicistica?) a un problema complesso, come complessi sono molti degli aspetti della società in cui viviamo. Eppure, la tendenza a rappresentare tutto in modo semplificato – bianco o nero, giusto o sbagliato, bene o male – senza mai entrare realmente nel merito delle questioni sembra essere una caratteristica assai diffusa, che diventa inevitabilmente anche il modello di cui i giovani si servono per rispondere agli stimoli spesso contraddittori che si trovano davanti, contribuendo ad aumentare in loro la confusione e il disorientamento tipici dell'adolescenza, età in cui invece il bisogno di capire è fondamentale. Ma se il messaggio è superficiale, se si riduce a slogan pubblicitario, se non ti aiuta a capire, si confonde con le migliaia di spot da cui siamo bombardati, scivola via come acqua fresca, nell'indifferenza più o meno generale. E allora, in mancanza di messaggi più efficaci, basati su informazioni circostanziate e attendibili, la scelta di assumere certe sostanze, anche solo per il gusto della trasgressione, viene fatta in modo inconsapevole, con leggerezza. E perché lo fanno i tuoi amici, che ti dicono che lo "sballo" è un'esperienza che si deve provare e che l'importante è non esagerare. Già... Sono queste le informazioni che alla fine passano e che influenzano i comportamenti. Un fatto è certo: quella delle droghe è una realtà con molte sfaccettature che gli adolescenti conoscono troppo poco e in modo approssimativo, limitandosi, il più delle volte, a immagazzinare passivamente le informazioni, spesso erronee o comunque riduttive, fornite loro dagli amici. E questo è determinato anche da un altro fattore, secondo noi molto importante.

Tanti, infatti, vedendo che gli amici che assumono droghe leggere non risentono di effetti negativi immediati, tendono a sottovalutarne le conseguenze a lungo termine e ad imitarli, per sentirsi accettati dal gruppo, e questo vale non solo per le sostanze cosiddette stupefacenti, ma anche, e forse soprattutto, per sostanze non meno pericolose, ma legali, come l'alcol e il fumo.

Quella dello stare in gruppo è un'esigenza che gli adolescenti pongono al centro delle loro preoccupazioni: essa nasce dalla paura di rimanere soli, di non essere accettati, e genera un forte conformismo nei comportamenti. A ciò si aggiunge il fatto che l'adolescente si trova in un limbo tra l'infanzia e l'età adulta e si sente sovrastare da una vita che gli sembra così impegnativa da affrontare, così piena di responsabilità, da farlo sentire inadeguato. La droga può apparire quindi come una soluzione, una via di fuga, uno spazio tutto per sé. Inoltre si tende a vedere l'adolescenza come un'età in cui si devono esaurire tutte le esperienze possibili, nella convinzione che la vita adulta, con i suoi schemi, impedisca la loro realizzazione. A questo proposito, vengono in mente le parole di Jim Morrison: "*Adoro gli adolescenti perché tutte le cose che fanno le fanno per la prima volta*".

Certo è che un ragazzo dovrebbe essere capace di giudicare le conseguenze future delle sue azioni. Cosa non facile, dal momento che, ricollegandoci a quello che dicevamo prima, sempre più di frequente ci troviamo costretti a seguire modelli standardizzati di comportamento creati appositamente per rendere la vita più semplice; solo che questo porta a rapportarsi nei confronti delle cose con maggiore superficialità e quindi a rinunciare ad andare al cuore dei problemi. Fermarsi prima è meno faticoso, e favorisce il conformismo che, l'abbiamo già detto, fa parte della mentalità giovanile: se vuoi essere accettato la devi pensare allo stesso modo, interessarti alle stesse cose e di conseguenza tenere gli stessi comportamenti, senza farti troppi problemi (e troppe domande…). La diffusione del consumo delle droghe tra i ragazzi della nostra età ha a che vedere con tutto questo.

Eppure noi giovani siamo curiosi, vogliamo sapere, conoscere, farci un'idea del mondo in cui viviamo. Il fatto è che spesso non ci fidiamo, o meglio non ci accontentiamo, di quello che ci dicono gli adulti, soprattutto quando i messaggi che ci arrivano ci sembrano vuoti, privi di contenuti, reticenti; insomma, quando non ci aiutano a capire.

Da queste riflessioni siamo uscite ancora più convinte dell'impressione iniziale: il problema è culturale, e non riguarda solo il tema della droga, ma il modo con cui si affrontano tante questioni della nostra società e del nostro tempo. Si tende a pensare che le persone non siano capaci, o non abbiano voglia, di affrontare questioni complesse e difficili, e quindi tutto viene diluito, schematizzato, semplificato, col risultato di un appiattimento generale delle conoscenze e delle coscienze. L'unica alternativa per cambiare questo stato di cose è rappresentata da un'informazione corretta nei contenuti ed efficace nei metodi, che garantisca prima di tutto la possibilità di farsi un'idea sulle cose, e poi la libertà di fare le proprie scelte e prendere decisioni consapevolmente.

Per questo motivo sarebbe importante che nelle scuole venissero fornite le fonti necessarie perché i giovani vengano a conoscenza della vera portata del problema delle droghe e che questo testo, per la scientificità e imparzialità che si pone come obiettivo, venisse divulgato in particolare nell'ambiente scolastico, per favorire la diffusione delle conoscenze e contrastare la passività degli adolescenti nei confronti del fenomeno. I capitoli che abbiamo letto ci hanno fornito i mezzi appropriati per giudicare la portata reale degli effetti che le droghe hanno sul cervello e sull'organismo in generale, perché in verità tutti sanno che assumere droga è nocivo ma il problema è che ci sono tante sostanze diverse e mai come in questo caso "fare di tutte le erbe un fascio" può essere estremamente pericoloso. Saper fare delle distinzioni aiuta a fare delle scelte, e a dire veramente di NO.

Quindi, visto che la guerra contro l'uso di droghe è ben lontana dall'essere vinta, l'arma migliore continua a essere la conoscenza: "JUST SAY KNOW!".

Mettiti alla prova

1) L'effetto di una canna può durare un paio di giorni. Vero o falso?

2) La cioccolata e la marijuana stimolano gli stessi recettori cerebrali. Quanta cioccolata dovresti mangiare per avere lo stesso effetto di una canna?

3) Quale caffé ha più caffeina: quello lunghissimo all'americana o la tazzina di espresso del bar?

4) L'ecstasy inizialmente fu utilizzata in California dagli psicoterapeuti come "empatizzante" nella terapia di coppia. Vero o falso?

5) Quale famosa droga di uso ricreazionale era stata originariamente sviluppata per il trattamento dell'asma?

6) Quale famosa droga da discoteca è in realtà un tranquillante per animali, la cui dose da sballo è pericolosamente vicina alla dose tossica?

7) Quali sono le droghe più pericolose (per inciso, sono anche le più utilizzate dai ragazzi al di sotto dei quattordici anni)?

8) Qual farmaco, prescritto ogni anno a milioni di persone, può recare danno alla memoria?

9) Ordina queste droghe in base alla capacità di sviluppare dipendenza: marijuana, nicotina, eroina.

10) Mentre sei in discoteca a berti una bibita o la prima birra, ti capita di sentirti improvvisamente molto sbronzo/a e scoordinato/a. Cosa potrebbe esserti successo?

11) Nel film *Pulp Fiction* viene data un'informazione sbagliata su una droga: quale?

12) Nel film *Trainspotting* viene fatto vedere (in modo corretto) l'effetto di una droga: quale?

13) Tra l'alcol e l'LSD, quale può dare un'overdose pericolosa o addirittura mortale?

14) Bere alcol prima di andare a letto fa dormire meglio. Giusto o sbagliato?

15) I rimedi erboristici sono dei farmaci a tutti gli effetti?

16) Perchè molti preferiscono iniettarsi certe droghe in vena, invece di prendere più semplicemente una pillola?

17) Qual è la droga attualmente più diffusa negli Stati Uniti?

18) Per un bambino o un animale ingerire una sigaretta può essere pericoloso?

19) La marijuana uccide le cellule cerebrali?

20) L'alcol uccide le cellule cerebrali?

21) È vero che anche se si è in gravidanza non fa per niente male bere un bicchiere di vino o due a pasto?

22) La caffeina produce dipendenza?

23) I figli delle madri tossicodipendenti da *crack* sono destinati ad avere problemi comportamentali e di ritardo mentale?

24) Quale droga facilmente reperibile in discoteca e diffusa tra i giovani causa danni cerebrali irreversibili nelle scimmie e nei roditori?

RISPOSTE

1) Vero. Il THC, ovvero il principio attivo della marijuana, è estremamente liposolubile e può rientrare nel sistema circolatorio dal tessuto adiposo provocando effetti sul cervello anche due giorni dopo essere stato fumato. Se chi ha fumato la marijuana dimagrisce in modo drastico, i metaboliti del THC possono essere rilasciati nel sangue addirittura diversi mesi dopo l'ultima canna (vedi Capitolo 7).

2) Circa dodici chili (vedi Capitolo 2).

3) Leggermente di più il caffé all'americana. Un espresso contiene da 60 a 90 mg di caffeina, una tazza di caffé americano da 75 a 150 (vedi Capitolo 2).

4) Vero! (vedi Capitolo 3).

5) L'amfetamina, originariamente sintetizzata come derivato dell'efedrina, che è il principio attivo dell'erba cinese nota come *mahuang* (vedi Capitolo 12).

6) La ketamina, nota anche come Special K (niente a che fare con i cereali!!) (vedi Capitolo 4).

7) I solventi chimici tipo toluene, benzene, propano e tutti quelli presenti nelle colle e nelle vernici. Più del 20% dei quattordicenni in America ha già inalato volontariamente queste sostanze (vedi Capitolo 6).

8) Diazepam e tutti gli altri farmaci della stessa classe (benzodiazepine) (vedi Capitolo 10).

9) Nicotina, eroina, marijuana (non si hanno ancora dati sufficienti a confermare la capacità della marijuana di indurre dipendenza).

10) Qualcuno ha messo di nascosto nel bicchiere un sedativo, tipo il flunitrazepam o il GHB (gamma idrossibutirrato). Queste sostanze possono essere mortali, per cui sarebbe meglio chiedere l'intervento di un medico (vedi Capitolo 10).

11) Il film mostra un'overdose di eroina trattata con un'iniezione intracardiaca di adrenalina, un approccio inutile e pericoloso. Il naloxone è il farmaco che blocca l'azione degli oppiacei: una semplice iniezione endovena annulla gli effetti dell'overdose da eroina (vedi Capitolo 9).

12) Il protagonista del film, una volta liberatosi dall'abuso di eroina, è perseguitato dalla diarrea. L'eroina causa costipazione e quando è eliminata dall'organismo compare l'effetto opposto (vedi Capitolo 9).

13) L'alcol. Ogni anno vi sono molte vittime dell'overdose da alcol. L'overdose da LSD è molto meno pericolosa, a meno che non sia combinata con altre droghe (vedi Capitolo 1).

14) Sbagliato. L'alcol inizialmente induce sonnolenza, ma i suoi metaboliti provocano insonnia per cui, dopo una serata di bevute, ti puoi addormentare di colpo per poi risvegliarti in piena agitazione nel cuore della notte (vedi Capitolo 1).

15) Qualsiasi cosa si assuma con l'intento di modificare l'attività dell'organismo è un farmaco (o una droga). Qualsiasi farmaco (o droga) proveniente da una pianta è un prodotto erboristico, anche la nicotina, l'efedrina, la cocaina. I rimedi er-

boristici sono scarsamente regolamentati e non è nota né la concentrazione di principio attivo né la purezza (vedi Capitolo 5).

16) Per la velocità con cui la sostanza entra nel circolo sanguigno e quindi nel cervello. Più velocemente entra nel cervello più intenso sarà lo sballo. Questa via di somministrazione più rapida corrisponde però anche ad una probabilità di overdose più elevata, perchè la droga che arriva al cervello può raggiungere concentrazioni mortali prima che il consumatore possa rendersene conto (vedi Capitolo 13).

17) La marijuana viene utilizzata da molte più persone rispetto a qualsiasi altra droga. Il 77% di tutti i consumatori di stupefacenti fuma marijuana e perlomeno il 5% della popolazione ha fumato marijuana nell'ultimo mese (vedi Capitolo 7).

18) Sì. In una sigaretta c'è abbastanza nicotina da far stare molto male (e talvolta uccidere) un bambino o un animale (vedi Capitolo 8).

19) Probabilmente no, ma sicuramente interferisce con le capacità di apprendimento e memorizzazione (vedi Capitolo 7).

20) È improbabile che un solo bicchiere di una bevanda alcolica possa uccidere le cellule cerebrali, ma il consumo cronico continuo di alcolici causa una perdita permanente della memoria e danni cerebrali irreparabili (vedi Capitolo 1).

21) No, non è vero. È stato dimostrato che anche bere con molta moderazione durante la gravidanza può indurre nel bambino una riduzione delle capacità di apprendimento e di concentrazione (vedi Capitolo 1).

22) Non proprio. Coloro che smettono di bere caffé possono percepire una lieve astinenza che consiste in sonnolenza, cefalea e letargia, ma è assai raro che si cada nell'assunzione compulsiva di caffé, comportamento che caratterizza chi utilizza sostanze che creano dipendenza. Non si può affermare che una sostanza dia dipendenza per il solo fatto che si instaura una sindrome astinenziale (vedi Capitolo 2).

23) Non necessariamente. I problemi più comuni dei bambini le cui madri fanno uso di *crack* sono gli stessi che affliggono quelli delle madri che fumano tabacco: minor peso alla nascita, con i relativi rischi alla salute, e un leggero ritardo nello sviluppo durante l'infanzia. La cocaina può causare problemi molto gravi, come distacco prematuro della placenta dall'utero, parto prematuro e ictus intrauterino, ma sono eventi piuttosto rari (vedi Capitolo 12).

24) L'ecstasy (MDMA). È stato dimostrato che danneggia gravemente le terminazioni nervose contenenti serotonina. Il danno è già irreversibile a dosi che si avvicinano a quelle normalmente utilizzate dai consumatori (vedi Capitolo 3).

Parte I

1

Alcol

Classe farmacologica. Sedativi ipnotici.

Sostanze. Birra (alcol dal 7 al 3% o anche meno); vino (dall'8 al 14%); vini liquorosi (dal 17 al 22%); distillati, liquori, whisky e simili (40% e oltre).

Termini di uso comune. Birra, brandy, liquore, vino, whisky.

Lo sballo. Nella prima mezz'ora circa, l'alcol procura una sensazione di piacere e rilassamento e rende più inclini a chiacchierare e socializzare. In genere, a queste sensazioni fa seguito sedazione (sonnolenza), e i bevitori diventano quindi tranquilli e riservati. A volte questa evoluzione li stimola a bere ancora per non perdere l'ebbrezza iniziale.

Overdose e altri effetti indesiderati. Nella maggior parte dei casi l'overdose non mette a rischio la vita. Ci possono essere problemi bevendo molto alcol in un breve lasso di tempo, in situazioni tipo "gara di bevute", o quando l'alcol contenuto nella bevanda non viene percepito (come nel *punch*). Bere a stomaco vuoto è particolarmente rischioso. Se il soggetto intossicato perde conoscenza, non è risvegliabile, o ha difficoltà nella respirazione, è indispensabile l'immediata assistenza medica. Le persone molto ubriache vomitano e il vomito può ostruire le vie respiratorie causando soffocamento e a volte morte: in questi casi occorre contattare subito l'emergenza medica. Anche quando un ubriaco sviene, il suo organismo continua ad assorbire l'alcol che ha appena bevuto, per cui le concentrazioni ematiche continuano ad aumentare, a volte fino a livelli così elevati da portare al decesso. Continuate a tenere d'occhio chi si è addormentato ubriaco e non lasciatelo solo. Il *binge drinking*[1] è particolarmente pericoloso perché la maggior parte delle overdose mortali avviene proprio in questi casi.

---

[1] Letteralmente "bere all'eccesso", consiste nel bere molto alcol in una volta (per esempio 4-5 bicchieri di fila) con il preciso scopo di ubriacarsi fino allo stordimento [NdT].

Rischi particolari per gli adolescenti. Studi recenti fanno pensare che la risposta all'alcol nei ragazzi sia diversa da quella di altre età della vita. Anche se questi studi non sono ancora conclusi, sembra proprio che negli adolescenti l'alcol riduca le capacità di apprendimento più che negli adulti, ma sia meno efficace nell'indurre sonnolenza.

Interazioni pericolose con altre sostanze. È pericoloso combinare l'alcol con qualsiasi altra sostanza che induce il sonno, inclusi sedativi come gli oppiacei (es. eroina, morfina), barbiturici (es. fenobarbital), benzodiazepine (es. diazepam, oxazepam, alprazolam), altri induttori del sonno come lo zolpidem, e anche gli antistaminici che si trovano in alcuni farmaci contro il raffreddore.

Tutti i sedativi condividono molti effetti con l'alcol, e ciascuno potenzia gli effetti degli altri. Possono diventare mortali se presi insieme. Sostanze che prese da sole non causano perdita di conoscenza o problemi respiratori, se associate tra loro possono pregiudicare seriamente attività fisiche come la guida, la conduzione di macchinari e le attività sportive.

Infine, farmaci antidolorifici di tipo non narcotico come l'aspirina, il paracetamolo e l'ibuprofene possono avere gravi effetti collaterali se presi assieme agli alcolici. Aspirina e ibuprofene diventano entrambi molto irritanti per lo stomaco e la combinazione di quantità elevate di paracetamolo con l'alcol può danneggiare il fegato.

In questo capitolo

L'uso di sostanze chimiche per alterare il pensiero e le sensazioni è antico come l'umanità e forse l'alcol è il capostipite di queste sostanze. Anche nei più antichi documenti storici si fa riferimento al consumo di alcol e 6000 anni fa, nell'antico Egitto e a Babilonia, esistevano fabbriche di birra. Nel medioevo la tecnologia degli arabi ha introdotto in Europa la distillazione, che è un modo per aumentare il contenuto alcolico delle bevande. A quei tempi si pensava che l'alcol potesse essere un rimedio per qualsiasi malattia, e infatti la migliore traduzione del termine gaelico *whiskey* è "acqua della vita".

Ai giorni nostri le bevande alcoliche sono chiaramente la droga di elezione per la cultura occidentale. Ci basta far caso agli slogan pubblicitari per renderci conto del fatto che l'alcol è ancora venduto come un elisir magico: lo usiamo per festeggiare i successi, per piangere i fallimenti o le perdite, per celebrare festività di significato culturale o religioso. In queste modalità d'uso sono impliciti la speranza e la promessa che l'alcol esalterà i momenti positivi e ci conforterà in quelli negativi.

La pubblicità sull'alcol è particolarmente incisiva sugli adolescenti e sui giovani adulti. E funziona. Sappiamo per certo che la pubblicità influenza fortemente la scelta del tipo di bevanda alcolica. Nella società americana, i principali bevitori sono i giovani. E questo è paradossale, visto che proprio a loro è richiesta la massima efficienza intellettuale sia per l'apprendimento a scuola che in vista della carriera lavorativa.

La maggior parte delle persone non considera l'alcol una sostanza molto pericolosa, mentre invece lo è, e come tale va considerato. Nessuno assumerebbe un antibiotico o un farmaco per il cuore senza la prescrizione di un medico, e invece l'alcol è a disposizione di chiunque lo desideri, e senza ricetta. Gran parte dei giovani occidentali, durante il periodo dell'adolescenza, si trova di fronte alla scelta se bere o no (e quanto bere). La responsabilità di questa decisione spetta al singolo individuo: lo scopo di questo capitolo è solo quello di fornire le informazioni più recenti sull'alcol e sui suoi effetti.

Tipi di alcol

L'alcol che si trova nelle bevande è noto come etanolo ed è solo uno dei tanti diversi tipi di alcol. Non va confuso con l'alcol che viene usato come disinfettante prima di una iniezione o di un prelievo di sangue (l'alcol isopropilico). Gli alcoli sono molto tossici per l'uomo. L'unico adatto al consumo è l'etanolo (ma c'è sempre qualcuno che si avvelena con altri tipi). Il metanolo prodotto nelle distillazioni casalinghe, per esempio, può causare la cecità. In caso di avvelenamento da metanolo è assolutamente indispensabile il ricorso immediato alle cure mediche. Il consumo di liquori fatti in casa dovrebbe quindi essere evitato.

Come si muove l'alcol nell'organismo

La quantità di alcol che si beve influenza la sua distribuzione nell'organismo. Prima di tutto, però, occorre standardizzare le quantità di cui si discute, dato che birra, vino e superalcolici contengono concentrazioni di etanolo molto diverse. In genere, si considera come standard (o "unità alcolica") la quantità di alcol presente in una lattina di birra (330 ml), in un bicchiere di vino da 120 ml o in un *drink* contenente 30 ml di superalcolico. Sarà questo lo standard a cui faremo riferimento in tutto il capitolo, ogni volta che parleremo di "bicchiere" o di "*drink*".

Come entra

L'etanolo è una molecola relativamente piccola che viene assorbita facilmente e rapidamente dall'organismo. Una volta deglutito, va nello stomaco e nell'intestino tenue, dove una gran quantità di piccoli vasi gli permettono di passare rapidamente nel sangue. Circa il 20% dell'alcol viene assorbito dallo stomaco, e quasi tutto il rimanente 80% è assorbito dall'intestino tenue. Una volta entrate nel torrente circolatorio, le molecole di alcol sono trasportate in tutto l'organismo, e vengono a diretto contatto con le cellule di quasi tutti gli organi.

Spesso chi prende un aperitivo prima di cena dice: "L'alcol mi è andato dritto al cervello". In realtà l'alcol va velocemente in tutto l'organismo, e poco dopo essere stato assorbito si distribuisce in maniera praticamente uniforme: questo processo viene definito *raggiungimento dell'equilibrio*. Tuttavia, siccome una grossa parte del sangue pompato dal cuore finisce nel cervello, e la materia grassa di cui è composto il cervello assorbe molto bene l'alcol (che si scioglie sia nei grassi che nell'acqua), ecco che il cervello è l'organo dove gli effetti sono percepiti per primi e in maniera predominante. Prima del raggiungimento dell'equilibrio, infatti, la concentrazione di alcol nel cervello è più alta della concentrazione nel sangue. Poiché sono gli effetti dell'alcol sul cervello quelli che portano all'intossicazione, subito dopo aver bevuto una persona può essere molto più "alterata" di quanto non indichi il suo tasso alcolico nel sangue. Insomma, c'è del vero nell'affermazione "Quell'aperitivo mi è andato dritto al cervello".

Probabilmente l'elemento che influenza maggiormente l'assorbimento dell'alcol è la presenza o assenza di cibo nello stomaco. Quando si beve a stomaco vuoto, il sangue assorbe l'alcol molto rapidamente e il picco di concentrazione è raggiunto in un'ora circa. La stessa quantità di alcol consumata durante il pasto non verrebbe assorbita completamente prima di un paio d'ore. Il cibo diluisce l'alcol e rallenta lo svuotamento dello stomaco nell'intestino tenue, dove l'alcol viene assorbito molto rapidamente. Il picco della concentrazione ematica di alcol che si raggiunge a stomaco vuoto può essere tre volte più elevato rispetto a quello che si raggiunge dopo mangiato.

Anche la concentrazione dell'alcol nelle bevande influisce significativamente sul suo assorbimento: in genere più alta è la concentrazione, più rapido è l'assorbimento. Quindi soluzioni diluite di alcol, tipo la birra, entrano nel circolo ematico più lentamente rispetto a soluzioni più concentrate, tipo i cocktail e i superalcolici. Assorbimento più rapido significa un picco più alto della concentrazione ematica di alcol, e quindi una persona che beve un superalcolico può avere un livello di alcol nel sangue più elevato rispetto a una persona che ne assume la stessa quantità con la birra o con il vino.

L'assorbimento rapido di elevate concentrazioni di alcol può inibire l'attività dei centri cerebrali deputati al controllo del respiro, e causare perdita di coscienza o perfino la morte. L'overdose è più frequente in chi accetta la sfida di bere una determinata quantità di alcol in breve tempo, o partecipa a giochi che obbligano a bere ripetutamente per "penitenza", o prende qualcosa tipo i *jelly-o shots*[2], che in breve tempo introducono nell'organismo un bel po' di alcol molto concentrato. Negli Stati Uniti è molto frequente che i ragazzi, che non possono acquistare alcol legalmente, bevano molto e in fretta prima di andare in piazza o a ballare. Altre persone bevono molto prima di andare a manifestazioni o luoghi di ritrovo dove l'alcol non è permesso (gli studenti americani di *college*, che per legge non possono acquistare alcol e devono perciò nascondersi per bere, chiamano questa attività "giocare d'anticipo"). Visto il rapido accumulo di alcol nel cervello, il bevitore in questa situazione può perdere prontezza nella guida o lucidità di pensiero, nonostante il suo tasso alcolico ematico non sembri tanto elevato da render conto di questi effetti.

Anche il tipo di struttura fisica condiziona la distribuzione dell'alcol. Persone particolarmente obese o muscolose sembrano in grado di "reggere bene l'alcol", perché la massa grassa e quella muscolare lo assorbono. Dopo aver bevuto la stessa quantità di alcol, una persona pesante ha un livello di alcol nel sangue più basso di una persona magra; di contro, il grasso in eccesso rallenta l'eliminazione dell'alcol, che quindi è trattenuto nell'organismo più a lungo.

L'alcol arriva al feto senza ostacoli. Anzi, è stato recentemente dimostrato che, a causa del notevole afflusso di sangue all'utero e al feto in sviluppo, nei tessuti fetali si possono raggiungere concentrazioni di alcol più elevate che in quelli della madre. Più avanti verranno discussi gli effetti dell'alcol sul feto e gli effetti duraturi

---

[2] Si tratta di gelatine fatte con l'alcol invece che con l'acqua, che a volte vengono preparate per le feste. I *jelly-o shots* sono piuttosto diffusi negli Stati Uniti [NdT].

che l'esposizione prenatale all'alcol ha sulla vita del bambino. Per ora è importante sottolineare il fatto che l'alcol si distribuisce nell'organismo senza distinguere tra i tessuti della madre e quelli del feto.

Come esce

Il test all'etilometro è davvero un metodo eccellente per la stima della quantità di alcol consumata, anche se il 95% dell'alcol che si beve viene metabolizzato prima che l'organismo lo elimini. Solo il 5% dell'alcol assorbito viene eliminato tal quale attraverso le urine e le vie respiratorie. Quello eliminato attraverso i polmoni, comunque, basta per dare il caratteristico "alito da alcol", e la quota di alcol nell'aria espirata è abbastanza costante da consentire una stima accurata di quanto ce n'è nel sangue.

La maggior parte dell'alcol viene metabolizzata nel fegato: un enzima chiamato alcol deidrogenasi, o ADH, trasforma l'etanolo in acetaldeide che, a sua volta, è trasformata in acetato da un altro enzima, l'acetaldeide deidrogenasi. L'acetato viene infine escreto. Il prodotto intermedio, l'acetaldeide, è una sostanza tossica. In condizioni normali l'acetaldeide viene trasformata rapidamente, ma se si accumula nell'organismo provoca un'intensa sensazione di malessere e nausea. Uno dei primi farmaci per la terapia dell'alcolismo è stato il disulfiram, una sostanza che, provocando accumulo di acetaldeide, causa un intenso malessere dopo aver bevuto, riducendo l'impulso a bere ancora. Inizialmente questa strategia sembrava promettente, ma purtroppo non portava sempre a risultati clinici positivi nei pazienti alcol-dipendenti.

La rapidità con cui l'alcol viene metabolizzato ed eliminato dall'organismo è fondamentale per capire quanto a lungo una persona può restare sotto il suo effetto. La velocità con cui viene metabolizzato è costante nel tempo: in genere, un adulto riesce a metabolizzare l'alcol contenuto in 30 ml di whisky (che contiene circa il 40% di alcol) in un'ora circa. Il fegato gestisce questa velocità di metabolizzazione con buona efficienza. Consumando più alcol rispetto a questa quantità, però, il sistema va a saturazione e l'eccesso di alcol si accumula nel sangue e nei tessuti in attesa del suo turno per il metabolismo. Il risultato è un tasso alcolico ematico più elevato e una maggiore intossicazione.

L'abitudine al bere fa aumentare il numero di enzimi che metabolizzano l'alcol. L'aumento di questi enzimi facilita la metabolizzazione anche di altre sostanze e farmaci, esponendo il bevitore a vari rischi. Per esempio, alcuni farmaci utilizzati per la prevenzione delle trombosi e per il trattamento del diabete sono metabolizzati più rapidamente nei bevitori cronici, e sono quindi meno efficaci. Inoltre questi enzimi aumentano la degradazione metabolica degli antidolorifici a base di paracetamolo, trasformandoli in sostanze che possono essere epatotossiche. Infine, la tolleranza metabolica all'alcol produce tolleranza ad altri farmaci sedativi, come i barbiturici, anche senza che ce ne sia stata assunzione. Questo fenomeno è chiamato "tolleranza crociata" e fa aumentare notevolmente il rischio di abuso di questi altri farmaci da parte del bevitore.

Gli effetti sul cervello e sul comportamento

Una volta che è stato assorbito e distribuito, l'alcol produce molteplici effetti sul cervello e sul comportamento. Questi effetti variano molto a seconda di come si beve. Verranno perciò discussi separatamente gli effetti acuti, cronici e prenatali.

Effetti dell'assunzione acuta

Effetti su comportamento e stato fisico

Gli effetti di una determinata dose di alcol variano considerevolmente da individuo a individuo. La Tabella che segue riporta gli effetti dell'alcol in funzione della dose e ha quindi un valore puramente orientativo.

Dose di etanolo (ml/ora)	*Etanolo nel sangue (g/l)*	*Funzione compromessa*	*Stato fisico*
30-120	fino a 1	Giudizio Coordinazione motoria fine Tempi di reazione	Allegria Loquacità Sbruffoneria
120-360	1-3	Coordinazione motoria Riflessi	Andatura barcollante Lingua impastata Nausea, vomito
360-500	3-4	Risposte volontarie agli stimoli	Ipotermia Ipertermia Anestesia
500-750	4-6	Sensibilità Movimento Riflessi difensivi	Coma
750-1000	6-9	Respirazione Attività cardiaca	Morte

Spesso c'è una bella differenza tra essere e apparire "alterati" dall'alcol. In una ricerca è stato richiesto a osservatori addestrati di valutare se una persona appariva intossicata (in stato di ubriachezza) dopo aver bevuto alcolici. A basse concentrazioni ematiche di alcol (circa la metà del limite legale che definisce un'intossicazione negli Stati Uniti)[3] solo il 10% circa dei bevitori sembrava intossicato, mentre a concentrazioni molto più

---

[3] Negli Stati Uniti il limite è di 0.8 g/l, mentre in Italia è di 0.5 g/l [NdT].

elevate (valori oltre il doppio del limite legale) lo sembravano tutti. Tuttavia, solo il 64% delle persone con un valore alcolemico di 100-150 mg/100 ml (ben al di sopra dei limiti legali) veniva considerato intossicato. Nella vita di tutti i giorni, quindi, molte persone che sono significativamente alterate e che sarebbero davvero pericolose alla guida non lo sembrano affatto, neanche agli occhi di osservatori allenati.

Alcol e cellule cerebrali

Avrete sicuramente sentito qualche versione della frase "ogni volta che bevi un alcolico uccidi diecimila cellule del tuo cervello". Anche se è molto improbabile che in una serata di bisboccia si assuma abbastanza alcol da uccidere subito le cellule cerebrali (i neuroni), in questa generalizzazione c'è un po' di verità.

Una delle tecniche sperimentali che sono state usate per individuare quali aree del cervello controllino i vari comportamenti è stata quella di lesionare una specifica regione cerebrale e poi sottoporre gli animali a test comportamentali. Fin dall'inizio dell'impiego di questa tecnica, i ricercatori scoprirono che iniettando nel cervello elevate concentrazioni di alcol (molto più elevate di quelle che si potrebbero raggiungere bevendo) i neuroni di quella regione morivano. C'è anche un altro pizzico di verità nell'avvertimento su alcol e cellule cerebrali: l'abitudine a bere (bere continuamente e ripetutamente) danneggia e talvolta uccide le cellule in determinate parti del cervello, e si è inoltre scoperto che per arrivare a questo non serve una lunga storia di abuso. Questo concetto verrà sviluppato nella prossima parte di questo capitolo, dedicata all'esposizione cronica.

Ci sono fondamentalmente solo due tipi di azioni che una sostanza chimica può esercitare sulle cellule nervose: può eccitarle o inibirle. Ovvero, un farmaco può o aumentare o ridurre la possibilità che una determinata cellula si attivi e comunichi con le altre cellule alle quali è connessa. L'alcol in genere deprime questa comunicazione (che è chiamata "attività sinaptica") e perciò le sue azioni sono simili a quelle di altri sedativi, come i barbiturici (es. il fenobarbital) e le benzodiazepine (es. il diazepam). Nonostante questa soppressione generalizzata dell'attività neuronale, molti dicono di sentirsi attivati o stimolati dall'alcol, in particolar modo subito dopo aver bevuto, cioè quando la concentrazione di alcol nel sangue è in aumento. Non è ancora noto esattamente perché l'alcol generi questa stimolazione, ma esistono un paio di ipotesi. La prima è che l'alcol avrebbe un effetto bifasico. Questa ipotesi si basa sul fatto che l'alcol a basse concentrazioni effettivamente attiva alcune cellule nervose. Quando la concentrazione cresce, queste stesse cellule riducono la loro attività elettrica e si mettono a "riposo". In alternativa a questa ipotesi, potrebbe accadere che alcune cellule nervose inviino segnali eccitatori alle cellule con cui comunicano, inducendole a generare segnali inibitori, con l'effetto finale di sopprimere l'attività delle cellule che si trovano a valle nel circuito: se l'alcol sopprime l'attività di queste cellule "inibitorie" l'effetto netto sarà di attivazione. Qualunque sia il meccanismo, l'alcol può avere effetti sia attivanti che inibenti sui circuiti neuronali.

Effetti su specifici neurotrasmettitori

GABA e glutammato. Per molti anni si è creduto che l'alcol agisse alla stessa maniera su tutte le cellule nervose, inibendone l'attività attraverso un'alterazione della membrana (che per l'appunto circonda tutte le cellule): si pensava cioè che l'effetto dell'alcol sul cervello fosse del tutto aspecifico. Ora invece è chiaro che l'alcol ha effetti specifici e potenti sulle funzioni di almeno due tipi di recettori neuronali: i recettori GABA (acido gamma-aminobutirrico) e quelli glutammato. GABA e glutammato sono i neurotrasmettitori chimici responsabili della maggior parte dell'attività cerebrale inibitoria ed eccitatoria. Quando le terminazioni di una cellula rilasciano GABA sul recettore GABA del neurone successivo, questo secondo neurone riduce la sua attività. Quando il glutammato reggiunge un recettore glutammato, la cellula aumenta la propria attività. È in questo modo che molti circuiti cerebrali si mantengono in equilibrio tra eccitazione e inibizione. Piccoli spostamenti in questo equilibrio possono modificare l'attività del circuito e la funzione cerebrale nel suo insieme.

L'alcol aumenta l'attività inibitoria dei recettori GABA e riduce l'attività eccitatoria dei recettori glutammato. Questi sono i due meccanismi principali attraverso i quali l'alcol deprime l'attività cerebrale, ma mentre l'aumento dell'attività del GABA è probabilmente responsabile della maggior parte degli effetti sedativi, la soppressione dell'attività del glutammato può avere un effetto più specifico: ridurre la capacità di creare nuovi ricordi o di ragionare in maniera complessa, come si verifica durante un'intossicazione. L'attività di un particolare tipo di recettore glutammato, noto come recettore NMDA, viene inibita dall'alcol anche a dosi molto basse, e il recettore NMDA è cruciale per la formazione di nuovi ricordi. Il potente effetto soppressivo sull'attività del recettore NMDA può essere perciò responsabile del deficit di memoria cui le persone vanno soggette dopo aver bevuto.

Dopamina. Il neurotrasmettitore dopamina è alla base degli effetti gratificanti di sostanze tossicomanigene come cocaina e amfetamina. La dopamina, infatti, sarebbe il messaggero chimico principale nei centri cerebrali della gratificazione, quelli che promuovono l'esperienza del piacere. L'alcol incrementa il rilascio di dopamina nei centri della gratificazione, probabilmente in seguito all'azione dei neuroni GABA che sono connessi con quelli a dopamina. Studi negli animali dimostrano che l'aumento dell'attività della dopamina si ha solo durante la fase di aumento della concentrazione di alcol nel sangue, e non mentre sta diminuendo. Durante i primi minuti dopo aver bevuto, quindi, i circuiti cerebrali del piacere vengono attivati, ma questo effetto scompare quando il livello alcolico ematico smette di salire. Questo può motivare chi beve a bere ancora, in modo da far ripartire la sequenza del piacere ("inseguire lo sballo"). Il problema compare quando l'attivazione dopaminergica termina, pur essendovi ancora un sacco di alcol nell'organismo. Il bere continuo all'inseguimento del piacere può far salire la concentrazione di alcol nel sangue a livelli pericolosi.

Effetti sulla memoria

Una delle esperienze più comuni di chi ha bevuto è "non ricordare bene quello che è successo la notte prima". Nei casi più estremi, dopo aver bevuto veramente tanto, alcuni dicono di avere "perso" la memoria di un intero lasso di tempo. Questo tipo di deficit mnemonico è noto come "blackout". In casi meno estremi, il soggetto può avere ricordi confusi o incompleti di quello che è successo durante l'intossicazione. In tutti i casi, può ricordare qualcosa di più se gli viene raccontato quello che era successo. In passato si pensava che i blackout fossero relativamente rari e molti clinici li ritenevano una chiara indicazione di dipendenza dall'alcol. Oggi sappiamo che i blackout sono molto più comuni di quanto si pensasse e che non si verificano solo in chi ha seri problemi di alcolismo. I ricercatori stanno cominciando a capire meglio come e quando accadono i blackout, e stanno emergendo alcuni elementi piuttosto inquietanti. Innanzitutto i blackout sono molto frequenti nella tarda adolescenza (il 40% degli studenti di college americani dicono di averne avuti). Ma il fatto preoccupante non è solo la perdita di memoria ma soprattutto quello che succede durante il periodo in cui non si formano ricordi. In un'indagine sugli studenti di college è emerso che, dopo una notte di pesanti bevute, molti sono venuti a sapere di aver avuto rapporti sessuali, di aver litigato con amici o di aver guidato, tutti eventi di cui non avevano alcun ricordo. Si può dire, quindi, che il blackout è un problema che va oltre gli effetti diretti dell'alcol sul cervello. Infine, è ormai chiaro che l'alcol danneggia la capacità di creare nuovi ricordi anche a dosi relativamente piccole. Insomma, farsi un paio di birre mentre si studia per un esame o ci si prepara per una presentazione potrebbe non essere una gran trovata. L'alcol può rilassare, ma compromette anche l'apprendimento e la memoria.

Dopo la sbronza

Uno dei sintomi che spesso seguono una sbronza è una cefalea martellante. Le cause non sono proprio chiare, ma probabilmente hanno a che fare con gli effetti dell'alcol sui vasi sanguigni e sull'equilibrio dei fluidi corporei. In ogni caso è più semplice prevenire l'instaurarsi del dolore che eliminarlo dopo che è insorto: prima si prende l'antidolorifico e meglio è. Alcuni lo prendono prima di andare a letto dopo aver bevuto. In questo modo, l'antidolorifico previene l'insorgenza del dolore finché l'alcol non viene eliminato. Il paracetamolo, però, non dovrebbe essere assunto nel trattamento della sbronza, perché può interagire con l'alcol e con i suoi prodotti metabolici, danneggiando il fegato. Aspirina o ibuprofene possono essere usati, ma entrambi irritano stomaco e intestino tenue e, associati all'alcol, possono causare disturbi gastrici.

I disturbi gastrici e la nausea conseguenti alla sbronza sono difficili da trattare. Non esiste un farmaco specifico: la strategia migliore è mangiare cibo che non dia fastidio allo stomaco e bere un bel po' di liquidi. Il caffè del mattino può essere d'aiuto per incominciare la giornata successiva a una sbornia, ma i suoi effetti irritanti sullo stomaco possono risultare spiacevoli. Inoltre la caffeina è diuretica, e può aumentare la disidratazione che spesso accompagna il consumo di alcolici.

Effetti dell'assunzione cronica

Tutti vorrebbero sapere quanto può essere dannoso bere. Alcuni vorrebbero addirittura sapere quanto possono bere prima che incominci a provocare problemi di salute (una domanda che ricorda la storia che la masturbazione farebbe diventare ciechi: alcuni volevano sapere solo quanto potevano farlo prima di incominciare ad avere problemi alla vista).

Gli effetti a lungo termine del bere dipendono da quanto alcol si è consumato.

Anche se, nell'adulto, un consumo cauto e moderato procura qualche beneficio per la salute (questo punto verrà discusso più avanti nel capitolo), bere molto e per molto tempo crea seri problemi in vari organi, inclusi cervello, fegato e apparato digerente. Tra questi estremi c'è un'area grigia molto ristretta: mentre mezzo bicchiere, un bicchiere al giorno possono fare bene al cuore, già due bicchieri al giorno aumentano significativamente il rischio di morte per problemi cardiaci o per cancro.

L'incredibile restringersi del cervello

Le tecniche di *imaging* del cervello hanno aperto una finestra sugli effetti dell'alcol su questo organo. Tramite queste tecniche i ricercatori hanno osservato che il tessuto cerebrale dei bevitori cronici si restringe. Questo fenomeno non sembra dipendere esclusivamente da una perdita di cellule nervose, perché nelle persone che smettono definitivamente di bere si osserva un recupero del volume. È interessante il fatto che determinate aree del cervello sembrerebbero più vulnerabili al danno rispetto ad altre. In primo luogo la corteccia, la parte superficiale, ripiegata e ondulata, del cervello che ci mantiene coscienti e controlla la maggior parte delle funzioni cerebrali. Una parte della corteccia che sembra particolarmente vulnerabile è il lobo frontale. I lobi frontali sono una specie di manager esecutivo per il resto del cervello: supervisionano e coordinano le azioni degli altri lobi corticali, come fa il manager di un'azienda. L'analogia è così calzante che le funzioni dei lobi frontali sono spesso chiamate "funzioni manageriali": far convergere le diverse competenze della mente per risolvere problemi complessi, preparare ed eseguire piani d'azione, usare la capacità di giudizio per far riuscire questi piani. Ebbene, anche senza arrivare all'etilismo il bere cronico può danneggiare il lobo frontale. Un'altra regione vulnerabile è quella dei corpi mammillari, molto importanti per la memoria (queste strutture piccole e rotondeggianti vicine alla base del cervello devono il loro nome ai neuroanatomisti che per primi le notarono e pensarono che assomigliassero al seno della donna. In realtà la somiglianza è alquanto remota: i neuroanatomisti hanno un'ottima immaginazione!).

Molte delle ricerche sul restringimento del cervello sono state compiute su alcolisti. Tuttavia, studi più recenti, condotti su bevitori più moderati, hanno evidenziato effetti simili, anche se meno gravi. Il restringimento si ha finché la persona consuma alcol: se smette di bere per un periodo abbastanza lungo, il cervello un pò "recupera". Questo però non perché crescano nuovi neuroni, ma perché ricrescono le cellule di supporto o alcune parti delle cellule nervose rimaste: di conseguenza, la ricrescita delle dimensioni del cervello non significa che i deficit delle funzioni mentali regrediscano.

Non è noto se ci sia un limite di sicurezza per il bere cronico. Ovviamente molti di quelli che bevono non sembrano soffrire di alcun danno alle funzioni mentali ma, come per l'intossicazione acuta, l'assenza di una chiara riduzione non significa che non ce ne sia nessuna. Studi compiuti su animali hanno permesso di osservare più da vicino il danno a carico delle cellule nervose. Queste ricerche hanno dimostrato che anche l'esposizione a dosi contenute di alcol può danneggiare (se non uccidere) le cellule cerebrali. Molti di questi studi hanno dimostrato ampie zone di perdita di neuroni in una regione del cervello chiamata ippocampo, una zona essenziale per la formazione di nuovi ricordi. Questo potrebbe spiegare perché le persone che bevono cronicamente spesso finiscono per avere poca memoria (anche se, ovviamente, in misura diversa da bevitore a bevitore).

Un altro recente studio ha mostrato che, in bevitori molto assidui, il danno cerebrale si verifica molto prima di quanto si pensasse. In animali che fanno *binge drinking* per quattro giorni di fila le cellule di alcune delle regioni di cui abbiamo parlato iniziano a morire fin dal secondo giorno. Se lo stesso vale per gli uomini, vorrebbe dire che anche un solo episodio di *binge drinking* di un paio di giorni può danneggiare il cervello. Questi effetti erano particolarmente pronunciati negli animali adolescenti, il che solleva la preoccupazione che, nei giovani, il *binge drinking* possa avere conseguenze a lungo termine più serie di quanto non si pensasse.

Effetti sulle funzioni mentali

L'abuso cronico di alcol compromette cinque tipologie di funzioni mentali: la formazione dei ricordi, il pensiero astratto, la soluzione dei problemi, l'attenzione e la concentrazione, la percezione delle emozioni. Il 70% delle persone che richiedono trattamento per problemi correlati all'alcol soffrono del deterioramento di queste funzioni.

Formazione dei ricordi. Per *formazione dei ricordi* intendiamo la capacità di creare nuovi ricordi, non la capacità di recuperare informazioni già acquisite. Quindi una persona cronicamente dedita al bere potrebbe richiamare alla memoria cose studiate in gioventù in modo perfettamente accurato, ma non essere in grado di dire cosa ha mangiato a pranzo quattro ore prima. Inoltre, la ricchezza e i dettagli dei ricordi relativi agli anni recenti, quelli dedicati al bere, possono essere molto minori di quelli dei ricordi più vecchi. In test che analizzano diversi tipi di funzioni cerebrali, i bevitori cronici se la cavano bene nella maggior parte delle categorie, ma non in quella della valutazione della memoria. Questi deficit selettivi e profondi potrebbero essere il risultato di un danno in aree cerebrali specifiche, come l'ippocampo, i corpi mammillari o i lobi frontali.

Pensiero astratto. Con *pensiero astratto* intendiamo la capacità di pensare in modi che non sono legati direttamente a cose concrete. Pensiamo astrattamente quando interpretiamo il significato dei racconti, facciamo un rebus, risolviamo problemi di algebra o di geometria. Nei bevitori cronici queste capacità sono spesso compromesse. Un modo per misurare il pensiero astratto è mostrare un gruppo di oggetti e farli raggruppare in base a caratteristiche comuni. Il bevitore cronico tende a raggruppare gli oggetti in base a caratteristiche concrete (come dimensione, forma o colore) e non in base a quelle astratte (come lo scopo per cui sono impiegati, o il genere di oggetti che sono), come se non gli venisse più in mente nessun pensiero astratto.

Capacità di risolvere problemi. Ogni giorno tutti noi risolviamo problemi. Alcuni sono semplici, tipo decidere se fare prima il bucato o la spesa. Altri sono più complessi, come settare un nuovo computer o decidere cosa ordinare per le necessità dell'azienda nel mese a venire. In ambedue è indispensabile flessibilità mentale: dobbiamo saper cambiare strategia e approccio ai problemi (soprattutto quelli complessi) per risolverli efficientemente. In questo i bevitori cronici non riescono bene. Molto spesso, durante i test, si ostinano su una certa modalità di soluzione di un problema, e impiegano molto più tempo per trovare la soluzione rispetto a chi è più pronto a modificare la strategia e a provare nuovi approcci. Questa difficoltà potrebbe avere a che fare con gli effetti dell'alcol sulle "funzioni manageriali" dei lobi frontali.

Attenzione e concentrazione. I bevitori cronici fanno anche fatica a focalizzare l'attenzione e a mantenerla, soprattutto in situazioni che richiedono attenzione visiva e concentrazione. Anche questo deficit potrebbe non essere evidente fino a quando la persona non è impegnata. Il bevitore cronico sobrio può riuscire a seguire alla perfezione una conversazione casuale, ma può dimostrarsi del tutto inadeguato in una situazione più impegnativa (es.: leggere un manuale d'istruzioni, guidare o utilizzare uno strumento complesso).

Percezione delle emozioni. Uno degli elementi più importanti del nostro comportamento sociale è la capacità di riconoscere e interpretare le emozioni delle altre persone. Gli alcolisti non sanno percepire le emozioni nelle parole degli altri. Esiste una specifica funzione cerebrale che ci dà la capacità di individuare orientamenti ed emozioni della persona con cui stiamo conversando: bere molto e per molto tempo riduce parecchio questa capacità. Deve essere chiaro che questo è un deficit della percezione e non riflette lo stato emozionale dell'etilista. È come se quei piccoli dettagli che comunicano orientamenti ed emozioni, come il tono e le cadenze della voce, non fossero più percepiti. Questo è molto interessante, perché è noto che i forti bevitori cronici hanno spesso difficoltà nelle relazioni sociali: forse è il deficit percettivo a rendersi responsabile di questi problemi.

Questi deficit possono regredire? I forti bevitori cronici, se smettono, recuperano parzialmente queste funzioni entro un mese o due dall'ultimo bicchiere. Alla fine di questo periodo tutto il recuperabile è già stato recuperato. Purtroppo, un certo deficit permane per sempre. In uno studio si sono seguite per sette anni persone che avevano smesso di bere dopo lunghe storie di abuso: anche dopo tanto tempo era ancora dimostrabile un deficit della memoria. Il tipo di deficit della memoria che si osserva negli ex-alcolisti è tanto comune da corrispondere a una diagnosi specifica: si chiama *disordine amnestico alcolico* o *demenza associata ad alcolismo*.

E a proposito dei "bevitori sociali"? È importante definire esattamente cosa intendiamo come "bevitore sociale". La definizione più ricorrente nella letteratura sull'alcol è questa: "chi beve regolarmente ma non si ubriaca quando beve, o non mostra nessuno dei segni clinici della dipendenza da alcol". Le persone che rientrano in questa definizione in genere non hanno deficit mentali severi come quelle che bevono molto.

Tra i bevitori sociali, le modalità di consumo dell'alcol giocano un ruolo molto importante nel determinare chi svilupperà qualche deficit delle funzioni mentali. Più alcol si consuma a ogni occasione per bere, più alta è la probabilità di sviluppare deficit mentali. Consideriamo due persone che bevono in media 5 bicchieri alla settimana: la prima beve un bicchiere al giorno per cinque giorni della settimana, la seconda se ne concede quattro il sabato notte più uno a metà settimana. È molto più probabile che la seconda persona, e non la prima, sviluppi i deficit tipici degli alcolisti cronici. Questo è un punto particolarmente importante per i giovani e gli adolescenti, fra i quali è diffusa l'abitudine di bere molto durante i fine settimana.

È difficile stabilire la quantità complessiva di alcol che sicuramente provoca deficit delle funzioni mentali. Anche se sono molti gli studi che hanno cercato una risposta in vari gruppi di persone, è veramente difficile condensare tutti i dati in una chiara e univoca valutazione del rischio. Tuttavia, tenendo conto di tutte le complesse difficoltà della ricerca, è ragionevole stimare che chi beve in media tre o più bicchieri al giorno corre un serio rischio di sviluppare deficit permanenti in determinate funzioni cognitive. Questo non vuol dire che chi beve meno è assolutamente al sicuro (sappiamo bene che ci sono rischi per la salute anche bevendo di meno) ma, per quanto riguarda i deficit cognitivi irreversibili, tre bicchieri al giorno potrebbero rappresentare una soglia abbastanza realistica.

Tolleranza

Sviluppo nell'ambito di molte "bevute". *Tolleranza* significa che, dopo un consumo continuativo, bevendo le stesse dosi di alcol si produce un effetto minore: in altre parole, occorre più alcol per produrre l'effetto originario. Lo sviluppo della tolleranza significa che l'esposizione all'alcol ha modificato il cervello, che per certi versi diventa meno sensibile, per altri rimane sensibile come all'inizio. Gli effetti cerebrali che producono l'ebbrezza in genere diminuiscono, ma gli effetti tossici sulle cellule cerebrali in genere restano invariati. Un altro problema è che, man mano che si sviluppa la tolleranza, il bevitore tende a bere ogni volta un po' di più. Come abbiamo appena visto, questa modalità di consumo (molto alcol per volta) è quella che più facilmente può condurre a deficit delle funzioni mentali. Inoltre, dato che il cervello è l'organo della dipendenza, chi è tollerante e aumenta il numero di bevute corre un grave rischio di diventare dipendente. Infine, siccome il cervello richiede più alcol per raggiungere l'ebbrezza, il fegato e altri organi interni devono "gestire" sempre più alcol, con il rischio di arrivare a danni permanenti.

Sviluppo nell'ambito di una sola "bevuta". La tolleranza alla maggior parte degli effetti dell'alcol si sviluppa gradualmente, e con svariate bevute. Tuttavia, è stata osservata anche nell'ambito di un singolo episodio di consumo. Questo fenomeno è noto come *tolleranza acuta* e significa che l'intossicazione è più forte all'inizio della bevuta. La tolleranza acuta non si sviluppa per tutti gli effetti dell'alcol, ma di certo si sviluppa sulla percezione dell'ebbrezza. Il bevitore quindi dovrà bere di più per mantenere lo stato di ebbrezza, mentre si accentuano gli altri effetti intossicanti dell'alcol (quelli che interferiscono con la guida, le funzioni mentali e la capacità di giudizio), mettendolo davanti a rischi sempre più grandi.

Dipendenza

È importante distinguere tra *dipendenza da alcol* e *abuso di alcol*. La locuzione *abuso di alcol* fa riferimento a una modalità del bere che causa problemi di salute, problemi sociali o entrambi. La *dipendenza da alcol* (chiamata spesso alcolismo o etilismo) si riferisce a una malattia che è caratterizzata da ricerca e consumo di alcol a livelli patologici, con perdita del controllo sull'atto del bere. Le persone dipendenti sembrano avere un desiderio incontrollabile di bere, e bevono anche se sanno che questo sta causando loro gravi problemi. I segni della dipendenza fisica si manifestano nel giro di poche ore dal momento in cui l'etilista ha smesso di bere e includono ansia, tremori, disturbi del sonno e, nei casi più gravi, allucinazioni e crisi convulsive. È difficile fare una diagnosi certa di dipendenza dall'alcol fino a quando il bevitore cronico non smette di bere. In pratica, però, questa diagnosi formale non è necessaria, perché i problemi sociali e medici cui vanno incontro la maggior parte degli alcolisti possono essere facilmente identificati dal personale sanitario (vedi più avanti, alla sezione "Come scoprire chi ha problemi di alcol", per alcune regole generali).

Effetti sul feto

I pericoli dell'esposizione prenatale all'alcol sono stati identificati fin dai tempi di Aristotele, nell'antica Grecia. Ciononostante, è solo nel 1968 che compaiono i primi documenti ufficiali. I primi studi sulla sindrome alcolica fetale (*Fetal Alcool Syndrome,* FAS) descrivevano evidenti deformità fisiche e gravi ritardi mentali in figli di madri alcoliste. Queste informazioni erano indubbiamente importanti ma, all'inizio, non c'era evidenza che le bevitrici moderate (non alcoliste) potessero mettere a rischio i loro figli: anzi, per molti anni è stato suggerito alle donne gravide di bere un bicchiere di vino a cena o un *drink* di tanto in tanto, giusto per rilassarsi o come aiuto per dormire.

C'è voluto un bel po' di tempo per accorgersi degli effetti prenatali di un consumo moderato di alcol, perché i bambini non avevano nessuno dei difetti evidenti associati con la FAS conclamata. Ora invece è chiaro che esiste un insieme di deficit che si associano a un bere più contenuto: questi deficit sono definiti effetti alcolici fetali (*Fetal Alcool Effects,* FAE). I bambini in età scolare afflitti da FAE o da FAS sono spesso descritti come iperattivi, distratti e impulsivi, con limitata capacità di mantenere l'attenzione. Si tratta di un comportamento simile a quello osservato nei bambini affetti da sindrome da deficit dell'attenzione (*Attention Deficit Disorder,* ADD). Va osservato che i bambini con FAE o FAS differiscono da quelli con ADD perché hanno carenze intellettive più marcate. Recentemente è stata coniata la locuzione "spettro dei disordini alcolici fetali" (*Fetal Alcool Spectrum Disorders,* FASD) per includere sotto un unico ombrello terminologico tutto l'ambito di disabilità neurologiche, comportamentali, cognitive e dell'apprendimento conseguenti all'esposizione prenatale all'alcol.

Le carenze intellettive e comportamentali nei soggetti affetti da FASD sembrano persistere anche nell'adulto e probabilmente permangono per tutta la vita, con punteggi di quoziente intellettivo (QI) parecchio al di sotto della media. I pazienti FAS hanno punteggi più bassi rispetto ai FAE, ma entrambi si piazzano ben al di sotto della norma e hanno problemi nella lettura, nella scrittura e soprattutto con la matematica. Da tener presente che i pazienti FAE sottoposti ai test per l'accesso all'università non ottengono risultati migliori rispetto ai FAS, nonostante abbiano un QI tendenzialmente più elevato. Insomma, anche un limitato consumo di alcol in gravidanza può indurre disabilità intellettuali permanenti. Alcuni studi sulla FAE negli animali indicano addirittura che anche un solo *drink* al giorno può causare alterazioni delle aree cerebrali implicate nell'apprendimento.

Quello che si può concludere è che durante la gravidanza non esiste un livello di consumo di alcol che si possa definire sicuro. Per una donna gravida, o che desidera diventarlo, la scelta più intelligente è, semplicemente, quella di non bere.

Fattori di rischio per la dipendenza da alcol

Chiunque può diventare dipendente dall'alcol. L'esposizione continua all'alcol modifica il cervello e lo conduce alla dipendenza. Anche se ci sono grosse differenze individuali per quanto riguarda il rischio di abuso e dipendenza, chiunque introduca abbastanza alcol nel cervello per un tempo sufficientemente lungo diventerà fisicamente dipendente. In linea generale, mettendo da parte per un momento i fattori di rischio che descriveremo tra poco, la probabilità di diventare dipendente dall'alcol aumenta decisamente se si bevono più o meno tre o quattro *drink* al giorno (tre, per le donne). Un'altra osservazione comune è che le persone che abusano dell'alcol spesso dicono di bere per alleviare i loro problemi emozionali o sociali. In altre parole, se qualcuno beve come automedicazione (per prevenire problemi sociali o emozionali) ha buone probabilità di diventare dipendente. Ma l'automedicazione da sola non può spiegare tutti i casi di abuso di alcol nel mondo. Rimane quindi la domanda fondamentale: perché ci sono persone che bevono così tanto da diventare dipendenti?

Fattori genetici

La maggior parte delle evidenze sui fattori genetici che contribuiscono alla dipendenza dall'alcol proviene da studi fatti su gemelli e su figli di etilisti dati in adozione alla nascita e cresciuti in famiglie adottive di non etilisti. Studi come questi hanno permesso ai ricercatori di distinguere il peso delle influenze naturali (genetiche) da quello delle influenze dell'educazione (dell'ambiente). Allo stato delle conoscenze sembra chiaro che le basi dell'alcolismo sono almeno in parte genetiche, anche se la genetica da sola non può spiegare lo sviluppo di questa malattia. Gli studi su genetica e ambiente sono stati importanti perché hanno identificato in alcune famiglie la presenza di tratti genetici, o marker, che predispongono alla dipendenza da alcol. Questi marker aiutano a identificare le persone a rischio, cioè chi potrebbe avere problemi con l'alcol: se una persona sa di essere a rischio può stare attenta e fare scelte più oculate.

Quindi c'è una familiarità per l'alcolismo, come c'è per altre malattie (il diabete per esempio). In assenza di storia familiare pregressa di alcolismo, il rischio di sviluppare problemi di abuso è del 10% circa negli uomini e del 5% nelle donne. Queste percentuali arrivano quasi a raddoppiare se c'è un'anamnesi familiare di problemi con l'alcol: per esempio, in donne che hanno un alcolizzato tra i parenti di primo grado (figli, fratelli/sorelle o genitori), la probabilità di sviluppare problemi di alcolismo sale dal 5 al 10%, negli uomini passa dal 10 al 20%. Il rischio cresce ancora se si hanno sia un parente etilista di primo grado che uno di secondo (zio/zia o nonni) o di terzo grado (cugini o bisnonni): si arriva al 30% negli uomini e al 15% nelle donne. Riassumendo: essere figli di etilisti aumenta il rischio di andare incontro a problemi di abuso, e i maschi sono più a rischio delle femmine.

Deve essere chiaro che questi studi non dimostrano in modo definitivo che esista una base genetica per l'alcolismo. È possibile che siano in gioco anche altri fattori oltre a quello biologico, come il semplice fatto di crescere con un genitore alcolizzato. Esistono molti studi che dimostrano che crescere in una famiglia nella quale si abusa di alcol aumenta la probabilità di diventare alcol-dipendenti.

Un rischio particolare per i maschi

I fattori genetici contribuiscono significativamente al rischio di alcolismo sia nei maschi che nelle femmine, ma l'effetto è più marcato nei maschi. Diversi studi hanno confrontato i figli di padri etilisti con quelli di padri non etilisti. In generale, i primi sembrano risentire degli effetti negativi dell'alcol meno intensamente dei secondi, ma nelle prime fasi del bere, quando prevale l'effetto piacevole, l'alcol sembra più efficace nei figli degli alcolizzati. Insomma, i figli degli etilisti sembrerebbero percepire di più le sensazioni piacevoli dell'alcol, e subire di meno i suoi effetti dannosi: questo creerebbe i presupposti per continuare a bere e li renderebbe più proni allo sviluppo di dipendenza.

C'è un tipo specifico di alcolismo che sembra tipico solo degli uomini. È chiamato alcolismo di tipo II ed è caratterizzato dall'instaurarsi di problemi col bere fin dall'adolescenza, da un comportamento aggressivo, da problemi con la legge e da abuso di altre droghe. L'alcolismo di tipo II sarebbe fortemente influenzato dai fattori genetici. L'alcolismo di tipo I (più comune e meno grave del tipo II) si riscontra sia negli uomini che nelle donne e comincia solo in età adulta. Uomini con padri o fratelli che mostrano segni di alcolismo di tipo II dovrebbero essere particolarmente prudenti nel bere.

Come scoprire chi ha problemi di alcol

Gli specialisti utilizzano alcuni semplici test di screening per stabilire se una persona ha problemi con l'alcol. Prima di descrivere questi test, però, è necessario fare un paio di precisazioni. Primo, la diagnosi certa di abuso di alcol, di dipendenza dall'alcol o di alcolismo può essere fatta solo da un professionista specializzato, perché si tratta di condizioni psicologiche e mediche molto complesse per cui non esistono semplici strumenti di indagine che diano risposte esaustive e complete. Secondo, in alcuni casi è assai più rischioso che utile dire apertamente a un amico o a un parente "ho l'impressione che tu abbia un problema con l'alcol". Anche affrontando il discorso con le migliori intenzioni ed esprimendo una sincera preoccupazione, l'altro può sentirsi accusato e allontanarsi dall'aiuto che gli viene offerto. I test di *screening* che descriveremo di seguito sono usati negli ambulatori medici e nelle cliniche per un primo orientamento.

Il test più diffuso (il CAGE) si basa su queste domande:

* (C-*Cut*). Smettere: hai mai sentito la necessità di bere di meno?
* (A-*Annoyed*). Irritarsi: ti sei mai sentito irritato da qualcuno che ti criticava perché bevevi?
* (G-*Guilty*). Colpa: ti sei mai sentito in colpa per il fatto che bevi?
* (E-*Eye-opener*). "Spinta": hai mai sentito il bisogno di una "spinta" (un bicchiere all'inizio della giornata per riprenderti dai postumi di una sbornia)?

Se le risposte positive sono due o più di due è probabile che ci sia qualche problema. Attenzione, però: questi test sono imperfetti. Per esempio, è facile immaginare che una persona con una storia pregressa da forte bevitore risponda sì a tutte le domande, anche se ormai non beve più da anni.

Strafatti

Un altro test di screening (il TWEAK), si è rivelato particolarmente efficace con le donne:
- (T-*Tolerance*). Tolleranza: di quanti bicchieri hai bisogno per sentirti su?
- (W-*Worried*). Preoccupazione: hai amici o parenti che sono allarmati o scontenti per il fatto che bevi?
- (E-*Eye-opener*). "Spinta": ti capita mai di farti un bicchiere per svegliarti alla mattina?
- (A-*Amnesia*). Amnesia (perdita di memoria): ti è mai successo che un amico o qualcuno della famiglia ti raccontasse di cose che avresti detto o fatto mentre bevevi, e di cui non ricordi più nulla?
- (K-*Cut*). Taglio: hai mai la sensazione di dover dare un taglio al bere?

La risposta positiva a tre domande o più è considerata indicativa di problemi di alcolismo.

Una nota cautelativa finale su questi metodi di screening. Si basano tutti su di un elemento fondamentale e non certificabile: la veridicità delle risposte. Ci sono infiniti motivi per cui una persona potrebbe non voler essere sincera. Questi strumenti di *screening* possono quindi essere utili come prima indicazione dell'esistenza di un problema, ma non devono essere usati per farsi un'opinione su una persona.

Considerazioni particolari per le donne

Diversa sensibilità

L'alcol non agisce alla stessa maniera su tutti: per esempio, ci sono alcune importanti differenze fra uomini e donne. Da quando le donne hanno assunto un ruolo più evidente nella società, hanno acquisito anche maggiore libertà di bere (forse sono state addirittura incoraggiate a farlo) e, di conseguenza, l'abitudine al bere è in crescita. Indagini statistiche indicano che la percentuale di donne che bevono alcol è passata dal 44 al 66% negli ultimi quarant'anni, e che il 5% di queste sono forti bevitrici.

L'organismo delle donne è per molti aspetti diverso da quello degli uomini, e anche all'alcol risponde in modo diverso. Innanzitutto le donne sono in genere più piccole degli uomini e hanno una maggiore percentuale di grasso corporeo: a parità di alcol ingerito, quindi, le concentrazioni ematiche sono più elevate. Inoltre, le donne hanno una minor quantità di alcol deidrogenasi (ADH, l'enzima che distrugge parte dell'alcol nello stomaco, prima che venga assorbito nel sangue): nel loro sangue, quindi, entra una maggiore quantità di alcol. È stato calcolato che, dopo aver bevuto una stessa quantità di alcol, nel sangue di una donna si raggiunge una concentrazione più elevata del 25-30% rispetto a quella dell'uomo. Le donne devono sapere che, bevendo la stessa quantità di alcol dei loro amici maschi, probabilmente avranno effetti più marcati.

Pillole anticoncezionali

Un altro aspetto che riguarda le donne è che i contraccettivi orali (la pillola) riducono la velocità di eliminazione dell'alcol dall'organismo. Una donna che prende la pillola, perciò, deve aspettarsi di sentire l'effetto sedativo dell'alcol per un periodo più prolungato rispetto a una che non la prende.

Effetti sulla salute

Le donne che bevono hanno un rischio significativamente maggiore di subire danni epatici rispetto agli uomini, anche se bevono meno alcol o lo bevono per un periodo più breve. Questo maggior rischio riguarda le donne che bevono da 1,5 a 3 bicchieri al giorno, ed è probabilmente dovuto al modo in cui il corpo femminile elimina l'alcol.

Anche il pancreas ha maggiori probabilità di subire danni nelle donne. Le cellule pancreatiche producono enzimi che servono alla digestione. Quando l'alcol le danneggia, questi enzimi iniziano a fuoriuscire, e digeriscono il pancreas stesso. Anche se questo processo avviene in entrambi i sessi, nelle donne la malattia si sviluppa più precocemente.

Nelle donne aumenta anche la probabilità di ipertensione per consumo di alcol. La pressione alta è una delle cause principali di infarto e di ictus, e le donne che bevono due o più *drink* al giorno hanno un aumento del 40% del rischio di diventare ipertese. Per fortuna questo rischio aggiuntivo si riduce smettendo di bere. Tuttavia, le donne che bevono alcol, anche se moderatamente, corrono un serio rischio di ritrovarsi un aumento della pressione sanguigna.

Nelle donne che bevono aumenta anche il rischio di tumore al seno. Non si sa esattamente quale sia la quantità minima necessaria, ma pare che anche un solo bicchiere o due al giorno accrescano il rischio e che il rischio aumenti progressivamente all'aumentare del consumo. Per esempio, una ricerca ha indicato che, in donne che bevono dai due ai quattro bicchieri al giorno, il rischio di tumore aumenta del 41%, mentre un altro studio ha dimostrato che, con tre o più bicchieri al giorno, l'aumento è del 69%.

Infine, le donne sembrano parecchio più sensibili agli effetti dell'uso cronico di alcol sulle funzioni cerebrali, con un aumento della probabilità che si instaurino deficit delle funzioni cognitive.

Considerazioni sociali e psicologiche

Negli ultimi decenni, si è diffusa l'accettazione del fatto che anche le donne bevono. Svariati studi indicano, però, che quelle che bevono molto continuano a subire una maggiore disapprovazione sociale rispetto agli uomini. Inoltre la frequenza di divorzi è maggiore per le donne alcoliste che per gli uomini alcolisti: evidentemente le donne cercano di mantenere una relazione con un uomo alcolista più che gli uomini con una donna alcolista.

È noto inoltre che le donne che bevono pesantemente sono molto più esposte al rischio di violenza domestica e di violenza sessuale. Uno studio particolarmente impressionante, condotto su oltre 3000 studentesse universitarie, ha portato alla scoperta che tanto più alcol consuma una donna, tanto più elevata è la probabilità che sia vittima di violenza sessuale. È possibile che questo succeda in quanto, sotto l'effetto dall'alcol, la donna potrebbe interpretare con maggiore difficoltà il comportamento minaccioso di un uomo o potrebbe non essere capace di resistere ad approcci sessuali indesiderati.

Alcol e sesso

Guardando una qualunque pubblicità della birra verrebbe da pensare che l'alcol migliori notevolmente la vita sessuale. In realtà, la maggior parte degli effetti sulla sfera sessuale sono negativi. Ovviamente ci si può sentire più suadenti e sexy dopo aver bevuto, e ci si può anche convincere di essere dei maestri nel sesso. Troppo spesso, invece, la mente fa promesse che il corpo non riesce poi a mantenere. Gli uomini in particolare dovrebbero tener presente il significato dell'espressione *"brewer's droop"*[4]: dal 40 al 90% (a seconda dello studio) dei bevitori cronici maschi dicono di avere una riduzione del desiderio sessuale. Inoltre, soffrono di riduzione della capacità erettile, di minor produzione di eiaculato e hanno meno spermatozoi nello sperma. Negli alcolizzati si può verificare una riduzione delle dimensioni dei testicoli (un fatto che in genere non viene citato negli spot commerciali delle birre). Nei casi più estremi si può sviluppare una sindrome di femminilizzazione, che include la perdita dei peli corporei e lo sviluppo del seno. Anche se questi fenomeni si osservano soprattutto negli uomini che bevono molto e da molto tempo, alcune funzioni sessuali e riproduttive vengono danneggiate anche bevendo di meno. Per esempio, si sta consolidando il dato che la conta spermatica si riduce bevendo anche solo due o tre *drink* al giorno.

Bambini e adolescenti

L'alcol è la droga più diffusa tra i ragazzi. Anche se negli Stati Uniti[5] molti adolescenti non possono acquistare alcol legalmente, l'80% ha già bevuto alcolici e circa un terzo ammette di aver bevuto parecchio (più di cinque bicchieri in una sola serata) nelle ultime due settimane. Le notizie di *binge drinking* tra gli studenti possono essere fuorvianti. Prima di tutto, molta gente pensa al *binge drinking* come a un periodo di diversi giorni durante i quali il bevitore resta ubriaco praticamente di continuo. Questa è una situazione estremamente pericolosa, ma non è quello che i media intendono quando raccontano di *binge drinking* tra i ragazzi: in questo caso, si fa riferimento a chi beve cinque o più *drink* in un'unica occasione (quattro o più per le donne): abbastanza per mettere a rischio, ma non un *binge* in senso stretto. Questa situazione andrebbe piuttosto definita "bere ad alto rischio". Tra l'altro, se molti ragazzi praticano il bere ad alto rischio, molti altri non bevono affatto (circa il 20-25%). È importante

---

[4] Letteralmente "ammosciamento del birraio": si tratta di un'espressione gergale che indica i disturbi dell'erezione causati dall'alcol [NdT].

[5] In Italia sono attualmente in discussione analoghe restrizioni, che in alcune regioni sono già state applicate.

che gli studenti sappiano che non tutti si ubriacano ogni fine settimana e, anzi, molti non bevono affatto.

I problemi legati al bere tra i minorenni sono noti da tempo. Tuttavia, stiamo cominciando solo adesso a capire che l'alcol può influenzare il cervello dei più giovani in modo molto diverso da quello degli adulti. In parte, questo potrebbe dipendere dallo sviluppo di quest'organo. Per esempio, sappiamo che il cervello non finisce di svilupparsi prima dei 25 anni, e che una delle ultime regioni a maturare è il lobo frontale, un'area fondamentale per la pianificazione dei comportamenti e per l'elaborazione di valutazioni complesse. Il cervello dei giovani ha inoltre notevole capacità di acquisire nuovi ricordi, tanto che sembra proprio "fatto per imparare". Non è per caso che l'istruzione viene impartita nei primi anni della vita, quando il cervello ha le maggiori capacità di memorizzare e imparare. D'altro canto, proprio questa maggiore capacità di memorizzazione può comportare rischi con l'uso di alcol. Studi recenti sugli animali hanno dimostrato che il cervello giovane è più suscettibile agli effetti pericolosi dell'alcol, specialmente a quelli sull'apprendimento e sulla memorizzazione. Inoltre, uno studio sull'uomo ha dimostrato che ragazzi di 21-24 anni sono più vulnerabili agli effetti dell'alcol sull'apprendimento rispetto a quelli che hanno solo pochi anni in più (25-29). Se questo dato sarà confermato in studi più ampi, potremo dire che bambini e adolescenti che bevono danneggiano proprio le funzioni cerebrali sulle quali devono fare affidamento per l'apprendimento. Studi molto dettagliati, condotti a livello cellulare, confermano questa ipotesi. Da queste ricerche (svolte ovviamente solo su tessuti cerebrali prelevati da animali), è emerso che l'alcol diminuisce la capacità dei circuiti cerebrali di modificarsi come dovrebbero con l'apprendimento, e questo effetto è più marcato nel cervello degli adolescenti che in quello degli adulti.

Dunque questi studi suggeriscono che l'alcol ha un effetto sull'apprendimento e sulle funzioni cerebrali connesse all'apprendimento più potente nell'adolescente che nell'adulto. C'è però un effetto al quale il cervello dell'adolescente sembra meno sensibile: l'induzione di sonnolenza. Anche questi sono studi sugli animali, ma i risultati sono impressionanti: ci vuole molto più alcol per addormentare un animale adolescente di quanto non ne serva per un adulto. Anche a livello del singolo neurone, le funzioni cerebrali che promuovono la sedazione e la sonnolenza sono assai meno attivate nel cervello degli adolescenti che in quello degli adulti. Se tutto questo è vero, un adolescente potrebbe bere molto più di un adulto prima di sentirsi assonnato e smettere, danneggiando le funzioni cognitive in modo più grave.

Alcuni studi di *imaging* cerebrale suggeriscono che, per gli adolescenti, bere è particolarmente dannoso per l'ippocampo (la regione cerebrale fondamentale per l'apprendimento di nuove informazioni). I dati indicano che ventenni che erano stati alcolizzati prima della maggiore età hanno un ippocampo più piccolo. È importante non correre a conclusioni in base a questo tipo di studi (forse quelle persone avevano un ippocampo più piccolo già da prima) ma di sicuro si tratta di un ulteriore motivo di preoccupazione. Un altro elemento di cautela viene da studi recenti sugli animali. Nell'ippocampo nascono continuamente nuove cellule cerebrali: l'alcol rallenta questo processo (il che potrebbe contribuire alla compromissione dell'apprendimento e della memoria) e lo fa in modo più evidente nel cervello degli animali adolescenti che in quello degli adulti. Questa è una ricerca recentissima e sarà necessario confermarla, ma si aggiunge a una letteratura scientifica già ampia, e ancora in crescita, in base alla quale gli adolescenti farebbero bene ad astenersi dal bere.

Ancora: c'è una stretta relazione tra l'età alla quale si inizia a bere e lo sviluppo di dipendenza dall'alcol. Quelli che iniziano a bere attorno ai quindici anni hanno più probabilità di sviluppare dipendenza rispetto a quelli che iniziano dai 21 anni in poi. Certamente ci sono varie ragioni (non tutte biologiche) per questo fenomeno, ma è chiaro che gli adolescenti sviluppano tolleranza ad alcuni effetti dell'alcol più rapidamente degli adulti, e questo potrebbe condurre a una maggiore motivazione a bere ripetutamente. Quindi, anche se l'argomento è sempre stato controverso, la legge americana per cui bisogna avere almeno 21 anni per bere sembrerebbe abbastanza sensata.

La maggior parte dei genitori non ha idea dell'abitudine al bere dei figli. Per esempio, il 43% dei quattordicenni riferisce di aver bevuto alcol nell'ultimo anno, ma solo l'11% dei loro genitori lo sa. I genitori di ragazzi un po' più grandi incominciano a rendersi conto meglio della situazione, ma continuano a sottostimare il problema. Il messaggio importante per i genitori è che l'alcol esiste e si fa strada nella vita dei ragazzi in tanti modi. Parlatene con i vostri figli.

Interazioni pericolose con altre sostanze

Sedativi

Ovviamente i farmaci più pericolosi da mescolare con gli alcolici sono gli altri sedativi, o "tranquillanti", come il fenobarbital e pentobarbital. Gli effetti depressivi sulle funzioni cerebrali dell'alcol, combinati con quelli dei barbiturici, possono causare serie compromissioni funzionali, incoscienza, perfino la morte. Uno dei casi più famosi (anche per questioni di tipo etico) è stato quello di una ragazza, Karen Ann Quinlan, che assunse alcol assieme a metaqualone (un potente sedativo) ed entrò in uno stato di coma dal quale non uscì più. Questo caso tragico è diventato famoso negli Stati Uniti perché poneva la questione se si debba staccare la spina ai macchinari per il sostentamento vitale quando è chiaro che lo stato vegetativo è permanente.

Anche se ci sono poche persone che combinano alcol e sedativi in quantità tali da causare coma o morte, questa interazione può essere pericolosa anche a dosi relativamente basse, dato che la capacità di pensare con chiarezza, di prendere decisioni corrette e di guidare la macchina possono essere molto compromesse. Una persona che di solito non ha problemi dopo una serata in cui ha bevuto tre o quattro birre, può essere del tutto incapace di svolgere questi compiti se alle birre aggiunge anche una piccola dose di sedativo. Quindi l'effetto dell'alcol può essere imprevedibile in presenza di altri sedativi.

Ansiolitici

I farmaci ansiolitici (come diazepam, lorazepam e altri) rientrano nella categoria generale delle benzodiazepine e vengono utilizzati per trattare l'ansia, i disturbi del sonno e l'epilessia. Sono utilizzati anche nel trattamento dei sintomi da astinenza da alcol nelle cliniche specializzate per le disintossicazioni. Questi farmaci sono sedativi e possono indurre una profonda sonnolenza in presenza di alcolici, aumentando il rischio di incidenti domestici o stradali.

Antibiotici

In associazione con l'alcol, alcuni antibiotici possono provocare nausea, vomito, mal di testa e perfino convulsioni (crisi epilettiche). Tra quelli potenzialmente pericolosi ci sono il furazolidone, la griseofulvina, il metronidazolo e la quinacrina.

Anticoagulanti (fluidificanti del sangue)

Il warfarin viene prescritto per ridurre la coagulazione del sangue. L'alcol aumenta la disponibilità del warfarin nell'organismo e aumenta il rischio di pericolose emorragie. Nei bevitori cronici, invece, l'azione del warfarin è ridotta, per cui la protezione dalle conseguenze dei disordini della coagulazione può risultare insufficiente.

Antidepressivi

Molte persone depresse usano l'alcol, e molti alcolizzati sono depressi. Quindi, molti usano sia alcol che antidepressivi. L'alcol aumenta l'effetto di antidepressivi triciclici come l'amitriptilina, compromettendo le capacità mentali e fisiche necessarie, per esempio, a guidare. Sembra che il bere cronico aumenti l'azione di alcuni antidepressivi triciclici ma riduca quella di altri tipi di antidepressivi. Chi assume antidepressivi dovrebbe consultarsi col medico per sapere come il farmaco prescritto può interagire con l'alcol.

Farmaci antidiabetici

La tolbutamide viene assunta per bocca e aiuta a ridurre lo zucchero nel sangue nei pazienti diabetici. L'alcol prolunga l'azione di questo farmaco, mentre il bere cronico ne riduce la disponibilità nell'organismo. L'alcol può anche indurre nausea e cefalea quando consumato assieme ad alcuni farmaci di questa categoria.

Antistaminici

Antistaminici come la difenidramina possono essere acquistati senza ricetta e vengono utilizzati per il trattamento dei sintomi delle allergie e a volte anche contro l'insonnia. Hanno un effetto sedativo che può essere amplificato dall'alcol, aumentando il rischio di incidenti. Nelle persone più anziane questi farmaci possono causare confusione e sedazione eccessiva, e la combinazione con l'alcol può essere particolarmente pericolosa.

Farmaci antipsicotici

Farmaci come la clorpromazina sono utilizzati per trattare sintomi psicotici come il delirio e le allucinazioni. L'alcol può aumentare gli effetti sedativi di questi farmaci, provocando un peggioramento della coordinazione e apnee potenzialmente fatali.

Farmaci antiepilettici

Uno dei farmaci più comunemente prescritti per il trattamento dell'epilessia è la fenitoina. Bevendo alcol si aumenta la disponibilità di fenitoina nell'organismo, aumentando la possibilità di effetti collaterali. Il bere cronico può invece ridurre la disponibilità di fenitoina, riducendone pericolosamente l'efficacia e aumentando il rischio di attacchi epilettici.

Farmaci per il cuore

Ci sono molte categorie di farmaci utilizzate per trattare le patologie cardiache o circolatorie. L'alcol può interagire con alcuni di questi, provocando giramenti di testa o ipotensione ortostatica (caduta a terra nell'alzarsi in piedi). Tra questi farmaci c'è la nitroglicerina, un farmaco antianginoso, e alcuni antiipertensivi, tra cui: reserpina, metildopa, idralazina e guanetidina. Inoltre, bere alcol cronicamente riduce l'efficacia del propranololo, un altro farmaco usato per il trattamento dell'ipertensione.

Analgesici narcotici

Questi farmaci (es.: morfina, propossifene, codeina, meperidina) sono prescritti per il trattamento del dolore moderato o intenso, come quello postoperatorio. La combinazione di alcol con uno qualsiasi di questi farmaci amplifica l'effetto sedativo di entrambi, aumentando il rischio di morte per overdose. L'effetto sedativo del propossifene può essere significativamente aumentato anche da un unico *drink*.

Antidolorifici non-narcotici

Alcuni antidolorifici che possono essere acquistati senza prescrizione, come l'aspirina, l'ibuprofene e il naprossene possono provocare sanguinamento gastrico e impedire al sangue di coagulare normalmente. L'alcol può peggiorare questi effetti collaterali. Inoltre l'aspirina può aumentare la disponibilità corporea dell'alcol, aumentandone gli effetti tossici. Come detto in precedenza, la combinazione di paracetamolo e alcol può portare alla formazione di sostanze chimiche dannose per il fegato. Questo può succedere anche se l'antidolorifico viene preso alle dosi raccomandate e perfino quando viene assunto dopo una bevuta, per il trattamento della cefalea post-sbornia.

Benefici per la salute del consumo moderato di alcol

Rilassamento e riduzione dello stress

È assolutamente certo che bere pesantemente, sia in un'unica soluzione che negli anni, comporta grossi rischi. Ma l'alcol non è del tutto negativo: usato in maniera informata e moderata, può comportare qualche beneficio per la salute. Molte persone, per esempio, usano l'alcol contro l'ansia, sfruttando la somiglianza delle sue azioni con quella di farmaci ansiolitici tipo il diazepam. La sensazione di rilassamento che accompagna un bicchiere occasionale può aiutare a ridurre lo stress, e ridurre lo stress fa bene. Ma ricordate: le persone che eccedono nell'uso dell'alcol per sopportare le difficoltà della vita rischiano di diventarne dipendenti. Insomma, bere per rilassarsi e per ridurre lo stress è una scelta personale che deve essere fatta solo se si è molto ben informati.

Protezione contro le cardiopatie

Non c'è alcun dubbio: bere troppo danneggia il cuore. Studi recenti, tuttavia, indicano che chi beve poco (forse anche moderatamente) ha un minor rischio di malattia coronarica, la causa principale di infarto. Va tenuto ben presente che queste ricerche sono ancora in divenire, e quindi non è possibile definire una esatta "prescrizione" di alcol da utilizzare come protezione cardiovascolare. Tuttavia, un numero crescente di studi suggerisce che un bicchiere al giorno possa ridurre significativamente il rischio di patologie coronariche.

Uno studio della Harvard Medical School ha confermato queste scoperte, almeno per quanto riguarda gli uomini. È stato studiato per oltre dieci anni un gruppo di più di 22000 uomini di età compresa tra i quaranta e gli ottantaquattro anni. In confronto con uomini che bevevano meno di un *drink* alla settimana, quelli che ne bevevano da due a quattro avevano meno probabilità di morire per patologie cardiache o arteriose. Nell'arco dei dieci anni questi bevitori moderati avevano anche una minor incidenza di tumori. Negli uomini che bevevano dai due ai quattro bicchieri al giorno, però, la mortalità era più elevata: circa il 51% in più. Questo significa che c'è una finestra molto stretta per i benefici dell'alcol sulla salute. Due *drink* alla settimana andrebbero bene; due al giorno male.

Per le donne, invece, queste scoperte si rivelano un'arma a doppio taglio. Bere moderatamente sembra ridurre il rischio di patologie cardiovascolari anche nelle donne. Tuttavia, altri studi hanno dimostrato che donne che bevono dai tre ai nove *drink* alla settimana hanno più probabilità di sviluppare il tumore al seno rispetto a quelle che non bevono. Va sottolineato che le cause del cancro al seno sono molto complesse e resta ancora molto lavoro da fare per stabilire l'esatta relazione tra l'alcol e il rischio di cancro al seno. Le donne che vogliono bere (anche se in modo moderato) si dovrebbero tenere aggiornate sull'evoluzione di queste ricerche.

Riduzione del rischio di morte

Molti studi su larga scala, condotti sia in occidente che in oriente, indicano che bere in modo contenuto può ridurre il rischio di morte nella popolazione maschile di mezza età. Un recente studio cinese ha dimostrato che il rischio di morte si riduce di circa il 20% negli uomini che bevono da uno a due *drink* al giorno. Questa scoperta è in accordo con ricerche simili fatte in Europa. L'effetto protettivo non è limitato alle patologie cardiache, ma riguarda anche i tumori e altre cause di morte. Da osservare che il tipo di bevanda alcolica è indifferente: bevitori di birra, vino o liquori condividono gli stessi benefici, purché il consumo di alcol si limiti all'equivalente di non più di due bicchieri al giorno. Oltre questo limite, il rischio di morte aumenta del 30% circa. Nelle donne, l'alcol sembra avere effetti protettivi simili. Come descritto in precedenza, però, le donne sono più vulnerabili ad alcuni degli effetti negativi dell'alcol, per cui la maggioranza degli studi suggerisce di non consumare più di un bicchiere al giorno.

Concludendo, se si ricercano gli effetti medicinali dell'alcol, lo si deve prendere come se fosse una medicina: poco per volta.

2

Allucinogeni

Classe farmacologica. Allucinogeni.

Sostanze. Serotonino-simili: dietilammide dell'acido lisergico (LSD), psilocibina, mescalina (*peyote*), dimetiltriptamina (DMT), *ayahuasca*. Alcaloidi della belladonna: stramonio. Anestetici dissociativi: fenciclidina (PCP), ketamina. Destrometorfano. Salvia.

Termini di uso comune. Acido, assorbente, cub, micropunta, piramide, trip (LSD); funghi magici, psilo (psilocibina); mescal (mescalina); atropina, belladonna, erbaccia, mandragola, scopolamina, stramonio (alcaloidi della belladonna); PCP, polvere d'angelo (fenciclidina); Special K (ketamina); Maria Pastora, ska (*salvia divinorum*).

Lo sballo. Le esperienze allucinogene variano in modo incredibile. La stessa sostanza, assunta dallo stesso individuo in momenti diversi, può provocare effetti straordinariamente diversi. La reazione è fortemente influenzata dalle esperienze pregresse del consumatore, dalle sue aspettative e dal contesto in cui assume la sostanza.

Gli effetti blandi, prodotti da basse dosi, includono un senso di distacco dall'ambiente circostante, cambiamenti emotivi e un'alterata percezione dello spazio e del tempo. Inoltre, possono verificarsi allucinazioni, pseudo-allucinazioni e illusioni: le allucinazioni sono esperienze sensoriali che non hanno corrispettivo nella realtà; le pseudo-allucinazioni sono esperienze sensoriali non reali, della cui irrealtà si ha però coscienza; le illusioni sono una distorsione sensoriale della realtà. Un segno distintivo dell'esperienza allucinogena è rappresentato dalla sensazione di dissociazione dal proprio corpo. Alcuni consumatori si sentono capaci di introspezione profonda, con un afflato mistico o religioso. Questi effetti possono durare da alcuni minuti (con la DMT) ad alcune ore (con l'LSD).

Gli effetti sull'organismo variano da sostanza a sostanza: l'LSD e le sostanze simili inducono agitazione, tachicardia (o bradicardia), nausea, brividi, parestesie (soprattutto della faccia e delle labbra) e, talvolta, difficoltà nella coordinazione dei movimenti.

Overdose e altri effetti indesiderati. Gli allucinogeni possono essere divisi in due gruppi: le sostanze che causano problemi essenzialmente psicologici, come gli LSD-simili, e quelle più pericolose per l'organismo, come la belladonna e i composti PCP-simili. I derivati della belladonna, come atropina e scopolamina, possono essere letali già alle dosi utilizzate a scopo ricreativo. Queste sostanze possono stimolare il cuore e aumentare pericolosamente la temperatura corporea, e la dose allucinogena è prossima a quella mortale. Anche il PCP può essere letale ad alte dosi: causa attacchi epilettici, coma o stati simil-psicotici che possono durare alcuni giorni.

L'effetto negativo più comune degli allucinogeni tipo LSD è rappresentato da un "viaggio cattivo", un'esperienza spaventosa che porta ad ansia acuta e alle relative conseguenze fisiche. I consumatori possono inoltre ferirsi accidentalmente, o anche uccidersi, perché non hanno una chiara percezione dell'ambiente in cui si trovano: per esempio, potrebbero cercare di volare saltando da un punto elevato. Le vere reazioni psicotiche sono molto più rare (si verificano nell'1-3% dei casi) ma possono rendere necessario il ricovero in ospedale. Un altro problema è l'insorgenza di *"flashback"* o disordini percettivi post-allucinogeni (*post hallucinogen perceptual disorders*, PHPD), disturbi visivi o altri eventi che richiamano l'esperienza allucinatoria vissuta nei "viaggi" precedenti e che possono riemergere anche molto tempo dopo l'eliminazione della droga dall'organismo. I *flashback* sono più comuni nei consumatori "pesanti": sembra che, in un modo o nell'altro, questi disordini si manifestino nel 30-60% dei consumatori abituali, mentre l'incidenza calcolata considerando tutti i consumatori è molto inferiore (probabilmente al di sotto del 10%).

Infine, come per ogni droga illegale, la sostanza potrebbe non essere ciò che il venditore dichiara: la maggior parte di questi composti sono prodotti e confezionati in laboratori illegali e non controllati, e sono distribuiti in totale assenza di regole. Gli acquirenti dovrebbero stare molto attenti.

Interazioni pericolose con altre sostanze. La pericolosità di queste sostanze varia a seconda del gruppo di appartenenza. La combinazione più pericolosa (potenzialmente letale) è quella tra PCP-simili e alcol o altri sedativi. Prendendo sostanze atropino-simili in associazione con qualsiasi cosa che possa stimolare il sistema cardiovascolare o alzare la temperatura corporea (per esempio l'ecstasy), può scatenarsi una pericolosa alterazione del ritmo cardiaco oppure un aumento eccessivo della temperatura corporea. Gli allucinogeni che hanno azioni amfetamino-simili (come la mescalina) possono essere pericolosi se associati con gli stimolanti. Tutte le sostanze che aumentano la pressione sanguigna possono rappresentare un pericolo per coloro che soffrono di disturbi cardiaci, se vengono prese in combinazione con altri farmaci che innalzano la pressione (per esempio i decongestionanti nasali). I rischi derivanti dall'associare farmaci o droghe con gli allucinogeni serotonino-simili (come l'LSD) sono molto bassi, anche se un'esperienza già di per sé imprevedibile potrebbe diventarlo ancora di più con l'aggiunta di marijuana. E questa è una pratica molto comune.

In questo capitolo

Storia degli allucinogeni

Questa classe di sostanze vanta una storia più lunga, un'aura di mistero più grande e una maggiore diversità botanica, chimica, culturale e storica di qualunque altra. Ci sono tracce dell'uso di allucinogeni in tutte le culture di tutti i continenti. Chiunque studi gli allucinogeni ha una sua "leggenda" preferita. La nostra racconta di come i cacciatori siberiani scoprirono il fungo ovolo malefico (*Amanita muscaria*): notarono il comportamento anormale di una renna che aveva mangiato il fungo e decisero di provarlo, scoprendo non solo l'effetto allucinogeno, ma anche che le urine di coloro che avevano ingerito il fungo contenevano ancora sostanza attiva che si poteva "riciclare" tra i membri della tribù. È stato ipotizzato che proprio questo fungo contenga la droga *Soma* descritta nel *Rig-Veda*, il libro che raccoglie gli scritti religiosi indiani risalente ad almeno 3500 anni fa. Gli allucinogeni sono stati usati nell'antica Grecia. Dal Nuovo Mondo giunsero numerose piante ricche di sostanze allucinogene, note già ai primi migranti che dall'Eurasia andavano verso il Sud America. Ritrovamenti archeologici hanno fatto risalire l'uso del cactus *peyote* a migliaia d'anni fa.

Chi consuma gli allucinogeni oggi e perché? L'LSD, che è il più diffuso, viene usato solo da una piccola percentuale della popolazione. Il consumo tra i ragazzi degli ultimi anni delle scuole superiori americane era del 5% nel '99, ed è sceso all'1.4% nel 2005. Probabilmente esistono diverse ragioni che spiegano questo calo. La prima e principale è che questa intensa esperienza di solito è poco "divertente". Il secondo motivo è l'aumento delle restrizioni di legge, che hanno diminuito la disponibilità di LSD. Comunque, il tipico consumatore di LSD è ancora l'adolescente maschio bianco. Non abbiamo statistiche precise sull'uso di altri allucinogeni ma, per la maggior parte di essi, la fascia di età con il maggiore consumo è più o meno la stessa. Infine, i Nativi Americani (e altri popoli di altre culture) usano ancora gli allucinogeni a scopi religiosi[1].

Che cos'è un allucinogeno?

Gli allucinogeni sono sostanze che modificano i processi cognitivi, l'umore e le percezioni. La parola deriva dal termine latino *alucinare,* che significa "vagare nella mente, parlare oziosamente, o parlare a vanvera". Ad alte dosi, queste sostanze fanno sì che si percepisca come reale un'esperienza che non lo è affatto. A basse dosi, causano disturbi più lievi della percezione, del pensiero e delle emozioni, ma non la "costruzione" di eventi irreali.

Gli allucinogeni sono chiamati anche psicomimetici, psichedelici, e illusogeni. Questi termini suggeriscono l'induzione di disturbi mentali o di quadri simili, e per un verso o per l'altro sono inappropriati. In persone vulnerabili, gli allucinogeni possono precipitare reazioni di tipo psicotico un pò atipiche: per esempio, le allucinazioni causate dalla maggior parte di queste sostanze sono per lo più visive, mentre quelle causate dalla schizofrenia sono in genere uditive. In ogni caso, c'è una certa sovrapposizione di effetti, e ricerche recenti fatte con la psilocibina hanno rilevato molte somiglianze tra gli effetti degli allucinogeni e alcuni aspetti delle psicosi, soprattutto

---

[1] In Italia, secondo la Relazione Annuale al Parlamento sullo Stato delle Tossicodipendenze (un documento della Presidenza del Consiglio dei Ministri del 2007), il 3.3% della popolazione riferisce di aver consumato allucinogeni almeno una volta nella vita, lo 0.6% di averne fatto uso negli ultimi dodici mesi e lo 0.2% negli ultimi 30 giorni. È stato osservato che nella popolazione generale (15-64 anni) i consumatori di sesso maschile sono di più rispetto alle donne, ma limitatamente agli adolescenti scolarizzati (15-19 anni) queste differenze di genere si attenuano, fin quasi ad annullarsi con il diminuire dell'età [NdT].

per quanto riguarda la sensazione di dissociazione dall'ambiente circostante e quella di comprensione universale. Il termine *psichedelico* è stato coniato alla fine degli anni '50, e indica quelle sostanze che "aprono la mente": un termine che ha avuto una certa popolarità, ma un po' vago e non molto descrittivo. Un altro termine usato per descrivere queste sostanze è *enteogenico*, che comunica l'idea di trovare "il Dio dentro di te". Insomma, nessuno di questi termini è del tutto adeguato. La variabilità nella terminologia usata per descrivere queste droghe deriva, quasi sicuramente, dall'incredibile varietà di esperienze vissute dalle persone che ne hanno fatto uso.

In questo capitolo vengono descritte tre grandi categorie di allucinogeni. La più nota è il gruppo dell'LSD, ovvero delle sostanze serotonino-simili, la cui capostipite è la dietilammide dell'acido lisergico (l'LSD appunto). In genere gli spacciatori confezionano l'LSD mettendo alcune gocce di soluzione su un pezzo di carta assorbente o su una zolletta di zucchero, ma esistono anche preparazioni in pillole. Anche i funghi del genere *psilocybe* e il cactus *peyote* rientrano in questa categoria. I funghi contengono i composti attivi psilocina e psilocibina che, dal punto di vista degli effetti, ricordano grossolanamente l'LSD. Il cactus *peyote* contiene mescalina. Sia i funghi contenenti psilocibina che la corona dei cactus contenenti mescalina sono in genere consumati essiccati. Esistono molti altri allucinogeni che assomigliano all'LSD, tra cui la dimetiltriptamina (DMT) e la bufotenina, e anche un gruppo di derivati delle amfetamine che assomigliano alla mescalina: per esempio la DOM (2,5 dimetossi-4-metilfenilisopropilamina), conosciuta in America anche come STP; la TMA (trimetossi-amfetamina); e la DMA (dimetossi-amfetamina). Molti di questi allucinogeni si trovano in pillole, il cui reale contenuto differisce spesso da quello dichiarato dallo spacciatore. Un infuso chiamato *ayahuasca* viene importato negli Stati Uniti dal Sud America, e contiene una combinazione di DMT e alcaloidi dell'*harmala*.

Il secondo gruppo di allucinogeni di cui discuteremo sono gli alcaloidi della belladonna. Questi sono stati usati a scopo medicinale per migliaia di anni, e per usi rituali da tempi ancor più remoti, mentre l'uso ricreativo è diventato comune solo di recente. Negli Stati Uniti, gli alcaloidi della belladonna si ottengono per lo più tramite medicinali che li contengono, o da infusi preparati con le foglie di stramonio selvatico *(Datura stramonium)*.

Gli anestetici dissociativi (o *"tranquillanti per cavalli"*), fenciclidina (PCP) e ketamina, rappresentano l'ultimo gruppo di allucinogeni. La ketamina viene utilizzata come anestetico per i bambini e nella pratica veterinaria. È disponibile sia in soluzione iniettabile (dirottata dall'uso medico) che in polvere (ottenuta dalla disidratazione della soluzione). La soluzione in genere viene iniettata o ingerita, mentre la polvere può venire sniffata. La PCP si ritrova in varie forme: pillole, polvere da sniffare, "cristalli" da fumare o, più raramente, in soluzione iniettabile. A volte vengono ricoperte con una soluzione di PCP le foglie di tabacco, di marijuana o di prezzemolo. Tutte queste sostanze producono uno strano stato dissociativo che assomiglia molto a una psicosi.

Infine, ci sono due allucinogeni che hanno meccanismi d'azione diversi da tutti gli altri. Il destrometorfano, l'ingrediente principale di alcuni sciroppi per la tosse, causa uno stato dissociativo con caratteristiche molto particolari se assunto a dosi più elevate di quelle indicate per l'uso terapeutico. La *Salvia divinorum* è una pianta allucinogena: fumando le foglie si va incontro a un'esperienza allucinogena intensa, breve e in genere poco piacevole.

Come si muovono gli allucinogeni nell'organismo

L'uso rituale di allucinogeni può prevedere varie vie di somministrazione, dalle tisane all'applicazione sulla pelle fino a preparazioni da fiuto. I principali allucinogeni utilizzati nei paesi avanzati, invece, sono assunti quasi sempre per bocca: tutte le sostanze che abbiamo citato sono assorbite facilmente dallo stomaco o dall'intestino. Fa eccezione la PCP perché i suoi consumatori, oltre a ingerirla, la fumano o se la iniettano. L'LSD è l'unica a essere così potente da risultare efficace anche alle piccolissime dosi preparate su carta assorbente. Le corone dei cactus o i funghi secchi vengono masticati e inghiottiti. Quasi tutti gli altri allucinogeni vengono ingeriti in forma di pillole.

L'intervallo di tempo che intercorre tra quando si assume la droga e l'inizio degli effetti, e la durata stessa dell'esperienza, dipendono dalla specifica sostanza. L'esperienza da LSD inizia da 30 a 60 minuti dopo l'assunzione. Viene assorbito bene dallo stomaco e dall'intestino e arriva abbastanza velocemente al cervello. I viaggi da LSD sono i più lunghi tra quelli degli allucinogeni: gli effetti di una singola dose durano in genere da quattro a sei ore, ma a volte possono arrivare a dodici. Il motivo è semplice: il fegato metabolizza l'LSD molto lentamente e quindi la sostanza attiva rimane nell'organismo a lungo.

Non è vero che l'LSD si accumula nel fluido cerebrospinale per mesi, o che rimane annidato in qualche organo: in realtà viene eliminato come tante altre sostanze, anche se più lentamente, e i *flashback* non avvengono perché l'LSD nascosto nel corpo improvvisamente "riemerge". Anche se non si conoscono le basi neurobiologiche dei *flashback*, si può ragionevolmente supporre che rappresentino un'alterazione cerebrale che permane dopo l'esperienza con la droga. Come vedremo in seguito (nel capitolo "Concetti di base sul cervello"), il sistema nervoso centrale ha la capacità di richiamare alla memoria qualsiasi esperienza, e probabilmente i *flashback* non sono altro che un'espressione di questa capacità.

Il viaggio da *peyote* può durare più o meno quanto quello da LSD, mentre quello da psilocibina dura solo due-quattro ore. La dimetiltriptamina (DMT) è la sostanza a più breve durata di effetto fra gli allucinogeni oggi in uso: gli effetti sono evidenti entro dieci minuti, raggiungono il picco a circa trenta minuti e scompaiono entro un'ora[2]. Le differenze da sostanza a sostanza sono riferibili a due specifiche proprietà. Per prima cosa, più il composto è solubile nei grassi e più rapidamente entra nel cervello (questo spiega la velocità d'azione della DMT). In secondo luogo, più lentamente il composto viene degradato e più a lungo durerà il viaggio: l'LSD e la mescalina producono effetti particolarmente duraturi poiché il fegato li metabolizza lentamente.

La PCP merita alcune considerazioni particolari per via dei problemi causati dalle

---

[2] Negli Stati Uniti, la rapidità degli effetti ha fatto ribattezzare la DMT "businessman's special" o "businessman's trip" ("viaggio dell'uomo d'affari").

sue caratteristiche chimiche. È ben assorbita quando presa per bocca e il picco di concentrazione nel sangue viene raggiunto anche più rapidamente se viene fumata (tra i quindici e i trenta minuti). Viene però metabolizzata piuttosto lentamente, e gli effetti durano a lungo (cinque-sei ore) anche se, dopo ventiquattro-quarantotto ore, la sostanza non è ancora completamente eliminata. La lenta metabolizzazione della PCP, e la tendenza di alcuni consumatori ad assumerla varie volte in un giorno solo, portano all'overdose e alla persistenza degli effetti per molti giorni.

Esistono diversi miti su come si possa interrompere un viaggio: il più improbabile e buffo che abbiamo sentito è bere del latte. Non esiste un modo facile per velocizzare l'eliminazione degli allucinogeni: i consumatori devono semplicemente aspettare che il fegato e i reni facciano il loro lavoro. La PCP è l'unica a fare eccezione: in situazioni critiche, i medici di pronto soccorso possono usare un farmaco che acidifica le urine, velocizzando l'eliminazione renale della sostanza. Alcuni trattamenti farmacologici (vedi in seguito) possono aiutare a contrastare i sintomi di panico, ed è stato sperimentato un farmaco che bloccherebbe l'azione dell'LSD. In ogni caso, per ora non esiste una soluzione rapida come per l'overdose da oppioidi.

È quindi importante ricordare che, una volta iniziato, il viaggio può durare ore. Se il viaggio è brutto e spiacevole, non c'è molto da fare, a parte l'aiuto di amici che non si sono fatti. Chi volesse sperimentare queste sostanze dovrebbe farlo in un ambiente sicuro e assicurarsi di poter ottenere aiuto se necessario: se si è da soli, anche la meno pericolosa di queste droghe può causare grossi problemi.

L'esperienza allucinogena: cosa fanno gli allucinogeni al cervello

È molto difficile descrivere che cosa prova una persona sotto l'effetto di allucinogeni perché ogni esperienza è davvero unica, personale. Giocano un loro ruolo non solo la sostanza specifica, ma anche la quantità assunta, la via di somministrazione, le aspettative del consumatore, le sue esperienze precedenti. Ci sono alcuni effetti comuni, però. Spesso il viaggio inizia con nausea, nervosismo, leggero aumento della pressione sanguigna, della frequenza cardiaca e del respiro. Di seguito, si ha una leggera distorsione delle percezioni sensoriali, prevalentemente di quelle visive, con immagini ondeggianti e alterazioni delle dimensioni (le cose possono apparire più grandi o più piccole di come sono).

A dosi più elevate si hanno illusioni, pseudo-allucinazioni o allucinazioni, che sono del tutto individuali e profondamente influenzate dalla situazione. Si può andare da semplici chiazze di colori a scene complesse nelle quali il consumatore ha la sensazione di guardare le proprie azioni da fuori del proprio corpo. È stata spesso riferita la confusione dei sensi, o *sinestesia*: per esempio, vedere suoni e ascoltare colori. La percezione del tempo è distorta e i minuti possono sembrare ore. Al picco dell'esperienza, i consumatori spesso dicono di provare un sentimento profondo di umana comprensione o di apertura mentale. A volte c'è una sensazione di unione con il cosmo, che raramente si mantiene una volta terminato il viaggio. Si possono avere intensa euforia o profonda ansia. In genere quando l'effetto svanisce il consumatore rimane con un senso di alienazione e di fatica.

Nonostante abbondino in letteratura racconti eloquenti, fantastici e divertenti dell'esperienza allucinogena, una delle descrizioni migliori rimane quella del Dott. Albert Hofmann, il chimico che per primo sintetizzò l'LSD. Il racconto è particolarmente attendibile perché il Dott. Hofmann fu il primo a sperimentare gli effetti di questa sostanza e quindi non era condizionato da nessuna aspettativa. Era un periodo in cui gli scienziati sperimentavano su se stessi molto più frequentemente di quanto accada oggi: dopo un'esposizione casuale in laboratorio (che lo allarmò per la potenza degli effetti) Hofmann assunse l'LSD intenzionalmente e scrisse quello che gli accadeva. Nel suo libro *"LSD, il mio bambino difficile"*, egli descrive due esperienze di consumo, dimostrando l'incredibile varietà di effetti che possono essere sperimentati anche da uno stesso individuo.

Venerdì scorso, 16 aprile 1943, a pomeriggio inoltrato ho dovuto interrompere il lavoro in laboratorio e far ritorno a casa. Ero affetto da una profonda irrequietezza, accompagnata da leggere vertigini. Mi sono sdraiato e sono sprofondato in uno stato di intossicazione niente affatto spiacevole, marcato da una immaginazione particolarmente vivida. In una condizione simile al sogno, a occhi chiusi (la luce del giorno era abbagliante e fastidiosa), riuscivo a scorgere un flusso ininterrotto di figure fantastiche, di forme straordinarie che rivelavano intensi giochi caleidoscopici di colore. Dopo circa due ore questo stato svaniva.
[...]
Le vertigini e la sensazione di svenimento divenivano a volte così forti che non potei rimanere eretto a lungo. Mi adagiai su un divano. L'ambiente circostante aveva assunto ora aspetti più terrificanti. Tutto nella stanza si attorcigliava, gli oggetti familiari e i mobili presero forme grottesche e sinistre. Erano in continuo movimento, animati, come spinti da un'irrequietezza interna. A malapena riconobbi la vicina di casa che mi aveva portato il latte – nel corso della sera ne bevvi più di due litri. Non era più la signora R., ma una strega malvagia e infida dalla faccia colorata.
Peggiori delle trasformazioni grottesche della realtà esterna furono tuttavia le alterazioni che percepii dentro me stesso, nel mio più intimo essere. Ogni sforzo di volontà, ogni tentativo di arrestare la disintegrazione del mondo e la dissoluzione del mio io, parevano vani. Un demone mi aveva sopraffatto, aveva preso possesso del mio corpo, dei miei pensieri, della mia anima. Balzai in piedi e urlai, cercando di liberarmene, sprofondai giù di nuovo, mi sentivo indifeso. La sostanza che avevo voluto sperimentare mi aveva sconfitto. Era il demone a trionfare sprezzante sulla mia volontà. Fui assalito dal terrore di uscire fuori di senno. Mi sentii trasportato in un altro mondo, in un altro luogo, in un altro tempo. Il corpo sembrava avesse perduto ogni sensazione, senza vita, sconosciuto. Stavo morendo? Era questo il trapasso? A volte pensavo di essermi sdoppiato, e in quel momento avvertivo, da osservatore esterno, la totale tragedia della mia situazione. [3]

---

[3] Da Albert Hofmann: LSD, il mio bambino difficile (Apogeo, Milano, 2005).

Le sostanze

LSD

La dietilammide dell'acido lisergico (LSD) è probabilmente l'allucinogeno più conosciuto e usato. È anche il più potente: le dosi usate oggi sono tra i 20 e gli 80 microgrammi, più basse di quelle usate negli anni Sessanta (erano tra i 100 e i 200 microgrammi). Queste dosi sono comunque sufficienti a indurre allucinazioni floride in soggetti non tolleranti, e spesso i consumatori esperti assumono dosi ripetute.

Essendo l'LSD molto potente e facile da sciogliere, spesso viene diluito e sgocciolato su un pezzo di carta assorbente. Nessun'altra sostanza è così potente da poter essere usata in questo modo. Sono pochi i laboratori che sintetizzano LSD, quasi sempre in forma pura (ma ci sono spacciatori che vendono altri composti facendo credere che si tratti di LSD). Viene spacciato anche in zollette di zucchero, in cubetti di gelatina e in piccole pastiglie (micropunte).

L'LSD è stato sintetizzato in laboratorio negli anni '40, ma gli effetti tossici e allucinogeni dei derivati dell'acido lisergico (un alcaloide dell'*ergot* o *Claviceps purpurea*) sono noti da migliaia di anni. I semi di alcune specie di ipomea chiamati *ololiuqui* (le specie botaniche esatte non sono ancora ben identificate, ma potrebbe trattarsi della *Turbina corymbosa*) o *tlitlitzin* (*Ipomea violacea*) nel Messico antico, contengono una sostanza chimica correlata, l'amide dell'acido lisergico. Le sostanze effuse dai semi o estratte chimicamente causano esperienze allucinatorie simili a quelle dell'LSD. Questi semi contengono varie altre sostanze chimiche, che possono causare nausea, vomito e altri sgradevoli effetti collaterali. L'acido lisergico è stato identificato diverse migliaia di anni fa in Medio Oriente come responsabile delle intossicazioni derivanti dalla contaminazione della segale, utilizzata per preparare il pane, da parte di un fungo (la *Claviceps purpurea o ergot*). Questo fungo produce diversi alcaloidi simili all'LSD e alcuni aminoacidi, che sono causa di allucinazioni e della costrizione dei vasi sanguigni (con il rischio di gangrena, perdita degli arti, aborto spontaneo e, talvolta, morte). La patologia causata dall'ingestione di segale contaminata con l'ergot divenne nota col nome di fuoco di Sant'Antonio, il patrono dell'ordine dei monaci fondato per portare assistenza alle vittime di queste intossicazioni e alla sensazione di bruciore causata dall'intensa costrizione dei vasi sanguigni. Le intossicazioni da segale ed ergot arrivarono in Europa con il cristianesimo. Questo prodotto vegetale era ben conosciuto nell'Europa medioevale: le levatrici lo usavano per provocare la contrazione dell'utero e accelerare il travaglio.

Quando l'effetto dell'LSD inizia, molti riferiscono sensazioni insolite, come intorpidimento, debolezza muscolare o tremore. Si instaura una debole risposta del tipo "attacca o fuggi": la frequenza cardiaca e la pressione arteriosa aumentano leggermente e le pupille si dilatano. Spesso c'è nausea. È molto raro che questi sintomi comportino pericoli significativi a meno che il consumatore non sia cardiopatico. Altri avvertono dolori fantasma: nei forum su *internet* riguardanti le esperienze allucinogene si possono trovare pagine di discussioni su situazioni specifiche: dai dolori al petto a quelli ai testicoli.

EFFETTI CLINICI DEGLI ALLUCINOGENI DEL GRUPPO LSD[4]

Tempo	*Effetti clinici*
0-30 min	Vertigini, nausea, debolezza, spasmi muscolari, ansia
30-60 min	Visione sfuocata, aumento del contrasto, *pattern* visivi, sensazione di irrealtà, mancanza di coordinazione motoria, voce tremula
1-4 ore	Aumento degli effetti visivi, movimenti ondulatori, alterazione della percezione dello spazio, euforia, rallentamento del tempo
4-7 ore	Spegnimento degli effetti
7-12 ore	Ritorno allo stato normale
Effetti tardivi	Mal di testa, affaticamento, stato contemplativo

Gli effetti dell'LSD dipendono dalla dose. Molti consumatori abituali compensano la diminuzione della quantità di LSD nelle preparazioni oggi in commercio (come già detto, attualmente va dalla metà a un quarto di quella che si poteva trovare negli anni Sessanta) con l'assunzione di dosi multiple. Questa pratica non è particolarmente pericolosa, ma aumenta la probabilità di fare un viaggio cattivo particolarmente intenso.

La tolleranza all'LSD si sviluppa rapidamente. Questo effetto, insieme alla prolungata spossatezza che segue un'esperienza allucinogena di molte ore, è il motivo per cui la maggior parte dei consumatori assumono LSD a intervalli di tempo piuttosto dilatati (da una volta alla settimana a una volta al mese). La tolleranza si attenua rapidamente, e una settimana di astinenza è in genere sufficiente a ristabilire la normale sensibilità alla droga.

Funghi contenenti psilocibina

I funghi allucinogeni sono probabilmente il secondo allucinogeno più usato negli Stati Uniti. La diffusa produzione casalinga, originata dalla vendita di *kit* per la coltivazione "fai da te", ha aumentato la consapevolezza del problema, ma nei confronti di questi "funghetti" c'è tanta disinformazione quanta ce n'è per l'LSD.

I "funghetti" a cui fanno riferimento la maggior parte dei consumatori appartengono a diversi generi (*Psilocybe*, *Panaeolus*, e *Conocybe*). Le specie più comunemente utilizzate negli Stati Uniti sono la *Psylocibe mexicana* e la *Psilocybe cyanescens*[5]. Questi funghi contengono due composti affini: la psilocina (4-idrossi-N,N-dimetil-triptamina) e la psilocibina (4-fosforilossi-N,N-dimetil-triptamina). Molti pensano che la psilocibina sia il principio attivo, ma questo probabilmente non è vero: è solo dopo la

---

[4] Adattato da R.M. Julien: A Primer of Drug Action, 11° edizione (Worth, New York, 2008). In Italiano è disponibile la 7° edizione (R.M. Julien: Droghe e farmaci psicoattivi. Zanichelli, Bologna, 1997).
[5] In Europa il fungo psilocibinico più diffuso è la *Psilocybe semilanceata*, che cresce copiosamente anche in Italia [NdT].

rimozione di un gruppo fosfato da parte del fegato che la molecola rimasta (la psilocina) è in grado di arrivare al cervello. Nonostante si dica che la serotonina fosforilata e la DMT fosforilata siano allucinogeni in grado di dare sensazioni nuove e molto particolari, i gruppi fosfato prevengono piuttosto che promuovere le attività psicoattive, appunto perché rallentano l'accesso al cervello. La psilocibina si vende sia sotto forma di funghi essiccati sia come una polvere bianca (il composto purificato). Una dose tipica è di 4-10 milligrammi, corrispondente a due/quattro funghi del genere *Psilocybe cyanescens*.

Il consumo di funghi allucinogeni è una pratica antica. In Messico e in America centrale ci sono statue di funghi, databili tra il 100 e il 1400 d.C., e in Guatemala c'è un gruppo di statue ancora più antiche (risalenti circa al 500 a.C.) che sono interpretatabili come gambi di fungo e sarebbero associate al culto degli stessi. In Messico il consumo di *teonanactl*, o "carne degli dei", è proseguito fino all'arrivo degli spagnoli, che tentarono di fermarlo. Etnobotanici come R. Gordon Wasson, Richard Schulters e altri hanno lavorato in Messico centrale negli anni '30 e hanno identificato una ventina di specie di funghi appartenenti al genere *Psilocybe* (la maggior parte), *Conocybe*, *Panaeolus* e *Stropharia* che venivano usati per scopi terapeutici e religiosi.

In un certo senso la psilocibina ha chiuso un cerchio: dall'uso rituale da parte dei nativi americani a quello ricreativo (per esempio da parte degli studenti universitari in occasione dello *spring break*[6] e delle feste del fine settimana), fino a tornare a essere oggetto di interesse religioso per la capacità di produrre positivi e persistenti effetti psicologici. L'esperienza con la psilocibina è in genere descritta come simile, ma più leggera e breve, di quella con l'LSD. A basse dosi la psilocibina evoca una sensazione di rilassamento, pesantezza o leggerezza fisica, e alcune distorsioni percettive (soprattutto visive). A dosi più alte aumentano le sensazioni fisiche, tra cui stordimento, intorpidimento della lingua, delle labbra o della bocca, brividi o sudorazione, nausea, ansia.

Gli effetti psicologici rispecchiano quelli dell'LSD. La documentazione di un gruppo di scienziati che somministrarono LSD, psilocibina e PCP a studenti universitari negli anni Sessanta ci offre una buona descrizione degli effetti in un linguaggio moderno. Le trascrizioni testuali delle esperienze di tre studenti sono state pubblicate: quello che segue è un estratto dal racconto di una ragazza dell'ultimo anno di *college* che in precedenza non aveva mai fatto uso di allucinogeni, registrato durante un test con la psilocibina.

Circa un'ora dopo l'assunzione della droga. "Quando chiudo gli occhi ho strane sensazioni. Strane immagini, tutte a colori stupendi. Verdi e rossi e marroni e sembrano quadri di Picasso. Porte che si aprono a triangolo e ci sono tanti colori... un mondo irreale. Deve essere il mio subconscio o roba del genere. Se apro gli occhi si apre lo schermo, il soffitto diventa scuro. Sembra che là fuori

---

si muova qualcosa. Proprio lungo il bordo. Qualcosa che si contorce. Sotto al letto c'è una figura – non proprio una figura, ali enormi come un falco, testa come un falco, ma gambe umane. Adesso se n'è andata."
Circa due ore dopo l'assunzione della droga. "Oh, oh, mi chiedo, so di saper cantare come cantavo prima, ma ci sono alberi di vite in fiore che crescono in fretta. Partono da un punto, tipo dalla lampadina, e poi risalgono su un arco o qualcosa di simile. E hanno dei fiori: le viti sono verdi ... Ho la sensazione che qualcuno stia piantando scarpe con il tacco alto nel cotone nella mia mano destra. Ma non posso sentirle, non ci sono. Quando le muovo, le mani sono bagnatissime. E la parte bassa del mio corpo, corpo, beh, il mio corpo è piegato. Freud. Io penso sia andato troppo in là. Ohh. Mi sto muovendo. È come se stessi cominciando a muovermi. Ho appena guardato in giù, il mio corpo. Vorrei avere uno specchio. Mi sa che non mi aiuterebbe a vedere .... Adesso riesco a vedere un fuoco. Assomiglia a una chiave e c'è di nuovo il crepitio. C'è una gabbia e qualcuno sta aprendo la porta della gabbia. E c'è dentro un ragno. Ma io non ci entro. Potrei stare qua per sempre. È così bello. Muoversi lentamente su e giù, su e giù, indietro e avanti, ondulare e ondeggiare. Adesso chiudo gli occhi e vedo un fiore viola..."[7]

Le esperienze non sono sempre positive come questa, a volte sono terribilmente spaventose. Quella che segue è una descrizione di un viaggio davvero spiacevole vissuto da un nostro amico.

Era sera inoltrata ed ero stato in giro con due amici fin dal pomeriggio. Eravamo stanchi, ma abbiamo deciso di mangiare lo stesso un po' di funghi. Ricordo che, all'inizio del viaggio, tutte le volte che chiudevo gli occhi vedevo piante enormi e intensamente colorate, che sembravano crescere molto veloci nell'oscurità, dietro le palpebre. La cosa mi pareva interessante e divertente. Succedeva tutte le volte che chiudevo gli occhi, come se gli eventi e le immagini fossero fuori dal mio controllo." Più tardi, quella sera, dopo un confuso tentativo di andare a una festa e una breve perdita di coscienza, *"steso là, alzando lo sguardo verso l'oscurità, percepii che l'oscurità iniziava a muoversi piano, con un movimento circolare. Non era quella specie di vertigine che può capitare a chi è ubriaco e ha l'impressione che la stanza si muova. Non avevo bevuto. Nella mia mente, era l'oscurità che si muoveva. Già mi sentivo già abbastanza inquieto per il fatto di essere svenuto, e percepire l'oscurità che si muoveva era davvero spaventoso. L'ho guardata con più attenzione, e l'oscurità ha iniziato a girare un pò più veloce. Ho avuto la sensazione che si muovesse verso di me, si piegasse verso di me. Pian piano prendeva forza e il vortice diventava più veloce. In breve mi sono trovato a lottare consapevolmente contro questa vorticosa oscurità, dovendo spingerla con tutta la forza della mente per tenerla a bada. Ma tutto continuava.*

---

[7] Da J.C. Pollard, Drugs and Phantasy: The Effects of LSD, Psilocybin and Semyl on College Students (Little, Brown and Co., New York, 1965).

Il vortice andava più veloce e l'oscurità ora sembrava curvarsi per sovrastarmi. Sono stato sopraffatto dal pensiero che, se le avessi permesso di raggiungermi, sarei morto. Così ho raccolto tutta la concentrazione e l'attenzione possibile per continuare a tenerla lontana. Ho lottato a lungo, ma mi spingeva sempre più giù. Mi ricordo di aver pensato che stava per vincere, e io per morire. L'ho tenuta a distanza con tutta la volontà che sono riuscito a raccogliere e, alla fine, sentendomi completamente esausto, mi sono arreso, pensando che lottare contro questa forza fosse inutile e che dovevo lasciarmi prendere. Così feci. Mi rilassai e pensai che, per lo meno, affrontavo la morte con tranquillità. Il vortice malvagio sembrò entrare nel mio corpo dal centro della pancia. E poi tutto tornò calmo e tranquillo. Pensavo davvero di essere morto. Dopo un attimo, ricordo di avere improvvisamente sentito una luce bianca scoppiare da dentro di me verso l'esterno. Era come se tantissimi raggi di luce laser bianca si proiettassero all'esterno attraverso tutti i pori della mia pelle. Dopo, ricordo che interpretai quest'esperienza come la mia paura della morte (e la mia lotta con essa). Ma mentre tutto questo succedeva, ho avuto più paura di quanta mai ne avessi avuta.

Un avvertimento. I funghi con la psilocibina non sono i soli a produrre evidenti effetti mentali, anche se sono gli unici utilizzati in Nord America. Anche altri funghi allucinogeni possono essere pericolosi. L'*Amanita muscaria,* di cui abbiamo parlato all'inizio del capitolo, contiene vari composti che possono produrre allucinazioni, tra i quali il muscimolo e l'acido ibotenico. Queste sostanze possono causare un'intossicazione grave, con linguaggio biascicato, compromissione della coordinazione motoria, nausea e spesso vomito; dopo questa fase c'è uno stato di tipo onirico, seguito da un'intensa esperienza allucinatoria. Inoltre questi funghi contengono muscarina, una sostanza che stimola i recettori dell'acetilcolina: questo composto attiva il sistema nervoso parasimpatico, causando salivazione intensa, nausea, vomito, spasmi dei piccoli bronchi, rallentamento della frequenza cardiaca e un forte abbassamento della pressione arteriosa. Teoricamente, questi ultimi due effetti possono portare a shock e morte ma, per fortuna, gli effetti muscarinici sono in genere leggeri. L'uso ricreativo dell'*amanita* è raro perché spesso procura effetti poco piacevoli.

Altri allucinogeni LSD-simili

DMT

La dimetil-triptamina (DMT) è un altro allucinogeno serotonino-simile apparso sul mercato della droga nord-americano. La sostanza origina dai semi dell'*Anadenanthera peregrina* (chiamata anche *Piptadenia peregrina*), una pianta che cresce nel Sud America centro-settentrionale, e di alcune specie correlate che crescono nel Sud America meridionale. Col nome di *yopo* o *cohoba,* è stata usata come allucinogeno da fiutare da alcune tribù del Sud America. Oggi si trova per lo più come composto puro, che i consumatori preparano come infuso o in associazione con la marijuana, le cui foglie vengono prima inzuppate in una soluzione di DMT e poi essiccate per fumarle. Questa droga fa effetto molto rapidamente: l'intera esperienza si sviluppa e termina nel giro di un'ora. Forse è proprio a causa della velocità d'azione che la

DMT causa attacchi d'ansia molto più spesso dell'LSD, anche se l'esperienza è essenzialmente la stessa.

Alcune sostanze derivate della serotonina, come la 5-metossi-dimetil-triptamina (5-MeO-DMT) o la bufotenina, sono state trovate nella pelle di certi rospi, per esempio nel rospo del Colorado. L'allucinogeno si ricava spremendo le ghiandole del dorso del rospo e può essere poi fumato o ingerito, secondo un antico costume dei Nativi d'America che si è diffuso tanto che anche il *Wall Street Journal* ne ha parlato. Lo sballo è estremamente breve ed è accompagnato da effetti collaterali peggiori rispetto alla maggior parte degli allucinogeni: aumento della pressione sanguigna e della frequenza cardiaca, visione confusa, crampi muscolari e paralisi transitorie. Questi sintomi sono mediati soprattutto dalla bufotenina. Gli stessi composti si trovano anche nei semi di alberi che crescono nei Caraibi e nel Centro/Sud America (*Piptadenia peregrina*). Le comunità indigene sniffano i semi polverizzati, che sono stati identificati come una delle componenti delle polveri usate nei riti *voodoo*.

Peyote (mescalina)

Il cactus peyote è stato utilizzato come allucinogeno dalle tribù native del Messico per millenni, e il suo uso fa anche parte della storia delle tribù del Nord America. La specie più comune utilizzata negli Stati Uniti è un cactus che cresce nel nord-ovest del Messico, *Lophophora williamsii*, che produce mescalina (la sostanza allucinogena) e molti altri composti. La corona del cactus essiccata è la tipica forma in cui questa droga viene spacciata, ma è possibile trovarla in altre forme essiccate (polveri, ecc.), o sotto forma di infuso. La corona può essere fumata, ma in genere viene ingoiata senza essere masticata, per cui l'assorbimento del principio attivo avviene a livello gastro-intestinale. Esistono altri cactus che producono allucinogeni, tra i quali il cactus San Pedro (*Trichocereus pachanoi*) che cresce sulle Ande.

La struttura chimica della mescalina non assomiglia a quella dell'LSD o della psilocibina o degli altri allucinogeni serotonino-simili, mentre ricorda quella dell'amfetamina. Anche gli effetti fisici assomigliano a quelli dell'amfetamina: pupille dilatate, aumento della frequenza cardiaca e della pressione sanguigna. Gli effetti mentali descritti dai consumatori, però, sono sorprendentemente simili a quelli dell'LSD. Nausea e vomito capitano di frequente, soprattutto subito dopo l'ingestione. A dosi relativamente elevate, si ha aumento della sensibilità alle immagini sensoriali, visione di lampi di colori seguiti da *pattern* geometrici e, talvolta, immagini di persone e animali. La percezione dello spazio e del tempo è distorta, come con l'LSD, ed è frequente la sensazione di trovarsi al di fuori del proprio corpo. Gli effetti provocati dall'ingestione della mescalina pura rispetto a quelli della corona del cactus sono simili ma non identici, perché nel cactus ci sono almeno altre trenta sostanze.

Gli sciamani di alcune tribù, come gli Huichol in Messico, hanno fatto uso abituale di questi cactus fino a pochi anni fa. Le tribù del Nord America ne hanno fatto uso solo a partire dalla fine del diciannovesimo secolo. L'uso rituale da parte degli Indiani d'America è stato poi integrato con le pratiche cristiane nella Chiesa Nativa Americana: l'uso del peyote come parte dei rituali di questa chiesa è stato protetto dal Primo Emendamento e più tardi dal *Religious Freedom Restoration Act* (1993). Questa legge è stata dichiarata incostituzionale dalla Corte Suprema degli Stati Uniti nel 1997, ma alcuni stati hanno emanato leggi per rimpiazzarla e salvaguardare l'uso religioso del *peyote*.

"Designer drugs" mescalina-simili

Già durante i primi studi chimici sulla mescalina furono "disegnate" molte variazioni della struttura. I nomi sembrano un minestrone alfabetico: DOM (2,5-dimetossi-4-metilfenilisopropilamina, nota anche come STP), MDA (metilenediossiamfetamina), DMA (dimetossiamfetamina), MDMA (metilenediossiamfetamina: l'ecstasy). Tutte queste sostanze sono meno specifiche della mescalina e, oltre alle allucinazioni, producono potenti effetti amfetamino-simili. Di conseguenza sono più tossiche e attualmente è difficile trovarle nel mercato illegale. Come vedremo nel capitolo 4, l'ecstasy ha un profilo di effetti davvero particolare.

Spezie come la noce moscata e il macis meritano una breve nota. Se si mangiano diversi cucchiaini di noce moscata (a patto che si riesca a sopportarne il sapore intensissimo), si può andare incontro a un leggero stato allucinatorio con distorsioni percettive, euforia, talvolta anche lievi allucinazioni visive e sensazione di irrealtà. I principi attivi nella noce moscata e del macis sono la miristicina e l'elemicina, composti con strutture simili alla mescalina e allucinogeni molto blandi, la cui dose psicoattiva causa vari effetti collaterali tra cui vomito, nausea e tremori. Inoltre, il giorno successivo può persistere perdita del sonno o sensazione di irrealtà.

Ayahuasca

L'*ayahuasca* è un allucinogeno che i consumatori assumono come bevanda, contenente una combinazione di prodotti vegetali. Anche se ci sono varie formulazioni, le due componenti essenziali sono la corteccia della vite *Banisteriopsis caapi* e le foglie di *Psychotria viridis*. I principi attivi sono le beta-carboline armina e armalina, e la DMT (vedi sopra). Questa combinazione produce un periodo di nausea e vomito intensi e uno di ansia o paura, cui fa seguito un'intensa esperienza allucinatoria e dissociativa. Le allucinazioni sono soprattutto visive, e i consumatori riferiscono anche aumento della sensibilità agli stimoli sensoriali. Si possono avere esperienze dissociative simili a quelle indotte da altri allucinogeni, e un profondo senso di introspezione. L'esperienza dura molte ore.

Etnobotanici come Richard Shulters hanno documentato l'uso antico (secolare) di *ayahuasca* da parte degli indigeni dell'Amazzonia. Lo scrittore *beat* William Burroughs ha descritto le sue esperienze con questa droga nel libro "Lettere dello Yage" e la generazione degli anni Sessanta l'ha conosciuta dal libro di Carlos Castaneda *Gli insegnamenti di Don Juan* (pubblicato anche col titolo *A scuola dallo stregone*, [NdT]). L'uso di *ayahuasca* è migrato fino agli Stati Uniti al seguito di gruppi religiosi del Sud America come l'Unione del Vegetale (União do Vegetal, UDC) e le Chiese del Santo Daime, che hanno ridato vita all'uso primitivo di questa droga per scopi magico-religiosi, quali la cura delle malattie e la divinazione[8]. Diversamente

---

[8] In Italia esisterebbero solo alcuni consumatori in contatto con il centro internazionale di queste religioni [NdT].

da molti altri allucinogeni, l'*ayahuasca* non viene quasi mai usata a scopo ricreazionale, quanto piuttosto come aiuto farmacologico all'introspezione e all'illuminazione personale.

Salvia divinorum

Gli indiani del Messico usano una pianta chiamata *Salvia divinorum* (un membro poco diffuso della famiglia della menta) a scopi religiosi. Questa pianta ha generato curiosità negli Stati Uniti anche perché il suo uso non è ancora illegale[9]. Gli indiani masticano le foglie, che negli USA sono invece in genere fumate. La *Salvia* causa un'intensa e a volte spiacevole esperienza allucinatoria, della durata di circa un'ora. I consumatori riferiscono un'esperienza che non assomiglia a quella dell'LSD, ma nemmeno a quelle di altri allucinogeni. Il principio attivo probabilmente è la salvinorina A, in ordine di potenza il secondo allucinogeno conosciuto (dopo l'LSD): fumare una piccola dose (tra i 200 e i 500 microgrammi) basta a produrre allucinazioni.

Alcaloidi della belladonna

Gli alcaloidi della belladonna sono un gruppo di sostanze di origine vegetale che agiscono sul sistema nervoso centrale. Sono prodotti dalla pianta *Datura stramonium*, lo stramonio, e da altre piante strettamente correlate alla famiglia della belladonna. Il nome inglese dello stramonio (*Jimsonweed*) deriva dal ricordo di un clamoroso avvelenamento di massa dei coloni di Jamestown in Virginia: qualcuno (che evidentemente non conosceva le piante non commestibili del Nuovo Mondo) aggiunse alcune foglie di stramonio nell'insalata, intossicando gravemente i commensali. La pianta divenne nota come "erbaccia di Jamestown" (*Jamestown weed*), un nome poi contratto in *Jimsonweed*. A dosi molto elevate gli infusi preparati con una qualsiasi parte della pianta, o la masticazione dei semi, inducono un bizzarro stato onirico. La maggior parte dei consumatori non ricorda nulla dell'esperienza perché la droga causa amnesia. L'ingestione delle grosse quantità necessarie per produrre questi stati mentali provoca gravi conseguenze sul ritmo cardiaco, sulla respirazione e sulla temperatura corporea.

I principi attivi dello stramonio sono gli alcaloidi atropina, presente anche nella belladonna, e scopolamina. L'atropina è responsabile di molti degli effetti "periferici", non cerebrali. A basse dosi questa sostanza, o molecole simili, vengono impiegate per il trattamento dell'asma e di alcuni disturbi gastrici, e anche per la diagnosi di patologie oculari. A dosi più elevate, invece, l'atropina può essere letale. Gli effetti sul pensiero e sulla percezione sono causati dalla scopolamina. La scopolamina, diversamente dall'atropina, viene facilmente assimilata dal cervello ed è responsabile di tutti gli effetti comportamentali della pianta.

Questi alcaloidi simulano un blocco totale del sistema nervoso parasimpatico: secchezza delle fauci, dilatazione delle pupille, accelerazione del battito cardiaco, di-

---

[9] In Italia, pianta e principio attivo sono illegali dal 2005 [NdT].

latazione dei bronchioli (con facilitazione del passaggio dell'aria nei polmoni) e rallentamento della digestione. Queste sostanze colpiscono anche regioni del cervello coinvolte nel controllo della temperatura, che può elevarsi pericolosamente. Infine, bloccano un recettore (del neurotrasmettitore acetilcolina) importante per la memoria, per cui spesso ci si dimentica l'esperienza che si è vissuta.

Questi composti e quelli a essi correlati si trovano anche in altre piante, tra cui l'*Atropa belladonna* e la radice della mandragola (*Mandragora officinarum*). Usati in modo appropriato, sono farmaci importanti ed efficaci. Sono stati anche usati a scopo religioso e divinatorio in molte culture. Di recente è aumentato l'uso ricreativo, per lo più da parte di adolescenti che non ne conoscono gli effetti, e con esso il numero di ricoveri in ospedale e di morti accidentali. La radice di mandragola si trova in diversi rimedi naturali e, in questa forma, è stata all'origine di avvelenamenti accidentali.

Gli alcaloidi della belladonna hanno azioni molto diverse dagli allucinogeni serotonino-simili. Inducono, infatti, un bizzarro delirio che i consumatori ricordano solo come uno strano sogno che spesso include la sensazione di volare.

Storicamente questi composti sono stati impiegati sia come veleni che come allucinogeni. Il termine belladonna risale al Medio Evo, quando veniva usata per dilatare le pupille a fini estetici. Si è ipotizzato che queste droghe venissero usate anche dagli adoratori di divinità femminili al tempo dell'avvento della Cristianità, e chi le usava era accusato di stregoneria. A quel tempo l'uso medico era diffuso, ed è possibile che la famosissima storia delle streghe che volano su manici di scopa derivi dall'applicazione vaginale per il trattamento di disordini ginecologici. La recente notizia che criminali colombiani hanno drogato alcuni turisti con la *burundunga*, una bevanda contenente scopolamina che causa stato dissociativo e amnesia, dimostra che gli impieghi storici di queste piante sono ancora attuali.

Anestetici allucinogeni: fenciclidina (PCP) e ketamina (Special K)

La fenciclidina (PCP, polvere d'angelo, etc.) ha una brutta, e meritata, reputazione. Inizialmente, sia la PCP che la ketamina erano state introdotte in commercio come anestetici generali. Tuttavia, poiché moltissimi pazienti presentavano allucinazioni e delirio al momento del risveglio, i medici smisero di usarli, se non in associazione con sedativi. Attualmente, la ketamina è impiegata quasi esclusivamente come anestetico a uso veterinario: nell'uomo, l'applicazione è limitata a quelle situazioni dove è essenziale evitare la depressione cardiaca causata da altri anestetici. La PCP è venduta in diverse forme: in cristalli che vengono fumati come il *crack*, impregnata in spinelli di marijuana, come polvere bianca o in pillole. È assunta per via orale, sniffata o iniettata in vena. Gli effetti di una dose singola durano dalle quattro alle sei ore, anche se possono persistere fino a due giorni. La ketamina proviene in genere da furti negli ambulatori, e viene iniettata o viene sniffata la polvere ottenuta dessiccando la soluzione.

PCP e ketamina sono le sostanze più complicate tra quelle discusse in questo libro, perché hanno molti e diversi effetti sull'attività cerebrale. L'assunzione di PCP può provocare uno stato simile a quello di alcol, amfetamine e allucinogeni insieme.

In genere viene assunta perché procura effetti stimolanti ed euforizzanti amfetamino-simili. Anche molti degli effetti collaterali assomigliano a quelli delle amfetamine (l'aumento della pressione sanguigna e della temperatura corporea) ma, allo stesso tempo, si ha uno stato di "ubriachezza" caratterizzato da scarsa coordinazione, parlata biascicata e sonnolenza. C'è anche minore sensibilità al dolore. Infine, a dosi elevate compare uno stato dissociativo durante il quale i consumatori si sentono distaccati dall'ambiente che li circonda: gli osservatori riferiscono che i soggetti intossicati da PCP hanno lo sguardo vuoto e sembrano disconnessi da ciò che accade intorno a loro.

Non sorprende il fatto che chi è sotto l'effetto di PCP abbia frequentemente problemi con la legge: non riesce più a guidare, la capacità di giudizio è ridotta, si sente dissociato dall'ambiente che lo circonda ed è insensibile al dolore. Questa condizione assomiglia allo stato di "follia", a volte violenta, che molte persone male informate attribuiscono a qualsiasi tipo di droga. Nel caso specifico, però, questo stereotipo ha del vero: poche droghe rendono le persone così difficili da trattare in pronto soccorso perché disconnesse, bellicose e agitate. Ad alte dosi, sopravvengono rigidità muscolare e anestesia generale, e dosi estremamente alte possono procurare coma, convulsioni, depressione respiratoria, pericoloso innalzamento della temperatura corporea e della pressione arteriosa.

La ketamina non ha la brutta reputazione della PCP, forse perché, pur agendo in maniera simile, ha effetti stimolanti meno pronunciati. Chi assume piccole quantità di ketamina va in uno stato simile all'ubriachezza: è un po' "fatto" e scoordinato, ma più socievole. A dosi più alte, la sensazione di dissociazione e la perdita di coordinazione diventano più intensi. Le persone dicono di "sprofondare nella ketamina" per indicare la sensazione di essere tagliati fuori dalla realtà, e descrivono esperienze fuori del proprio corpo e di quasi morte. Questo stato dissociativo è probabilmente molto simile a quello indotto da PCP. Entrambe queste sostanze possono causare amnesia e spesso, quindi, i consumatori non ricordano bene l'esperienza.

Destrometorfano

Il destrometorfano è il costituente principale di molti antitussivi da banco. A dosi adeguate riduce la tosse e non fa molto altro. Tuttavia è un cugino degli anestetici allucinogeni PCP e ketamina, e alcuni tossicodipendenti ingegnosi – per lo più adolescenti – hanno scoperto che assumendone dosi elevate (equivalenti a un'intera bottiglia di sciroppo per la tosse) possono procurarsi un leggero stato dissociativo. Il destrometorfano si trova anche in pillole di finta ecstasy (è un sostituto dell'MDMA). Dosi tossiche provocano confusione, disorientamento, aumento della temperatura corporea, aumento della pressione sanguigna, nausea o vomito. Anche se può causare effetti tossici, la dose letale è comunque lontana (circa il doppio o anche più) dalle dosi più alte che i consumatori assumono a scopi ricreazionali. Attenzione, però: anche altri ingredienti degli sciroppi per la tosse possono contribuire alla tossicità. A dosi elevate, gli sciroppi contenenti decongestionanti possono aumentare considerevolmente la pressione arteriosa, e quelli contenenti paracetamolo possono essere pericolosi per il fegato.

Come funzionano

I neuroscienziati sanno relativamente poco sugli allucinogeni, meno che sulle altre sostanze psicoattive. In parte, questo si deve al fatto che le allucinazioni possono essere studiate accuratamente solo nell'uomo. Ovviamente nessuno si offrirebbe come volontario per esperimenti sul meccanismo d'azione, ma qualche informazione è stata comunque raccolta in studi di *imaging*. Inoltre, abbiamo molte informazioni sui sistemi di neurotrasmettitori coinvolti grazie agli studi sugli animali. Esistendo così tanti allucinogeni, non sorprende che ci siano molte vie neurochimiche che conducono a stati allucinatori, e che ogni sostanza abbia un proprio meccanismo d'azione e produca uno specifico insieme di effetti.

LSD, psilocibina e mescalina

Il sospetto che sostanze come l'LSD abbiano qualcosa a che fare con il neurotrasmettitore serotonina (5HT), è stato forte fin da quando gli scienziati, negli anni '40, descrissero la somiglianza delle strutture chimiche di LSD e psilocina con la serotonina. Tuttavia, il percorso da questo sospetto iniziale alla comprensione dei meccanismi molecolari di azione è stato tortuoso. La serotonina è un neurotrasmettitore importante per la regolazione del sonno, per la modulazione del comportamento alimentare, per il mantenimento della temperatura corporea e dei livelli ormonali e, probabilmente, per limitare la vulnerabilità alle crisi epilettiche. I farmaci che aumentano le azioni della serotonina sono utili per il trattamento della depressione e per il controllo dei comportamenti alimentari (bulimia). Ma allora, come possono sostanze che agiscono sulla serotonina produrre effetti così bizzarri sulla percezione senza compromettere queste altre azioni?

Parte della difficoltà nella comprensione degli allucinogeni deriva dall'uso dell'LSD come sostanza di riferimento. Tutti i primi test sono stati condotti su sistemi organici diversi dal cervello. Per esempio, la serotonina può accelerare il battito cardiaco di un mollusco, e all'inizio questo fu uno dei test più usati: gli scienziati collegavano il cuore del mollusco a un filo connesso a un pennino che trascriveva le contrazioni; quando la serotonina veniva fatta gocciolare sul cuore, questo si contraeva, e l'LSD preveniva l'effetto. In base a queste osservazioni, e ad altre simili, si è concluso (e per anni si è pensato) che gli allucinogeni agissero prevenendo l'azione della serotonina. I sistemi per testare l'azione della serotonina sul cervello, che furono messi a punto più tardi, inizialmente sembrarono confermare questa ipotesi: gli scienziati dimostrarono che l'LSD inibiva la frequenza di scarica dei neuroni a serotonina. Ma c'era ancora qualcosa di poco chiaro: bloccando i neuroni a serotonina in maniera così drastica si dovrebbe osservare un effetto su tutte le attività controllate dalla serotonina, e questo l'LSD non lo fa. In questi esperimenti, inoltre, la mescalina non aveva gli effetti dell'LSD (anche se, poiché la struttura chimica della mescalina non assomiglia a quella della serotonina, gli scienziati ipotizzarono che agisse in maniera diversa).

Allora cos'hanno a che fare gli allucinogeni con la serotonina? Per avere la risposta si è dovuto attendere che i ricercatori scoprissero che la serotonina agisce su molti recettori differenti. Si è scoperto che esistono due grossi gruppi di recettori per la serotonina (recettori serotonina-1 e serotonina-2), e a questo punto si è finalmente capito dov'era il problema. L'LSD agisce su entrambi i gruppi di recettori, ma ne blocca uno e stimola l'altro. I recettori stimolati (serotonina-2) sono quelli importanti per l'attività allucinogena: le sostanze che stimolano i recettori serotonina-2 sperimentate fino a oggi causano tutte allucinazioni. Inoltre, la maggior parte dei recettori serotonina-2 si trovano nella corteccia cerebrale, che si ritiene rappresenti il principale sito di azione.

L'aspetto più affascinante dei neuroni a serotonina sono proprio i recettori. Abbiamo citato due gruppi, ma questa è una semplificazione. A oggi, sono stati identificati almeno tredici diversi tipi di recettori per la serotonina, alcuni dei quali avrebbero effetti molto specifici sul comportamento. E solo uno di questi può provocare allucinazioni.

I recettori serotonina-3 offrono il miglior esempio di quanto specifica possa essere l'azione. Sono presenti solo in un'area molto ristretta del cervello, dove svolgono un ruolo ben preciso: scatenare il vomito in seguito all'ingestione di sostanze tossiche. Il fatto che questi recettori praticamente non esistano in altre aree del cervello ha permesso lo sviluppo di farmaci quasi "miracolosi" che, bloccando l'azione della serotonina su questi recettori, prevengono efficacemente il vomito. Un grande passo avanti nel trattamento del cancro: molti farmaci antineoplastici, infatti, inducono crisi di vomito talmente pesanti che alcuni pazienti interrompono il trattamento.

Innovazioni tecniche recenti, che ci permettono di silenziare specifici geni negli animali, ci hanno fornito ulteriori informazioni su un altro recettore della serotonina, il 5HT1b. I topi senza questo recettore sono incredibilmente aggressivi, al punto che non sopravvivono se stabulati nella stessa gabbia perché si uccidono a vicenda. Questa scoperta era inattesa (pochi potevano sospettare che modificando un solo gene si potesse avere un impatto così devastante sul comportamento), ma sicuramente è coerente con tutta la ricerca che associa bassi livelli di serotonina con un aumento dell'aggressività.

Considerando quanti recettori per la serotonina esistono e quanto particolari sono le loro azioni, il fatto che sostanze in grado di stimolare i recettori 5HT2 possano evocare l'insorgenza di allucinazioni in maniera così specifica è meno sorprendente. Tuttavia, anche questi recettori hanno altre attività che possono essere stimolate dagli allucinogeni. Animali i cui recettori 5HT2c (quelli attivati dall'LSD) sono stati silenziati sembrano abbastanza normali: occasionalmente, però, hanno crisi epilettiche mortali, e sono sovrappeso perché non controllano il loro comportamento alimentare. Queste osservazioni suggeriscono che i recettori su cui agiscono gli allucinogeni possono controllare l'eccitabilità del sistema nervoso centrale e il comportamento alimentare, ma è molto improbabile che l'LSD possa diventare il farmaco dietetico del futuro!

Un mistero che persiste a proposito della serotonina è perché i farmaci antidepressivi, che aumentano la quantità di serotonina nella sinapsi (vedi il capitolo "Concetti di base sul cervello"), non provochino allucinazioni. Questi farmaci aumentano la serotonina in tutto il cervello, incluse le aree in cui sono presenti recettori 5HT2c, ma raramente sono stati riferiti casi di allucinazioni. Sembra cioè che, quando i recettori 5HT2c vengono stimolati in equilibrio con tutto il resto del sistema serotoninergico, gli effetti allucinogeni non si manifestino.

Alcaloidi della belladonna

Gli alcaloidi della belladonna agiscono attraverso un meccanismo completamente diverso, che potrebbe spiegare la diversità degli effetti che producono: prevengono le azioni del neurotrasmettitore acetilcolina su uno dei suoi recettori. L'acetilcolina è il neurotrasmettitore che usano i nervi per stimolare i muscoli e permettere il movimento, ed è anche il neurotrasmettitore la cui attività è mimata dalla nicotina. L'acetilcolina possiede due tipi di recettori: uno è stimolato dalla nicotina, e l'altro (noto come "muscarinico" perché stimolato dalla muscarina, una sostanza che si trova nel fungo *Amanita muscaria*) rallenta il cuore e forse aiuta a formare i ricordi. Su tutto questo torneremo in maggior dettaglio nel capitolo "Nicotina".

PCP, ketamina e destrometorfano

Queste tre sostanze bloccano le azioni del neurotrasmettitore glutammato su uno dei suoi recettori, anche se PCP e ketamina sono più efficaci del destrometorfano. Questo blocco può dar conto della maggior parte degli effetti, inclusa la sensazione di dissociazione dal corpo o dall'ambiente circostante che si osserva sia con l'uso ricreazionale che con quello medico in anestesiologia. L'effetto dissociativo ha reso impossibile l'uso nel trattamento dell'ictus, un impiego su cui si erano riposte speranze dopo la scoperta che questi composti limitano i danni al cervello provocati da eventi ischemici. Sono state fatte sperimentazioni cliniche, ma i pazienti avevano allucinazioni e, com'è facilmente immaginabile, era per loro terribile svegliarsi in ospedale seriamente malati e spaventati anche dal sospetto che fosse l'ictus la causa delle allucinazioni e non il trattamento che stavano ricevendo.

La PCP e, in misura minore, la ketamina agiscono come l'amfetamina, inducendo il rilascio del neurotrasmettitore dopamina. Questo spiega l'attivazione motoria che si può manifestare in caso di intossicazione da PCP. Un tempo, gli scienziati pensavano che queste sostanze agissero direttamente sui neuroni a dopamina, mentre ora sembra più probabile che gli effetti della PCP siano indiretti, una conseguenza del blocco dei recettori per il glutammato. In ogni caso, il rilascio di dopamina procura sensazioni positive, motivo per cui entrambe queste sostanze inducono una certa dipendenza.

Queste sostanze diminuiscono anche la percezione del dolore. Il blocco dei recettori per il glutammato di tipo NMDA gioca probabilmente un ruolo in questo effetto, ma può essere anche coinvolto un gruppo di recettori chiamati "sigma" che, se attivati, causano uno spettro di effetti che includono allucinazioni e ridotta percezione del dolore. Questi recettori erano un tempo classificati come recettori oppioidi, mentre ora non lo sono più. Non sappiamo come intervengano nella regolazione delle normali funzioni cerebrali. L'interesse su di essi è cresciuto negli ultimi anni, perché i ricercatori hanno scoperto che farmaci che stimolano selettivamente questo sistema recettoriale producono allucinazioni senza influenzare altri sistemi oppioidi. Anche il destrometorfano è un debole stimolante di questi recettori, il che potrebbe contribuire ai suoi effetti.

In genere, i farmaci più utili sono quelli più selettivi. Il problema di PCP, ketamina, e destrometorfano è che fanno l'opposto: bloccano l'azione del principale neu-rotrasmettitore eccitatorio che c'è nel cervello, e quindi interferiscono con molte funzioni cerebrali importanti.

Infine, la *Salvia divinorum* possiede un proprio meccanismo d'azione. Le ricer-che sulla salvinorina A, il probabile agente psicoattivo della pianta, hanno dimostrato che ha un'azione simile a quella degli agonisti dei recettori oppioidi kappa, quei re-cettori che causano disforia piuttosto che euforia (vedi il capitolo "Oppiacei").

Apertura mentale o divertimento?

L'uso degli allucinogeni da parte di molte popolazioni indigene è strettamente con-trollato da regole culturali che ne ammettono l'uso solo per rituali relativi a guari-gioni, illuminazione spirituale o profezia. In molti casi, solo pochi individui all'interno di queste società hanno il permesso di utilizzare queste sostanze.

L'uso degli allucinogeni ha forse subìto un'evoluzione nella società contempo-ranea, passando da intenti spirituali a usi/abusi ricreazionali? Le ragioni che gli stu-denti di *college* portano per giustificare l'utilizzo di queste sostanze variano tantissimo: alcuni sostengono di usarli solo per provare nuove eccitanti esperienze; altri (una percentuale considerevole) per il senso di illuminazione spirituale che di-cono di raggiungere attraverso la dissociazione da se stessi.

La differenza tra chi cerca la novità e chi invece ricerca l'illuminazione forse sta nel modo in cui viene inquadrata l'esperienza. Per esempio, molti consumatori rife-riscono un senso di "perdita dei confini" quando sono sotto l'effetto della droga: se-duti sul pavimento, sentono che il confine tra il suolo e il corpo non esiste più. E questo può essere interpretato come la sensazione eccitante (o inquietante) di venire risucchiati nel terreno, o come un rassicurante senso di unione con la madre terra.

La storia del Dr. Timothy Leary (1920-1996) fornisce un esempio della varietà di punti di vista dai quali si può affrontare l'LSD. Leary iniziò come professore a Har-vard, conducendo studi di impostazione tradizionale sulla potenziale utilità terapeu-tica degli allucinogeni. Le storie che gli raccontavano i soggetti coinvolti nello studio lo convinsero del profondo valore spirituale dell'LSD, tanto che lui diventò famoso (perdendo il suo impiego a Harvard) per la difesa del libero uso di questa sostanza. Oggi è ricordato più per aver coniato negli anni Sessanta la frase *turn on, tune in, drop out* ("accenditi, sintonizzati, abbandonati") che per la sua ricerca accademica.

Sfortunatamente per i sostenitori dell'LSD, queste sostanze restano illegali. En-trambe le parti (pro e contro l'illegalità) possono sostenere le relative posizioni in modo convincente, ma il fatto è che la maggior parte della popolazione preferisce che l'uso di queste sostanze venga fortemente limitato (come, peraltro, hanno già scelto di fare le società primitive nel passato). Quello che può essere l'illuminazione per una persona, può essere l'inferno per un'altra.

Pericoli e miti

La ricerca sugli allucinogeni

Un mito che vogliamo sfatare è che non esista una seria ricerca scientifica su questo argomento. La ricerca sugli allucinogeni (incluso l'LSD) può essere condotta legalmente sia negli Stati Uniti che in Europa. Bisogna riconoscere che la storia di questa ricerca è colorita e non sempre credibile, spaziando da esperimenti militari su soggetti inconsapevoli, fino all'allegra auto-sperimentazione del Dr. Leary negli anni Sessanta. Negli ultimi anni, tuttavia, la ricerca si è diffusa in laboratori biomedici affidabili, concentrandosi su numerosi argomenti: dalle informazioni che le esperienze allucinogene possono fornire sulle psicosi, ai meccanismi specifici attraverso cui queste sostanze agiscono, agli effetti sull'introspezione religiosa.

Identificazione

I consumatori non possono mai sapere con certezza quale allucinogeno stanno prendendo. Le preparazioni in carta assorbente contengono quasi certamente LSD, perché gli altri allucinogeni non sono abbastanza potenti da essere somministrati in questa modalità. Diversamente, in una pillola/capsula/polvere potrebbe esserci qualsiasi cosa, o qualsiasi combinazione di cose. Le analisi di laboratorio del sangue di pazienti ricoverati al pronto soccorso per intossicazione da LSD indicano che, in alcuni scenari urbani, solo il 50% circa dei campioni che secondo i consumatori dovevano contenere LSD lo contenevano davvero. Infine, qualsiasi droga preparata in laboratori illegali può contenere una varietà di sottoprodotti, frutto di sintesi chimiche non accurate.

I funghi allucinogeni presentano un altro tipo di problema per l'identificazione: bisogna avere un occhio allenato ed esperto per identificare qualsiasi fungo, e il rischio di sbagliare c'è sempre. Molte specie di funghi, inclusa *l'Amanita muscaria* (di cui si è parlato), contengono composti psicoattivi estremamente pericolosi o letali. Altre specie (*Amanita phalloides*) contengono tossine che producono danni letali al fegato e al rene. Ci sono test "fatti in casa" ("se il gambo diventa blu, è psilocibina"), ma nessuno di questi è affidabile. Infine, esistono annunci di vendita per corrispondenza che dichiarano di spedire funghi contenenti psilocibina, ma l'identità effettiva delle spore che vengono spedite per le "coltivazioni casalinge" può essere davvero difficile da stabilire.

Problemi fisici e psicologici

L'LSD, la psilocibina, e la mescalina generalmente non causano alterazioni fisiche pericolose: pressione arteriosa, temperatura corporea e altri parametri vitali rimangono ragionevolmente stabili, a meno che non sopravvengano attacchi acuti di ansia. Il consumatore è a basso rischio di crisi epilettiche o coma. Inoltre, non sembra che queste sostanze attivino molto i centri del piacere, e quindi non causano dipendenza psichica né fisica: da questo punto di vista sono notevolmente sicure. Le conseguenze psicologiche, però, possono essere gravi. La più comune è il viaggio cattivo, nel quale il consumatore prova ansia acuta, forse per il timore di non essere in grado di uscirne. Per fortuna, questa reazione termina nel momento in cui la droga viene eliminata dal corpo. L'ansia acuta si può trattare con benzodiazepine (farmaci tipo il diazepam, si veda il capitolo "Sedativi"). "Abbassare i toni" e rassicurare il soggetto può essere di aiuto, ma non è sempre possibile. Un tempo era frequente l'uso di farmaci antipsicotici come la clorpromazina, che però non sempre sono efficaci sui viaggi cattivi e, anzi, possono peggiorare la situazione. Ora che sappiamo che molti allucinogeni agiscono sui recettori serotonina-2, potrebbe essere messo a punto un trattamento con un antagonista (bloccante) di questi recettori che, presumibilmente, interromperebbe subito il viaggio. Sostanze di questo tipo esistono ma non sono ancora state sperimentate o approvate per l'uso. In maniera analoga, un antagonista dei narcotici (il naloxone) dovrebbe fermare i viaggi da salvia, ma anche questa ipotesi non è stata ancora testata.

E la storia che l'LSD fa diventare matti? Gli allucinogeni possono peggiorare la sintomatologia in soggetti già affetti da psicosi, ma non sappiamo se possono causare psicosi. Ammesso che lo facciano, di certo non si tratterebbe di un evento frequente. In ogni caso, i consumatori di allucinogeni sono molto più numerosi tra i degenti in servizi psichiatrici, e a volte vanno incontro a reazioni psicotiche acute (da 1 a 5 ogni mille consumatori).

L'interpretazione di questi dati propone il problema "dell'uovo e della gallina". La maggior parte delle persone ricoverate per una reazione psicotica da allucinogeni non era mai stata visitata prima da uno psichiatra, ed è quindi impossibile stabilire se fossero completamente sani prima dell'esperienza con la droga. Quello che sappiamo è che un piccolo numero di persone ha reazioni veramente serie all'LSD e alle sostanze simili, reazioni che includono stati psicotici prolungati. Inoltre, coloro che hanno predisposizione o familiarità per le malattie mentali dovrebbero essere particolarmente prudenti, perché un'esperienza allucinogena potrebbe far emergere sintomi di psicosi.

Flashback

La questione dei *flashback*, o disordini percettivi post-allucinogeni (PHPD), è più chiara. I *flashback* sono il riemergere di alcuni aspetti dell'esperienza allucinogena in assenza della droga. I più comuni sono immagini visive alterate, tremolii, contorni alterati di immagini visive o scie luminose. I *flashback* possono capitare anche dopo una singola assunzione ma diventano più frequenti all'aumentare del numero di esperienze allucinogene. Il consumo di altre droghe, come marijuana e alcol, e anche la stanchezza, possono scatenare questi fenomeni. È difficile giudicarne l'incidenza, perché dovrebbe essere escluso l'uso di altre droghe o di patologie psichiatriche ma, per quanto se ne sa, è piuttosto bassa.

Le reazioni individuali al *flashback* sono disparate. Alcuni provano ansia e depressione, altri vedono il *flashback* come un effetto collaterale accettabile di un'esperienza per il resto positiva. In molti casi i *flashback* diminuiscono con l'astinenza, ma altre volte continuano per anni.

Il persistere dei sintomi potrebbe riflettere trasformazioni a lungo termine della maniera in cui il cervello processa le immagini sensoriali. Studi sulla visione in consumatori abituali di LSD (fatti quando non erano sotto l'effetto della droga) dimostrano che il cervello di questi soggetti può continuare a rispondere agli stimoli visivi anche dopo che gli stimoli stessi sono interrotti: quindi l'uso ripetuto di LSD potrebbe provocare alterazioni persistenti nel cervello. Nel capitolo "Concetti di base sul cervello" verrà discussa la capacità di memorizzare qualunque tipo di esperienza, inclusa l'assunzione ripetuta di droga.

Danni cromosomici

Abbiamo un altro mito da discutere: l'idea che l'LSD sarebbe in grado di frammentare i cromosomi. Questa preoccupazione è basata su ricerche scadenti fatte negli anni '60. Alcune donne che usavano LSD durante la gravidanza hanno dato alla luce bambini con difetti congeniti, ma la frequenza non è diversa da quella osservata nella popolazione generale. Inoltre, la maggior parte di queste donne aveva fatto uso anche di altre droghe durante la gravidanza. Le ricerche sugli animali non hanno dimostrato effetti rilevanti dell'LSD sullo sviluppo del feto. Storicamente, la preoccupazione su questi presunti effetti dell'LSD risale all'uso degli alcaloidi dell'*ergot* per indurre l'aborto, ma l'LSD non ha neanche questo effetto. Ciò nonostante, è ovvio che le donne incinte, o che potrebbero diventarlo, dovrebbero evitare le droghe in generale.

Morte

Gli allucinogeni come l'LSD difficilmente provocano seri danni fisici, ma non si può dire altrettanto per le altre sostanze descritte in questo capitolo. Gli alcaloidi della belladonna sono particolarmente pericolosi. Queste sostanze prevengono l'azione di uno dei neurotrasmettitori più importanti dell'organismo (l'acetilcolina) a livello di molte sinapsi. Alle dosi che causano allucinazioni provocano un aumento della frequenza cardiaca e della temperatura corporea a livelli molto pericolosi: si può morire. È importante tener presente che non esiste una dose in grado di generare effetti comportamentali significativi che non sia tossica: effetti comportamentali come il delirio sono segno di overdose. Questi sintomi possono essere facilmente trattati dal personale medico, a patto che si conosca la droga che è stata assunta. È quindi estremamente importante richiedere l'assistenza medica.

Anche la PCP può causare effetti collaterali pericolosi o morte per overdose (sono sufficienti dosi da due a cinque volte maggiori di quelle normalmente utilizzate a scopi ricreativi). Se si aumenta la dose può verificarsi anestesia generale (era lo scopo per cui questa sostanza fu creata). Assunta ad alte dosi, la PCP può causare vari effetti pericolosi, ciascuno dei quali può essere letale: la temperatura corporea può superare i 42 gradi, la pressione arteriosa può aumentare tanto da provocare un ictus, la respirazione può interrompersi, può verificarsi una prolungata crisi epilettica. Inoltre, la PCP può indurre uno stato simile alla schizofrenia che può persistere a lungo: in genere, questo succede in consumatori di lunga durata, ma anche dopo una singola dose può instaurarsi uno stato di anormalità psichiatrica che dura diversi giorni. Il delirio acuto causato dalla PCP o dalla ketamina può essere alleviato dalle benzodiazepine.

Interazioni con altre sostanze

Molti di coloro che sperimentano gli allucinogeni li mescolano con altre droghe. Per esempio, non è rara l'assunzione di LSD o funghi insieme al fumo di marijuana. Questa combinazione produce effetti molto variabili da individuo a individuo, a seconda delle esperienze pregresse di droga, del dosaggio e delle specifiche sostanze. Per esempio, il fumo di marijuana può precipitare PHPD (*flashback*) nei forti consumatori di LSD. Molte di queste associazioni producono stati mentali bizzarri, che provocano ansia ma non sono pericolosi.

Le reazioni più fastidiose sono quelle causate dal fatto di non sapere esattamente cosa si è preso. La PCP è spesso causa di eventi di questo tipo. La marijuana può essere adulterata con PCP senza che il consumatore lo sappia e indurre uno stato di terrore o pericolo.

Esistono interazioni con i farmaci? Non sorprende che siano state identificate interazioni con farmaci attivi sul sistema serotoninergico. Esistono molte segnalazioni del fatto che la fluoxetina (un antidepressivo del gruppo degli inibitori specifici del *reuptake* della serotonina, o SSRI) può precipitare *flashback* nei consumatori di LSD. Può avvenire anche l'interazione inversa: alcuni pazienti che assumono farmaci SSRI per trattare la depressione riferiscono di non sentire più gli effetti dell'LSD. Un'interazione più pericolosa può teoricamente avvenire con SSRI e *ayahuasca*: un inibitore delle MAO[10] presente nella *ayahuasca* può dare origine a un sinergismo in combinazione con l'aumento di serotonina causato da SSRI, causando la pericolosa "sindrome da serotonina" (discussa nel capitolo "Ecstasy").

---

[10] Mono-amino ossidasi, enzimi che degradano la serotonina, la dopamina e la noradrenalina [NdT].

3

Caffeina

Classe farmacologica. Stimolanti.

Dove si trova. Caffè (60-90 mg in una tazzina di espresso; 75-150 mg in una tazza di caffè lungo all'americana); tè (30-60 mg per ogni tazza da 250 ml); bibite (20-50 mg per lattina da 330 ml); bevande energetiche (50-80 mg per lattina da 250 ml); antidolorifici da banco (15-25 mg).

Lo sballo. A dosi di caffeina che vanno da basse a moderate molte persone avvertono un aumento dell'attenzione e della capacità di concentrarsi, e perfino euforia. Dosi più elevate invece inducono nervosismo e agitazione.

Overdose e altri effetti indesiderati. Overdose mortali con la caffeina sono estremamente rare ma non impossibili. I sintomi dell'avvelenamento includono tremori, nausea, vomito, frequenza cardiaca accelerata o aritmia, stato confusionale. Nei casi estremi si possono avere delirio o attacchi epilettici (convulsioni). In questi casi la morte può essere causata da convulsioni che portano ad arresto respiratorio. In casi meno gravi, dosaggi molto elevati possono causare attacchi di panico.
Nei bambini piccoli gli effetti tossici compaiono a dosi di circa 35 mg/kg (circa 700 mg in un bambino di 20 kg). Queste quantità sono raggiungibili ingerendo quattro pastiglie di caffeina[1] o bevendo sette tazze di caffè forte.

---

[1] Negli Stati Uniti sono in commercio preparati in compresse contenenti esclusivamente caffeina, a dosaggi di 200 mg per compressa. Alcuni di questi sono acquistabili anche via internet. In Italia la caffeina è contenuta in alcune preparazioni composite per il trattamento di piccole affezioni dolorose (per lo più insieme ad antiinfiammatori e antidolorifici). In questi preparati il dosaggio di caffeina è in genere di 25 mg: per raggiungere gli effetti tossici citati nel testo servirebbero quindi 28 compresse [NdT].

Interazioni pericolose con altre sostanze. La caffeina può aumentare la pressione sanguigna, e quindi alcuni medici raccomandano ai pazienti ipertesi di limitarne l'uso. La caffeina dovrebbe essere assunta con cautela da coloro che prendono farmaci che aumentano la pressione arteriosa. Questi farmaci includono gli antidepressivi della categoria degli inibitori delle MAO, come l'isocarbossazide, la fenelzina e la tranilcipromina, e anche alcuni farmaci contro il raffreddore che contengono fenilpropanolamina. Poiché la caffeina è uno stimolante, i suoi effetti si sommano a quelli di altri stimolanti più potenti, come la cocaina, l'amfetamina o la metamfetamina.

In questo capitolo

Un po' di storia

È difficile descrivere la storia della caffeina in breve, perché il suo uso è molto antico e molto documentato. Al giorno d'oggi la caffeina si può trovare in diverse bibite, "bevande energetiche", antidolorifici e altri farmaci; storicamente, però, i più comuni prodotti di consumo contenenti caffeina sono caffè, tè e cioccolata. Le origini del tè si possono rintracciare nella Cina del quarto secolo, quando si pensava che avesse importanti proprietà medicinali. Nel 1500, proprio queste proprietà alimentarono l'interesse iniziale per il tè in Europa, ma ben presto cominciarono a essere apprezzate anche le attività stimolanti.

Secondo antiche leggende, gli effetti dei chicchi di caffè nei loro primi utilizzatori erano così potenti che si pensava derivassero la loro forza direttamente dall'intervento divino. Queste leggende indicano anche che le proprietà stimolanti di questi semi erano note, apprezzate e ricercate fin dall'antichità. Una famosa leggenda racconta di un pastore di capre che cominciò a masticare i semi del caffè dopo che ne aveva visto gli effetti stimolanti sul suo gregge. Ben presto lui e altri cominciarono a masticare i semi regolarmente, per aumentare la resistenza alla fatica fisica e mentale durante le lunghe e isolate ore di lavoro.

Le più antiche testimonianze di coltivazione del caffè risalgono al sesto secolo, nello Yemen. Da notare che molti capi religiosi del periodo disprezzavano il caffè, dato che gli imputavano la capacità di spingere al tradimento personale (e politico). D'altro canto gli utilizzatori apprezzavano la capacità di contrastare la fatica e aumentare la resistenza fisica. Tra le altre, il caffè si guadagnò reputazione di stimolante della meditazione e della conversazione intellettuale.

Nel '600 i mercanti introdussero il caffè in Europa e le "botteghe del caffè" si diffusero rapidamente: il loro tratto distintivo era la conversazione intellettuale. Non tutte queste conversazioni erano viste come ortodosse e in Inghilterra questi luoghi vennero dichiarati illegali. Il divieto fu molto breve e le botteghe, come il consumo del caffè, si diffusero anche più rapidamente di prima. Queste botteghe divennero famose come luoghi in cui si poteva apprendere dalla viva voce dei personaggi dell'accademia e dei politici del momento. L'ambiente creatosi nelle botteghe del caffè contribuì a innalzare sia il pensiero creativo imprenditoriale che quello affaristico. Per esempio, il gigante delle assicurazioni, il Lloyd di Londra, fu fondato in una bottega del caffè all'inizio del '700.

Non possiamo terminare la storia della caffeina senza ricordare un'altra delizia che la contiene: il cioccolato. Il cioccolato fu introdotto in Europa prima di caffè e tè, ma non divenne popolare altrettanto rapidamente in quanto veniva servito principalmente come preparato solido ottenuto dalla lavorazione e tostatura del nucleo del seme di cacao. Nell'800 in Olanda venne sviluppato un metodo che eliminava la maggior parte del grasso (burro di cacao) dal preparato di base, ottenendo una polvere di cioccolato più raffinata. Il burro di cacao veniva poi lavorato con zucchero e polvere di cacao: nasceva così, nel 1840, la barretta solida di cioccolato. Con l'affinamento e la diffusione della tecnica per la lavorazione del cioccolato, il suo consumo si diffuse rapidamente in Europa. Il cioccolato fondente contiene circa 7 mg di caffeina ogni 10 grammi. Questo significa che una barretta da 100 grammi contiene circa 70 mg di caffeina, circa la stessa quantità che c'è in una tazza di caffè.

Come si muove la caffeina nell'organismo

In genere, la caffeina si assume per bocca e viene perciò assorbita nel sangue attraverso le pareti di stomaco, intestino tenue e crasso. Nello stomaco viene assorbita lentamente, per cui la maggior parte dell'assorbimento avviene nel tratto successivo del tubo digerente, l'intestino tenue. Una volta arrivata nell'intestino, quasi tutta la caffeina ingerita viene assorbita. L'effetto massimo si produce nel giro di 30-60 minuti, a seconda di quanto cibo c'è nello stomaco e nell'intestino e di quanto è concentrata la caffeina nel preparato che la contiene. La caffeina si distribuisce uniformemente nell'organismo, viene metabolizzata dal fegato e i suoi prodotti di degradazione vengono eliminati tramite i reni. L'organismo la elimina piuttosto lentamente: occorrono circa tre ore per dimezzare la quantità di caffeina contenuta nel sangue, e quindi parte della caffeina consumata al mattino è ancora in circolo nel pomeriggio. Chi beve diversi caffè o bibite con caffeina durante la mattina o nel pomeriggio, ogni volta aggiunge altra caffeina a quella già presente nell'organismo, col risultato che alla fine della giornata può sentirsi piuttosto agitato.

Come agisce la caffeina

La caffeina è la sostanza più conosciuta di una classe di composti chiamati xantine. La teofillina, un'altra xantina presente nel tè, viene prescritta a chi ha problemi respiratori perché dilata le vie aeree. Nel tè c'è troppa poca caffeina per produrre effetti stimolanti. La cioccolata, oltre a una piccola quantità di caffeina, contiene un'altra xantina meno potente, la teobromina.

Tutte le xantine, caffeina inclusa, svolgono diverse funzioni: l'azione principale è di bloccare l'attività di un neurotrasmettitore/neuromodulatore presente nel cervello chiamato adenosina (per i dettagli si veda più sotto). Di recettori per l'adenosina, però, ce n'è un po' in tutto l'organismo, inclusi i vasi sanguigni, gli adipociti (cellule del grasso), il cuore, il rene e diversi muscoli lisci. Poiché la caffeina svolge varie funzioni su queste cellule, il quadro generale dei suoi effetti risulta molto complesso: l'effetto diretto su un sistema può essere esaltato o ridotto dagli effetti indiretti su un altro sistema.

Gli effetti sul cervello

I recettori adenosinici (che, come abbiamo detto, sono il sito principale su cui agisce la caffeina) quando vengono attivati producono sedazione. L'adenosina rilasciata dalle cellule è un prodotto del metabolismo. Quando i neuroni aumentano la propria attività producono più adenosina, che funge così da "freno" a un'eccessiva attività neuronale: un ingegnoso sistema di autoregolazione. La caffeina stimola l'attività cerebrale riducendo la capacità dell'adenosina di espletare il suo effetto. Questo è un esempio di come un farmaco può indurre un effetto (in questo caso la stimolazione del sistema nervoso centrale) attraverso l'inibizione dell'attività di un neurotrasmettitore che produce un effetto inibitorio (un positivo ottenuto tramite due negativi). In studi elettroencefalografici (EEG) si è osservato che il cervello è "agitato" alle dosi moderate di circa 200 mg (la caffeina presente in una o due tazze di un caffè lungo forte); a dosi più elevate (circa 500 mg) la frequenza cardiaca e quella respiratoria aumentano. C'è anche un restringimento dei vasi sanguigni cerebrali (da notare che sui vasi al di fuori del cervello la caffeina produce un effetto esattamente opposto, ovvero la vasodilatazione).

La caffeina riduce quindi la quantità di sangue che va al cervello. A prima vista può sembrare strano che una sostanza dotata di un effetto stimolante così intenso riduca il flusso sanguigno cerebrale. Alcuni studi hanno dimostrato che una dose di 250 mg (all'incirca quella contenuta in tre tazzine) riduce il flusso ematico verso la materia grigia (costituita principalmente da cellule nervose) di 1/4, e di circa 1/5 verso la materia bianca (formata principalmente dalle fibre di connessione tra i diversi neuroni, che danno origine ai circuiti cerebrali). L'effetto stimolante è evidentemente molto potente, dato che si manifesta anche quando il flusso sanguigno cerebrale diminuisce. Tra l'altro, l'effetto di una singola dose di caffeina sul flusso ematico cerebrale è identico in bevitori forti e bevitori moderati di caffè, a indicare che si tratta di un effetto che non va incontro a tolleranza.

È possibile che si sviluppi una lieve tolleranza ad alcuni effetti della caffeina, ma anche se questo accade rimane possibile raggiungere l'effetto stimolante aumentando la dose. La tolleranza che si sviluppa agli effetti "cerebro-eccitanti" della caffeina è meno potente di quella che si sviluppa ad altri suoi effetti (vedi sotto).

Si può anche sviluppare dipendenza, come indicato dal fatto che quando l'assunzione di caffè viene interrotta improvvisamente si manifestano sintomi di astinenza. Tra le 20 e 25 ore dopo l'ultima dose il soggetto generalmente accusa cefalea e affaticamento. Questi sintomi possono persistere per diversi giorni, fino a una settimana, ma generalmente sono più forti durante i primi due giorni successivi all'interruzione. Antidolorifici da banco (acquistabili senza prescrizione medica) come il paracetamolo o l'ibuprofene alleviano la cefalea, e si possono assumere, in dosi moderate, per tutta la durata dell'astinenza (facendo ovviamente attenzione a non assumere farmaci che contengono caffeina).

Molte persone trovano piacevoli gli effetti psicologici della caffeina. Anche se non la potremmo definire dipendenza, molti consumatori trovano che l'effetto della caffeina sia tanto piacevole da farne un uso frequente. Quelli che decidono di smettere dovrebbero essere preparati a rinunciare a quella sensazione di prontezza e di leggera euforia che forse era diventata una parte importante della quotidianità. Un elemento correlato è che le persone che consumano bevande a base di caffè lo fanno più o meno regolarmente negli stessi momenti della giornata, e questo può rappresentare un rito importante: cambiare i propri riti è difficile.

Gli effetti sul resto del corpo

Cuore

La caffeina agisce sul cuore in due modi: direttamente e indirettamente, tramite i centri cerebrali che regolano il sistema cardiovascolare. Nelle persone che non sono tolleranti alla caffeina, una dose elevata (generalmente sopra i 500 mg, ovvero quattro-cinque tazze di caffè forte) può aumentare il battito di circa 10-20 pulsazioni al minuto (partendo da un livello di base di circa 80/90 al minuto). In alcuni soggetti questo dosaggio può dare origine ad aritmie di breve durata. In genere, comunque, la tazza di caffè mattutina in una persona sana non ha un gran effetto sulla funzione cardiaca.

Il rapporto tra la caffeina e il graduale sviluppo di patologie cardiache è oggetto di un acceso dibattito. La letteratura scientifica non ha finora identificato elementi che indichino un aumento del rischio di patologia cardiaca o di infarto. Uno studio molto ampio non ha individuato alcuna relazione tra consumo di caffè e cardiopatie, ma altri studi riportano un aumento del rischio d'infarto. Un consumo moderato (fino a 500 mg al giorno) probabilmente non comporta problemi significativi. Superato questo livello, però, può aumentare il rischio di infarto, soprattutto in coloro che hanno altri fattori di rischio come il fumo, il sovrappeso o una storia familiare di malattie cardiache.

Notoriamente la caffeina può aumentare la pressione arteriosa, ma questo succede solo alle dosi più alte e in persone che hanno già problemi di controllo della pressione: per questo agli ipertesi viene raccomandato di evitarla.

Colesterolo

Per un po' di tempo si è ipotizzato che potesse esserci un'associazione tra il caffè e i livelli di colesterolo: un'ipotesi ancora controversa. Per stare sul sicuro diciamo che questa relazione non è del tutto esclusa, ma il quadro è ancora poco chiaro. Uno studio scientifico ben condotto ha evidenziato che cinque-sei tazze di caffè al giorno possono aumentare del 10% e oltre il livello di colesterolo LDL (che è il tipo di colesterolo "cattivo", collegato al rischio di patologie cardiache). Questo, però, non accade se il caffè è preparato usando filtri di carta. Non si sa perché questa preparazione non faccia aumentare il colesterolo: alcuni ricercatori pensano che sia perché gli oli del chicco di caffè e altre sostanze che promuovono l'accumulo di grassi nel sangue vengono trattenuti dal filtro di carta.

Rene

La proverbiale pipì che segue il caffè del mattino è probabilmente causata sia da effetti diretti sul rene che da effetti sul cervello. Nel rene ci sono recettori per l'adenosina, e la caffeina agisce su di essi causando effetti simili a quelli dei diuretici. La caffeina potrebbe anche diminuire il rilascio dal cervello di un ormone antidiuretico che normalmente rallenta la produzione di urina.

Sistema digerente

Gli acidi, gli oli e la caffeina contenuti nel caffè possono tutti irritare la parete dello stomaco e promuovere la secrezione di acidi, causando gastrite (infiammazione dello stomaco). Probabilmente la caffeina non è il principale responsabile di questo effetto, visto che il caffè decaffeinato ha effetti simili a quello non decaffeinato. Un tempo il caffè era ritenuto responsabile di ulcera, mentre adesso si sa che la causa principale di questa malattia è un batterio (*Helicobacter pylori*). Agenti irritanti, come il caffè e l'aspirina, possono danneggiare lo strato di muco che protegge la parete gastrica, ma probabilmente non sono causa di ulcera di per sé. In alcune persone la caffeina può causare reflusso gastroesofageo (il versamento del contenuto acido dello stomaco nell'esofago, che causa un doloroso bruciore).

Sistema respiratorio

Caffeina e sostanze simili hanno due effetti molto differenti sul respiro. Il primo è stato citato in precedenza: stimolano la frequenza respiratoria. La teofillina può essere impiegata per il trattamento di problemi respiratori in neonati prematuri. Il secondo effetto è che le xantine rilassano la muscolatura liscia dei bronchioli che portano l'aria nel polmone. Questo effetto è estremamente utile nel trattamento dell'asma, patologia dove le difficoltà respiratorie derivano dalla costrizione di questi condotti. La teofillina è stata ampiamente impiegata in passato per questa malattia, e qualche volta lo è ancora. Oggigiorno ne è stato ridotto l'utilizzo, sia a causa degli effetti collaterali che per la disponibilità di farmaci più efficaci.

Sistema riproduttivo

Anche se gli studi sugli esseri umani non hanno confermato il legame tra consumo di caffeina e malformazioni, i bambini nati da donne che consumavano caffeina durante la gravidanza pesano mediamente di meno alla nascita. Il consumo di caffeina nella donna (almeno una tazza di caffè al giorno) può ridurre le probabilità di rimanere incinta. Ci sono dati contraddittori sull'associazione tra caffeina e fibromi della mammella con successiva evoluzione in carcinoma, ma la maggior parte degli studi non suggerisce alcuna associazione.

Occhi

La caffeina induce la costrizione dei piccoli vasi sanguigni dell'occhio, riducendo il flusso di nutrienti alle cellule oculari e quindi la rimozione dei prodotti di scarto.

Caffeina e stress

La caffeina aumenta alcune delle risposte allo stress, perché aumenta la quantità di adrenalina in circolo. Sembra quindi che i consumatori di caffeina in condizioni di stress (o quelli che usano un surplus di caffeina quando devono lavorare di più) percepiscano gli effetti dello stress più intensamente: la pressione sanguigna, già innalzata dal rilascio di adrenalina, viene ulteriormente aumentata dalla caffeina. In pratica, caffeina e stress assieme producono sull'organismo effetti più accentuati di quelli prodotti da ciascuno separatamente.

Caffeina e attacchi di panico

In alcune persone, la caffeina può contribuire a generare attacchi di panico che insorgono all'improvviso e consistono in potenti sensazioni di pericolo e spavento, a volte molto debilitanti. Molto probabilmente la caffeina induce attacchi di panico solo in persone che ne hanno già avuti. Tuttavia si è osservato che dosi relativamente elevate (oltre i 700 mg) possono indurli anche in persone che non ne avevano mai avuti prima.

Miglioramento delle prestazioni fisiche

La caffeina può leggermente aumentare la resistenza fisica e ritardare l'affaticamento dovuto a un esercizio fisico intenso. Uno dei modi attraverso i quali può esercitare questo effetto è il rilascio nel sangue di grassi che vengono utilizzati come fonte di energia, consentendo all'organismo di conservare le altre riserve energetiche (gli zuccheri) e permettendo all'atleta di sostenere l'attività fisica più a lungo. La caffeina può anche aiutare la *performance* muscolare durante l'esercizio fisico, anche se non è chiaro come questo accada. Di certo dilata i bronchioli facilitando il passaggio dell'aria nei polmoni, e questo potrebbe migliorare certi tipi di *performance*. Va detto però che studi accurati, condotti su atleti ben allenati, non hanno dato risposte definitive: in alcuni casi sembra esserci un miglioramento ma in altri non si osserva alcun effetto. Il giudizio resta quindi sospeso.

Due parole di precauzione per coloro che usano la caffeina a questo scopo. Dato che la caffeina fa perdere liquidi perché aumenta la produzione di urina, chi la assume durante l'attività fisica si può disidratare più velocemente, soprattutto per esercizi di lunga durata come gare di resistenza. Questo avvertimento è particolarmente importante per coloro che praticano queste attività in luoghi caldi. L'altra precauzione riguarda l'effetto sulla frequenza e sul ritmo cardiaco. Un esercizio intenso ovviamente stressa il cuore, e quindi chi soffre di patologie cardiache potrebbe avere problemi se utilizza la caffeina per aumentare le sue *performance* atletiche.

Coloro che hanno cura del proprio peso potrebbero essere interessati all'effetto sul metabolismo dei grassi. I prodotti basati sulla presunta capacità di caffeina e teofillina di "bruciare i grassi" includono una crema alla teofillina messa sul mercato diversi anni fa: basta massaggiare bene, e quell'orribile ciccia sparirà! Sfortunatamente, l'efficacia di questo trattamento non è mai stata dimostrata: probabilmente l'ostacolo più grosso è l'incapacità della teofillina di passare attraverso la pelle e arrivare alle cellule adipose.

In ogni caso, sarebbe interessante capire se la combinazione di caffeina e attività fisica può promuovere il consumo dei grassi e favorire la perdita di peso. In effetti, le cellule adipose hanno i recettori dell'adenosina e le xantine possono indurle a un piccolo rilascio del grasso accumulato: ecco perché alcuni alimenti contenenti caffeina sono venduti come "bruciagrassi". Le ricerche condotte su questi prodotti hanno dimostrato solamente una piccola perdita di peso. In futuro, forse, il caffè e i suoi "parenti" potranno rivelarsi un elemento utile per dimagrire, ma di certo non esiste nulla che "sciolga" i grassi a eccezione del buon vecchio esercizio fisico e di una dieta sana.

Caffeina e calcio

Il calcio è un elemento nutrizionale fondamentale ed è particolarmente importante nello sviluppo e mantenimento di ossa sane e resistenti. La caffeina incrementa l'eliminazione del calcio, e di conseguenza ne riduce i livelli nell'organismo. Anche se non si tratta di un effetto enorme, vale la pena di tenerlo a mente, in particolare le donne. Ci sono anche studi che suggeriscono che la caffeina può ridurre l'assorbimento di calcio assunto con il cibo o con gli integratori. Nonostante questo effetto sia ancora dibattuto, alcuni nutrizionisti raccomandano di assumere gli integratori del calcio prima di bere caffeina.

Trattamento dell'emicrania

Come abbiamo già detto, la caffeina induce la costrizione dei vasi sanguigni e questo è probabilmente il motivo per cui è efficace nel trattamento dell'emicrania. In generale è più semplice prevenire l'insorgenza del mal di testa che eliminarlo una volta esploso: quindi una tazza di caffè forte ai primi segni di emicrania può aiutare a bloccare questo disturbo prima che si manifesti appieno. Tra l'altro, se presa ai primi sintomi del male, la caffeina aumenta l'efficacia dell'ergotamina tartrato, un farmaco che viene utilizzato nell'emicrania. La caffeina sembra anche efficace sul mal di testa di tipo non emicranico, e per questo è inserita in alcuni prodotti antidolorifici da banco. In questi casi, però, la sua efficacia non è stata ancora dimostrata.

Come prendiamo la caffeina

Caffè

La quantità di caffeina in una tazza di caffè varia notevolmente e dipende da diversi fattori.

Tipo di semi di caffè
I semi della specie *robusta* in genere provengono dall'Africa e hanno un contenuto di caffeina doppio rispetto ai semi di *arabica,* che cresce principalmente in Sud Ame-

rica e in Medio Oriente. I caffè *robusta* sono più economici, e in America vengono venduti in pacchetti sfusi dove non viene indicato che tipo di caffè ci sia dentro[2]. Il caffè di *arabica* viene considerato di livello più elevato e dà un infuso dal sapore migliore. L'*arabica* tra l'altro si trova più spesso sotto forma di chicchi interi, non macinati. Per confronto, una tipica tazza di caffè americano ottenuto dai semi di *arabica* generalmente ha da 70 a 100 mg di caffeina, mentre una tazza di *robusta* può contenerne circa 150 mg.

Metodo di torrefazione

I semi di caffè torrefatti contengono meno caffeina e acidi di quelli semplicemente tostati. Molte persone pensano che i caffè torrefatti contengano più caffeina, perché spesso hanno un sapore più forte rispetto a quelli meno tostati. In realtà la torrefazione è un processo che, proprio perché implica una tostatura più prolungata, consente di demolire maggiori quantità di caffeina.

Finezza della macinazione e tipo di infusione

Il metodo di infusione e la dimensione dei granuli del caffè macinato influenzano significativamente la quantità di caffeina che si ritrova nel caffè. Più fine è la macinazione, maggiore è la superficie di polvere che viene a contatto con l'acqua d'infusione, aumentando la probabilità che la caffeina venga estratta. Riguardo al metodo di infusione, una tazza di caffè ottenuta usando una caffettiera americana a sgocciolamento ha generalmente il 20% di caffeina in più di una tazza ottenuta con una caffettiera napoletana. La caffettiera a stantuffo può estrarre il massimo di caffeina dal caffè macinato, perché la polvere viene fatta bollire per diversi minuti prima di abbassare lo stantuffo per separare il caffè dall'acqua.

Espresso

L'espresso è una bevanda diversa dal caffè filtrato. Si ottiene facendo passare velocemente acqua in pressione attraverso uno strato compresso di polvere di caffè. Il risultato è che oli e altre sostanze vengono estratti di più rispetto agli altri metodi e il sapore è notevolmente più ricco. Una tazzina da espresso ha un volume compreso fra 40 e 60 ml, molto meno rispetto alla tazza da caffè americano, ma l'espresso contiene più caffeina per unità di volume. Quindi la quantità di caffeina contenuta in una tazzina di espresso e in una tazza grande di caffè americano è all'incirca la stessa. Mentre una tazza di caffè ottenuta da semi di *arabica* contiene dai 70 ai 100 mg di caffeina, la tazzina di espresso ne contiene tra i 60 e i 90 mg.

Perché allora tanta gente pensa che un espresso induca più agitazione della tazzona di caffè americano? Probabilmente a causa della più elevata concentrazione di caffeina. Quanto più una sostanza è concentrata, tanto più tende a essere assorbita rapidamente attraverso la mucosa dello stomaco e del tenue. Quindi l'assorbimento

---

[2] In Italia le varietà *robusta* sono presenti quasi esclusivamente in miscele già pronte di fascia bassa (per qualità e prezzo), ed è prevalente il consumo di *arabica*. Il *robusta* venduto singolarmente è praticamente assente [NdT].

rapido che si ottiene con l'espresso può risultare in una più rapida comparsa degli effetti e in una più intensa sensazione di "carica".

Le bevande "da bar" a base di caffè, come il cappuccino, sono fatte aggiungendo all'espresso altri ingredienti. La quantità di caffeina che contengono è quindi la stessa, solo più diluita.

Sulla base di queste informazioni è ovviamente impossibile mostrare una semplice tabella che descriva la quantità di caffeina per ogni bevanda a base di caffè. I dati riportati qui sotto sono il risultato di una media approssimata.

CONTENUTO MEDIO DI CAFFEINA NEI VARI TIPI DI CAFFÈ

Caffè americano *robusta* (240 ml)	150 mg
Caffè americano *arabica* (240 ml)	100 mg
Caffè istantaneo (solubile) (240 ml)	65 mg
Caffè americano decaffeinato (240 ml)	3 mg
Espresso *arabica* (60 ml)	90 mg

Tè

Le foglie del tè vengono raccolte da cespugli che crescono principalmente in India, Indonesia e Sri Lanka. Le foglie sono di qualità differenti a seconda di quanto lontano si trovano rispetto allo stelo dell'arbusto: quelle appena sbocciate, più vicine allo stelo, sono considerate di miglior qualità. Le foglie essiccate e lasciate fermentare assumono una tonalità di colore sull'arancio e vengono impiegate per fare i "tè neri". Altri tipi di foglie invece non vengono fermentate e restano verdi. I tè verdi sono quelli più serviti nei ristoranti cinesi e giapponesi.

In genere una tazza di tè contiene meno caffeina di una di caffè. Anche se c'è più caffeina in un etto di tè fermentato che in un etto di caffè, da quell'etto di tè verrà ricavato un numero di tazze di infuso tre o quattro volte maggiore di quante non ne verranno preparate con l'etto di caffè. Anche per il tè la quantità di caffeina per tazza può variare considerevolmente.

Gli effetti positivi per la salute sia dei tè verdi che neri sono stati ben documentati. Studi recenti hanno dimostrato che chi beve una o due tazze di tè al giorno ha più possibilità di sopravvivere a un infarto cardiaco rispetto a chi non ne beve. Non è chiaro perché ci sia questo effetto positivo; non è chiaro neanche se riguardi solo la sopravvivenza all'infarto o tutta la patologia cardiaca. Alcuni ricercatori ipotizzano che la protezione sia dovuta agli "antiossidanti" contenuti nelle foglie di tè, perché questi composti possono contribuire ad abbassare i livelli di colesterolo, proteggendo il cuore. È importante notare che questi effetti positivi non sono stati osservati con gli infusi di altre erbe. Sembra che proprio le foglie di tè siano la fonte delle sostanze chimiche protettive. E potrebbero anche essere la fonte di sostanze antistress naturali: in un recente studio scientifico è stato scoperto che chi beve quotidianamente un infuso contenente le componenti del tè nero per un periodo di sei settimane controlla lo stress meglio rispetto a chi beve un infuso di controllo identico in tutto (caffeina inclusa) eccetto che per le sostanze presenti nelle foglie di tè nero. I ricercatori avevano anche avuto cura di utilizzare l'infuso freddo, in modo da evitare l'effetto antistress legato all'ingestione di una bevanda calda. Dopo un evento stressante coloro che bevevano l'infuso "attivo" avevano un basso livello ematico dell'ormone dello stress, il cortisolo. Quindi, la componente non caffeinica delle foglie del tè nero potrebbe effettivamente aiutare a ridurre la reattività organica allo stress.

Bibite

Il consumo di bibite contenenti caffeina è cresciuto progressivamente negli anni. Alcuni sono infastiditi dall'irritazione gastrica che talvolta si associa agli acidi presenti nel caffè, per cui preferiscono bere *soft drink* contenenti caffeina. Normalmente la concentrazione della caffeina in queste bibite è notevolmente inferiore rispetto a quella dei caffè, ma una lattina contiene 330 ml, cioè un volume relativamente grande: in sostanza, il contenuto di caffeina in questi *soft drink* non è affatto trascurabile (circa 20-50 mg). Le bibite dietetiche contengono la stessa quantità di caffeina (a volte anche di più) di quelle non dietetiche.

Bevande energetiche

Il termine "bevanda energetica" (o *"energy drink"*) non è molto preciso. Queste bevande in realtà non producono più energia, ma possono indurre una sensazione di maggiore attenzione, se non addirittura di sballo, per via del loro contenuto in caffeina. La concentrazione di caffeina in questi prodotti spesso è doppia rispetto alle normali bibite, ma sono in lattine più piccole (hanno un volume di circa 2/3 rispetto a quello delle altre lattine): la maggior parte di queste bibite contiene da 50 a 75 mg di caffeina. Quindi, anche se gli *energy drink* hanno la fama di dare una bella botta di caffeina, in realtà ne contengono circa la stessa quantità del caffè o addirittura meno. Queste bibite spesso contengono anche uno svariato numero di altre sostanze che rientrano nella categoria degli integratori, come *Ginkgo biloba*, taurina, ginseng, vitamina B e zucchero. In questo capitolo non parleremo di integratori, ma di alcune di queste sostanze si parlerà in altri capitoli e gli *energy drink* verranno affrontati anche nel capitolo "Stimolanti".

Anche se gli *energy drink* sono relativamente recenti (la Red Bull per esempio è stata commercializzata in USA nel 1997 e in Italia dai primi anni 2000), il volume di vendita nel 2005 è stato di 3,5 milioni di dollari. È stata utilizzata una strategia di marketing aggressiva verso i giovani, che ha garantito un notevole successo. Cos'è che rende questi prodotti attraenti al punto da avere rapidamente raggiunto una massiccia presenza sul mercato? Un elemento della loro popolarità può avere a che fare con le modalità di consumo. Diversamente dalle bevande calde alla caffeina, che normalmente vengono sorseggiate lentamente, gli *energy drink* si bevono in genere rapidamente, il che comporta un assorbimento più rapido della caffeina (e delle altre sostanze) e quindi una "botta" più immediata. È anche possibile che gli altri ingredienti interagiscano con la caffeina, e forse ne modulino l'effetto. In particolare questo sembra accadere per la taurina, anche se gli studi a questo riguardo sono ancora troppo pochi.

Si è anche diffusa l'abitudine di mescolare *energy drink* e alcolici. Molti credono che gli *energy drink* aumentino il piacevole effetto eccitante dell'alcol, diminuendo quello sedativo. Quasi sicuramente questo non è vero. Come già specificato nel capitolo sull'Alcol, combinando caffeina con alcol non se ne riduce l'effetto inabilitante ma ci si sente solo più svegli. Il che è pericoloso: se uno si sente sveglio e reattivo può essere indotto a pensare di poter bere altro alcol senza conseguenze dannose, quando invece non è così. È saggio essere cauti con le combinazioni tra sostanze diverse, soprattutto quando gli studi sulle interazioni sono ancora scarsi.

Alcuni pensano che faccia bene praticare dell'attività fisica dopo aver bevuto un *energy drink*. La caffeina può aumentare l'attenzione e la motivazione all'esercizio fisico, ma fa anche aumentare la disidratazione, riducendo le *performance* atletiche. È importante non confondere queste bevande con le bevande per lo sport, come il Gatorade, che non contiene caffeina ma è ricco di elettroliti indispensabili all'organismo sia durante che dopo l'attività fisica.

Farmaci da banco

Pochi farmaci contengono caffeina; tra questi, qualcuno ne contiene quantità ragguardevoli (fino a 200 mg per compressa)[3].

Cioccolato

Il cioccolato viene preparato dai baccelli dell'arbusto della *Theobroma cacao,* che contiene una xantina particolare detta teobromina. Una tazza di cacao può contenere fino a 200 mg di teobromina, ma questa sostanza è uno stimolante molto meno potente della caffeina. Comunque la cioccolata contiene anche caffeina: per esempio, 30 grammi di cioccolata per dolci ne contengono 25 mg e una tazza di cacao da 150 ml ne può contenere da 15 a 20 mg. Un bicchiere di latte al cioccolato da 240 ml contiene al massimo 10 mg di caffeina.

Un'ultima osservazione sul cioccolato: la caffeina e la teobromina non sono le uniche sostanze psicoattive contenute nella cioccolata. È stato recentemente dimostrato che una componente del cioccolato è molto simile alla sostanza naturale che nel cervello interagisce con i recettori THC, recettori ai quali si lega la sostanza psicoattiva contenuta nella marijuana. La concentrazione di questa componente è molto ridotta nel cioccolato: si è stimato che si dovrebbero mangiare 12 kg di cioccolata per stimolare questi recettori nella stessa misura di una dose normale di marijuana. Tuttavia è possibile che la sua presenza possa integrare la sostanza simil-THC natu-

---

[3] Nelle preparazioni in vendita negli Stati Uniti si possono trovare fino a 200 mg per compressa. Alcuni di questi prodotti sono acquistabili anche in Italia via internet. Come già detto, in Italia la caffeina si trova in vari medicinali da banco (acquistabili senza prescrizione medica) in associazione con antidolorifici. In queste preparazioni, tuttavia, il contenuto di caffeina è relativamente basso (da 15 a 25 mg per compressa) [NdT].

ralmente presente nel cervello, in misura sufficiente a produrre un leggero effetto. Questi risultati hanno spinto a ipotizzare che il vago senso di benessere e felicità che alcuni riferiscono di percepire quando consumano cioccolato possa dipendere dalla combinazione dei leggeri effetti della (poca) caffeina con quelli relativi all'attivazione dei recettori THC del cervello.

Tossicità della caffeina

Nell'insieme la caffeina è abbastanza sicura, se chi la beve (senza esagerare) è una persona in buona salute. Gli effetti collaterali indesiderati che vengono percepiti dalla maggior parte delle persone sono irritazione gastrica, nervosismo e agitazione. Con l'avanzare dell'età aumenta la tendenza all'insonnia, e questo in genere spinge a limitare il consumo pomeridiano e serale. Le pillole contenenti quantità relativamente elevate di caffeina possono produrre gravi effetti collaterali in coloro che ne prendono molte per star svegli: studenti in ritardo con la preparazione degli esami o camionisti, per esempio. È importante ricordare che la caffeina può anche aiutare a star svegli, ma dormire è una necessità biologica molto importante, che non è possibile ignorare a lungo.

I bambini che assumono teofillina come terapia per l'asma possono andare incontro a effetti tossici se il suo tasso ematico raggiunge livelli troppo elevati. I sintomi principali sono gravi disturbi gastrointestinali, vomito, estremo nervosismo ed eccitabilità, che può sfociare in crisi epilettiche se la concentrazione ematica diventa molto elevata. Da ricordare inoltre che la presenza di fattori predisponenti alle patologie cardiovascolari (obesità, ipertensione ecc.) rende più vulnerabili a qualsiasi agente che possa compromettere la funzione cardiaca.

4

Ecstasy

Classe farmacologica. Entactogeni.

Sostanze. 3,4-metilendiossimetamfetamina (MDMA), 3,4-metilendiossiamfetamina (MDA), 3,4-metilendiossietilamfetamina (MDE), N-metil-1-(3,4-metilenediossifenil)-2-butanamina (MBDB).

Termini di uso comune. Adam, biglia, cala, caramella, E, ecstasy, giuggiola, palletta, pasta, pillola di Adamo, X, XTC (MDMA); Eva (MDE); love, pillola dell'amore (MDA); bomba, dollaro, eden, TNT (MBDB).

Lo sballo. L'MDMA, l'MDA e l'MDE aumentano la frequenza cardiaca, la pressione sanguigna e la temperatura corporea e sono in grado di indurre uno stato di grande energia e di allerta, simile a quello che si osserva dopo assunzione di amfetamina (vedi il capitolo "Stimolanti"). Come gli stimolanti, anche queste sostanze riducono l'appetito. Gli effetti sull'umore, tuttavia, sono diversi da quelli dell'amfetamina. Chi assume amfetamina prova uno stato di euforia ed energia, mentre chi assume MDMA prova una calda sensazione di "empatia" e di buona disposizione verso tutti quelli che lo circondano.

Overdose e altri effetti indesiderati. Per lo più, coloro che assumono alte dosi di MDMA riferiscono di avvertire sensazioni spiacevoli di paura associata a bruxismo (digrignamento dei denti). L'MDMA può causare la morte quando assunta in concomitanza con intensa attività fisica, in particolare in ambienti caldi (come ai *rave dance party*). Il decesso può avvenire con le modalità dell'overdose da stimolanti: forte aumento della temperatura corporea, ipertensione e insufficienza renale. Diversi studi, condotti sia su animali che sull'uomo, hanno evidenziato un danno a livello dei neuroni a serotonina che perdura per il resto della vita. La tossicità di MDA e MDE non è ancora stata studiata a fondo, ma non sembra dissimile da quella dell'MDMA.

Interazioni pericolose con altre sostanze. Queste droghe possono essere molto dannose se assunte in concomitanza con alcuni tipi di antidepressivi, come gli inibitori delle mono-amino ossidasi (MAO). Questa interazione può portare a un aumento grave (a volte fatale) della frequenza cardiaca e della pressione arteriosa.

In questo capitolo

Un po' di storia

L'MDMA fu sintetizzata dalla Merck nel 1921 e brevettata come intermedio di sintesi (e non inibitore dell'appetito, come a volte si sente dire). Non è mai stata utilizzata in clinica e neppure testata sull'uomo fino al 1950. Il primo studio scientifico è stato condotto da Amy nel 1953, ma i risultati di questa ricerca sono stati pubblicati solo nel 1969. Negli anni Sessanta una sostanza simile, l'MDA (metilendiossiamfetamina) era diffusa tra i tossicodipendenti, ma l'MDMA non fece ritorno sulla scena se non dopo essere stata sintetizzata e testata da Sasha Shulgin e Dave Nichols nel 1978. Alcuni psicoterapeuti pensarono che l'empatia indotta dall'ecstasy potesse essere utile in psicoterapia, per la condizione di temporanea apertura mentale che poteva aiutare i pazienti ad approfondire l'introspezione e a migliorare la comprensione reciproca. Questi benefici terapeutici non furono ottenuti e, invece, l'uso ricreativo si diffuse rapidamente negli anni ottanta. Questa modalità d'uso, oltre ai dati relativi alla tossicità, portarono la DEA (*Drug Enforcement Administration*) a classificare l'ecstasy come "sostanza senza comprovata validità clinica". L'ecstasy si mosse in fretta verso i bassifondi del mondo della droga e divenne popolare durante i *rave dance party* in Inghilterra. Dall'Inghilterra migrò verso gli Stati Uniti. Lo studio *Monitoring the Future* ha stimato che il consumo di MDMA fra gli studenti degli ultimi anni delle scuole superiori americane sia passato dal 4,6% all'11,7% dal 1996 al 2001. Successivamente, strategie di comunicazione sui potenziali rischi dell'MDMA, attive campagne educative e una minore disponibilità della sostanza hanno portato a un rapido crollo dei consumi, che nel 2005 riguardava il 5,7% degli studenti. Alcuni gruppi di ricerca continuano a sostenere un suo possibile utilizzo in clinica. Diversi studi clinici sono in corso in Europa e almeno 2 negli Stati Uniti, per patologie da stress post traumatico e per l'ansia nelle fasi tardive delle patologie tumorali.

È veramente ecstasy?

In molte pillole vendute come ecstasy sono state identificate altre sostanze. Secondo un'indagine condotta dal sito web *DanceSafe*, solo il 30% circa delle presunte pastiglie di ecstasy conteneva interamente MDMA, un po' più della metà ne conteneva almeno un po' e circa un 15% non ne conteneva affatto. È probabile che da questa indagine sia risultata "falsa" una percentuale di pastiglie più alta rispetto a quella reale, perché molte venivano mandate al sito proprio in quanto i consumatori sospettavano non contenessero MDMA. In ogni caso, la probabilità che le pillole contengano qualcosa che non è MDMA è alta. A volte sono presenti sostanze meno pericolose come la caffeina o il destrometorfano, ma sono contaminanti comuni anche la metamfetamina, l'MDA e l'MDE. Una lista incompleta dei contaminanti include metamfetamine, destrometorfano, efedrina, pseudoefedrina, caffeina, MDA, alcuni allucinogeni minori e la ketamina. Anche un'altra sostanza correlata all'MDMA, la parametossiamfetamina (PMA) è stata ritrovata in pillole cosiddette di ecstasy. La PMA è una sostanza stimolante che induce tossicità a dosi molto simili a quelle che provocano effetti piacevoli. Di seguito, e nei capitoli riguardanti gli stimolanti e gli allucinogeni, prestate attenzione a quello che leggerete senza mai dimenticare che non è vero che l'MDMA sia sicura e che solo le sostanze contaminanti siano pericolose.

Come si muove l'MDMA nell'organismo

L'MDMA viene solitamente assunta sotto forma di pastiglie di diversi colori (bianco, giallo e beige) preparate in laboratori illegali. Alcune volte, tuttavia, la polvere pura viene disciolta in acqua e iniettata o assunta per via rettale. L'effettivo contenuto di MDMA nelle pillole varia da 50 a 200-300 milligrammi. L'MDMA è ben assorbita a livello gastrointestinale e i picchi ematici sono raggiunti in circa un'ora. L'effetto dura da 3 a 6 ore.

Gli effetti dell'MDMA sul cervello e sull'organismo

Tutti quelli che fanno uso di MDMA riferiscono le stesse sensazioni: parlano di un sentimento di empatia, apertura mentale e altruismo. Le sensazioni positive sono state descritte anche come diminuzione della timidezza, della paura, dell'aggressività, del timore della separazione dagli altri, degli impulsi ossessivi.

Un consumatore alla prima assunzione di MDMA descriveva queste sensazioni così:

Quello che succede è che la droga porta via tutte le tue nevrosi, tutte le tue paure. Ti senti aperto, libero, sereno e amorevole. Non posso immaginare che sotto l'effetto dell'ecstasy qualcuno si arrabbi, o che si comporti da egoista o meschino, o che stia sulla difensiva. Ti fa capire un sacco di cose di te stesso, cose che ti rimangono anche quando gli altri effetti scompaiono. Non ti dà niente che tu non abbia a portata di mano. Non è un viaggio. Non si perde il contatto con il mondo. Sotto l'effetto dell'MDMA puoi prendere il telefono, chiamare tua madre e lei non si accorgerà di niente.[1]

Sia negli animali che nell'uomo l'MDMA sembra indurre una combinazione degli effetti dell'amfetamina e degli allucinogeni. L'MDMA non causa delle vere allucinazioni ma, sotto il suo effetto, molti riferiscono di sperimentare un aumento nella percezione degli stimoli sensoriali e una percezione del tempo distorta. Induce un'iperattività simile a quella prodotta dall'amfetamina, sia negli animali che nell'uomo, con i classici segni della risposta "combatti o fuggi" (*fight or flight*: si veda il capitolo sugli stimolanti, NdT). Per esempio, si può osservare un aumento della frequenza cardiaca e della pressione arteriosa, e la dilatazione della muscolatura liscia dei bronchioli a livello polmonare. Anche le pupille si dilatano, e il flusso ematico ai muscoli aumenta.

Un modo per testare le caratteristiche di una sostanza stupefacente sconosciuta è di proporla a un animale abituato a riconoscere determinate sostanze e vedere se è in grado di riconoscere anche quella in esame. Questa procedura si chiama test di discriminazione. Quando il test viene fatto con l'MDMA, sia alcuni degli animali abituati a riconoscere l'amfetamina che alcuni di quelli abituati all'LSD e altri allucinogeni riconoscono anche l'MDMA (non discriminano fra l'MDMA e la loro "sostanza preferita", NdT). Errori di questo tipo non vengono fatti quasi mai con altre droghe (per esempio, le sostanze amfetamino-simili non vengono quasi mai confuse con gli allucinogeni), il che indica che gli effetti comportamentali dell'MDMA sono proprio particolari.

Alcuni riportano che l'MDMA fa diminuire l'aggressività, e questo effetto è evidente anche negli animali. Inoltre l'MDMA influisce sul comportamento sessuale: sia uomini che donne possono accusare difficoltà o addirittura incapacità a raggiungere l'orgasmo, anche se la sensazione piacevole dell'eccitazione sessuale è mantenuta o aumentata. Non è chiaro se il consumo di MDMA sia gratificante e se crei dipendenza come la cocaina. I primati assumono questa sostanza volontariamente, e il modo stesso attraverso il quale essa agisce sul cervello suggerisce che debba avere un elevato potenziale tossicomanigeno. Tuttavia, il tipico pattern di utilizzo nell'uomo è abbastanza diverso da quello della cocaina e dell'amfetamina. Nonostante alcuni ne facciano un uso ripetuto, l'MDMA è più frequentemente utilizzata in occasioni par-

---

[1] Tratto da *"Ecstasy and the Dance Culture"* di Nicholas Saunder Londson, 1995 (pubblicato dall'autore).

ticolari come feste, *rave dance parties*. Un uso compulsivo e quotidiano (come quello che si può osservare con cocaina o eroina) non è frequente con l'MDMA, ma alcune persone sviluppano tolleranza e quindi aumentano il numero di pastiglie per compensare la riduzione degli effetti. Uno studente in un gruppo di studio riportava: *"Più te la fai, meno la senti – e peggio stai quando l'effetto se ne va"*.

Insomma, l'MDMA induce un quadro comportamentale davvero singolare. Le sensazioni positive che le persone dicono di provare sono abbastanza simili agli effetti della fluoxetina e della fenfluramina (il principale costituente di alcune pillole dimagranti). Come vedremo in seguito, ciò accade anche perché queste tre sostanze (MDMA, fluoxetina e fenfluramina) hanno alcune caratteristiche biochimiche comuni. Nel complesso, l'MDMA non entra in nessun'altra categoria di farmaci e il termine entactogeno, che significa *"in grado di indurre uno stato psicologico tale da aumentare le capacità introspettive e di contatto con il mondo esterno"*, è stato coniato apposta.

Dal punto di vista della struttura chimica l'MDA è molto simile all'MDMA e, nonostante abbia azioni simili all'amfetamina, i suoi effetti sull'umore sono diversi. L'MDA agisce molto di più come un tipico allucinogeno, mentre l'MDE induce uno stato psicologico molto simile a quello dell'MDMA, ma non possiede quella singolare capacità di produrre empatia.

Come lavora l'MDMA nel cervello

La maggior parte degli effetti dell'MDMA si possono spiegare attraverso la capacità di aumentare i livelli sinaptici di alcuni neurotrasmettitori: le monoammine dopamina, noradrenalina (vedi il capitolo "Stimolanti") e serotonina (vedi il capitolo "Allucinogeni"). Come l'amfetamina, l'MDMA libera attivamente le monoammine nella sinapsi e, rispetto alla cocaina, la quantità rilasciata è molto più elevata. Diversamente dall'amfetamina, l'MDMA è molto efficace nell'incrementare i livelli di serotonina. Mentre l'amfetamina è da 10 a 100 volte più efficace nello stimolare il rilascio di dopamina e noradrenalina rispetto alla serotonina, l'MDMA si comporta in maniera opposta: rilascia serotonina molto più efficacemente della dopamina.

Il profilo biochimico dell'MDMA correla molto bene con gli effetti comportamentali: il grande aumento nella temperatura corporea, la scarsa capacità di indurre dipendenza, la riduzione dell'aggressività, sono tutti effetti tipici di una sostanza che è in grado di provocare un aumento dei livelli di serotonina nelle sinapsi. I livelli di serotonina possono essere aumentati anche da farmaci antidepressivi appartenenti alla categoria di cui fa parte la fluoxetina (i cosiddetti "inibitori selettivi della ricaptazione della serotonina" o SSRI), ma attraverso meccanismi diversi e con effetti più limitati: questi farmaci prevengono la ricaptazione della serotonina ma non promuovono un rilascio attivo a livello sinaptico. Questo significa che, perché questi farmaci abbiano effetto, occorre che il neurone rilasci serotonina da solo. L'MDMA può rendere disponibile molta più serotonina, perché non deve aspettare alcun aiuto da parte dei neuroni.

Quello che non sappiamo è se l'azione sulla serotonina basti per spiegare l'effetto così particolare dell'MDMA sull'umore, o se altre azioni non ancora individuate siano responsabili delle sensazioni positive e del senso di empatia. Studi recenti condotti sull'uomo suggeriscono che il rilascio di serotonina sia necessario per spiegare la maggior parte degli effetti dell'MDMA sull'umore, perché persone trattate con farmaci che bloccano il recettore per la serotonina riportano effetti molto meno intensi. Tuttavia la fenfluramina, un derivato dell'amfetamina con effetti simili all'MDMA nel favorire un forte rilascio di serotonina, induce solo alcuni degli effetti psicologici, come la riduzione dell'aggressività, ma non le alterazioni dell'emotività. Come agisca realmente l'MDMA resta ancora un mistero: nessun'altra sostanza induce una simile condizione psicologica, e le alterazioni del profilo neurochimico che sono state osservate fino a ora non spiegano tutti gli effetti.

La tossicità dell'MDMA

L'MDMA può essere veramente spiacevole, e talvolta pericolosa, se assunta ad alte dosi (da 2 a 4 volte la dose singola abituale di 80-120 mg). Gli effetti dell'intossicazione sono quelli tipici di tutte le sostanze che agiscono favorendo il rilascio di serotonina. Man mano che la dose aumenta, le persone riferiscono sensazioni di grande paura e tensione, associate a bruxismo (digrignamento dei denti), e ai classici segni di eccessiva stimolazione del sistema nervoso simpatico. La fame e la sete scompaiono, e tipicamente si provano sensazione di bocca asciutta, crampi muscolari e a volte nausea. A dosi più elevate, l'MDMA può indurre un forte innalzamento della temperatura, uno dei principali effetti tossici: l'alta temperatura può causare il danno muscolare e l'insufficienza renale che sono stati osservati in casi di morte (spesso dopo un *rave party*). Quando la gente balla per molto tempo in ambienti affollati, l'attività fisica e la tendenza alla disidratazione possono produrre una pericolosa sinergia con gli effetti della droga. L'MDMA può anche causare effetti cardiovascolari che possono portare a morte persone affette da patologie cardiologiche (a volte non ancora diagnosticate). L'MDMA può causare infarto e ischemia cerebrale. Sfortunatamente non è così semplice individuare la dose tossica di MDMA. In genere la gente fa uso di ecstasy alle feste, assieme ad altre droghe, e difficilmente è poi in grado di stabilire quanta droga ha assunto. Come per la maggior parte delle sostanze simili all'amfetamina, l'MDMA può indurre crisi epilettiche a dosi molto elevate. La PMA è più tossica alle dosi "ricreative", e le persone che prendono questa sostanza corrono un rischio molto serio di andare incontro a un grave aumento della temperatura e a importanti disfunzioni cardiovascolari.

L'idea che l'MDMA da sola non sia tossica non è altro che è una leggenda metropolitana. Si può morire anche per l'assunzione di MDMA in un ambiente "ricreazionale" come una festa (anche se il numero totale di morti in queste condizioni è esiguo). Non esistono statistiche sul numero totale di decessi attribuibili all'MDMA negli USA, ma il DAWN (*Drug Abuse Warning Network*, un ente che si occupa del controllo sulle sostanze da abuso) riferisce che, nel solo 2004, ci sarebbero stati da 20 a 30 decessi dovuti all'MDMA nelle aree metropolitane e negli stati per i quali si disponeva di informazioni. Ricerche australiane e britanniche condotte dal 2000 in poi riportano dati simili.[2] A titolo di paragone, il DAWN riporta 8621 ricoveri in pronto soccorso per assunzione di ecstasy nel 2004, contro i 73400 per la metamfetamina.

Alcune morti attribuite all'MDMA sono sopraggiunte in seguito al tentativo di prevenirne la tossicità. Molti provano a contrastare la disidratazione e l'alta temperatura corporea bevendo molta acqua. Alcuni bevono in poco tempo così tanta acqua da diluire il sodio contenuto nel sangue. Questa condizione, detta "iponatremia", può causare forti mal di testa, nausea, vomito, crisi epilettiche e, in casi estremi, edema cerebrale e morte. Alterazioni nei livelli dell'ormone antidiuretico indotti dall'MDMA o dall'ipertermia possono peggiorare la situazione facendo concentrare l'urina. In parole semplici, la gente beve molta più acqua di quella necessaria per ripristinare i fluidi persi. È una cosa che succede anche ai maratoneti. Alla fine della maratona di Boston del 2002 il 22% delle maratonete donne erano affette da iponatremia. Quanta acqua è "troppa"? Dipende da quanto si suda, ma non ci sono dati sui consumatori di MDMA: fra i maratoneti, sono a rischio quelli un po' più lenti, che bevono circa un litro all'ora. Fortunatamente è possibile riprendersi dall'iponatremia se si ricevono cure mediche.

L'MDMA è responsabile anche di problemi psicologici e/o psichiatrici. La conseguenza più comune è lo stato "*down*" che interviene pochi giorni dopo il consumo. Questo stato è quasi sempre temporaneo ma i cambiamenti di umore possono essere così importanti da essere paragonabili a una lieve depressione. Alcune persone si sentono anche più irritabili o aggressive. Questo effetto può persistere nei grandi consumatori di MDMA e sembrerebbe più grave nelle donne che negli uomini. In seguito a un uso ripetuto, alcuni pazienti hanno subìto attacchi di panico, risoltisi in alcuni casi mentre in altri hanno continuato a manifestarsi per mesi. In consumatori cronici di dosi elevate sono stati osservati anche allucinazioni e sintomi psicotici paranoici (simili a quelli riscontrabili in seguito ad assunzione di amfetamina). Quando l'abuso della sostanza si interrompe, questi sintomi recedono.

Esistono effetti a lungo termine? Individuare i possibili effetti psicologici dell'MDMA a lungo termine è difficile perché la maggior parte di coloro che la usano in modo cronico abusa anche di altre sostanze che influenzano la salute e le funzioni cerebrali, come marijuana, alcol, stimolanti e narcotici. Alcuni studi suggeriscono che un uso intenso (centinaia di volte) si può associare con ansia persistente, coinvolgimento in situazioni pericolose e altri problemi psicologici, ma occorreranno studi più approfonditi per verificare se l'MDMA è la causa di questi sintomi. Inoltre, dati recenti dimostrano che l'uso "pesante" può essere associato a problemi di memoria, dovuti proprio all'MDMA e non all'uso di altre sostanze. Questo effetto è ben noto nella comunità di tossicodipendenti, tanto che in America hanno coniato il termine "*E-tard*" per descrivere i forti consumatori di MDMA. Non si sa ancora se queste alterazioni siano reversibili: la letteratura scientifica è poco chiara su questo punto anche se, almeno in alcuni studi, gli ex-consumatori di ecstasy avevano prestazioni mnemoniche migliori rispetto a chi continuava ad abusarne.

---

[2] Casi di morte attribuibili esclusivamente ad ecstasy sono stati segnalati anche in Italia (Relazione Annuale al Parlamento sullo Stato delle Tossicodipendenze in Italia, 2007 [NdT].

L'MDMA è veramente neurotossica?

A tutt'oggi non è chiaro se l'MDMA causi danni a lungo termine ai neuroni serotoninergici, una preoccupazione nata da osservazioni su sostanze simili all'amfetamina capaci anche loro di rilasciare serotonina. In studi di laboratorio, sostanze che facilitano il rilascio di dopamina e di serotonina (per esempio la metamfetamina) hanno indotto cambiamenti a lungo termine nei neuroni dopaminergici e/o serotoninergici. Tutti i "componenti" delle terminazioni nervose serotoninergiche sembrano scomparire dal cervello: è stata osservata una grossa perdita del neurotrasmettitore (la serotonina), del trasportatore della serotonina e di altri componenti della terminazione. L'entità del danno dipende dalla dose e dal tempo di esposizione a queste sostanze. Dosi ridotte provocano poco o nessun danno; dosi moderate portano a un'evidente perdita di attività serotoninergica, ma lasciano il sistema ancora funzionante; dosi elevate determinano un blocco del sistema: i neuroni non sono più in grado di rilasciare serotonina per mesi.

L'MDMA agisce come altre sostanze della stessa categoria. In studi sperimentali su ratti e primati, induce una perdita temporanea di serotonina, perdita che non rappresenta un vero problema a lungo termine ma potrebbe causare la lieve depressione "di metà settimana". Inoltre produce lo stesso tipo di alterazioni a lungo termine delle sostanze amfetamino-simili. In alcuni casi, su persone che fanno un uso costante e continuativo, tra una dose e l'altra avviene un parziale recupero della funzione serotoninergica, recupero che viene meno quando si aumentano le dosi. Ancora non è chiaro se la perdita di marker delle terminazioni interessate dall'azione dell'MDMA significhi che le terminazioni sono completamente danneggiate o solo svuotate del loro contenuto. Nessuno degli studi condotti fino a ora è stato in grado di fornire prove certe su quale ipotesi sia valida, se il danno a carico delle terminazioni nervose sia completo o reversibile. A ogni modo, il dato certo è che sia la serotonina che il suo trasportatore che il principale enzima coinvolto nella sintesi sono ridotti a livelli molto bassi: visto che il neurone serotoninergico non può più funzionare bene, è poco essenziale stare a chiedersi se la terminazione è ancora lì ma vuota o è proprio sparita. Quanto MDMA è necessario per produrre un danno significativo a lungo termine? Dati sperimentali evidenziano che la dose necessaria per indurre un danno permanente corrisponderebbe, in una persona di 70 kg, a 350 mg ogni 4 giorni. Negli studi iniziali la sostanza veniva iniettata ma più recentemente sono emersi risultati simili anche per la somministrazione orale (la modalità di assunzione nell'uomo). La dose media in una pastiglia di ecstasy è di 100 mg.

Ma si ha lo stesso tipo di danno anche nell'uomo? La risposta sembra essere affermativa. I livelli di molti marker delle terminazioni serotoninergiche (come il trasportatore vescicolare o il principale metabolita della serotonina) sono ridotti in chi fa uso di ecstasy. Finora nessuno studio risponde a tutte le domande, e il dibattito rimane aperto: il dato che sta emergendo è che nei grandi utilizzatori di MDMA, cioè in persone che l'hanno assunta centinaia di volte e per molti anni, si osserva una perdurante disfunzione nei neuroni serotoninergici. E non siamo certi che questi effetti scompaiano se si interrompe l'abuso della sostanza.

Quali sono le conseguenze del danno al sistema serotoninergico nel lungo termine? L'ansia e i problemi nell'apprendimento discussi in precedenza sono correlabili a questo tipo di danno? Residui di ansia, di irritabilità e aggressività sono stati osservati nei grandi consumatori di ecstasy. Siccome maggiori livelli di serotonina comporterebbero un miglioramento dell'umore e ridotti livelli comporterebbero fenomeni depressivi (vedi il capitolo "Allucinogeni"), si può ipotizzare che chi consuma ecstasy in grandi quantità possa andare incontro a disturbi dell'umore.

Ci possiamo salvare?

Gli esperti sono in disaccordo sulla possibilità che misure idonee ad abbassare la temperatura corporea e a favorire l'idratazione proteggano dagli effetti tossici dell'MDMA. I *raver* più oculati hanno adottato diversi metodi per proteggersi: bevono molta acqua e tentano di abbassare la temperatura corporea utilizzando "camere umide" in cui la gente si spruzza acqua a vicenda, mantenendo bassa la temperatura dell'ambiente. Talvolta assumono anche l'antidepressivo fluoxetina per proteggersi dagli effetti neurotossici e l'aminoacido triptofano quando percepiscono di essere in fase *down*, per favorire il recupero dei livelli di serotonina. Funzionano queste strategie? Certamente il danno organico causato dall'alta temperatura corporea può essere evitato se si sta in un ambiente sufficientemente freddo, ma la protezione dalla neurotossicità è più incerta. Dati sperimentali mostrano che i cambiamenti nei neuroni serotoninergici non avvengono se l'animale è mantenuto al freddo. Tuttavia non sappiamo se queste scoperte possono essere estese all'uomo. Lo stesso si può dire dell'assunzione di antidepressivi del gruppo SSRI, come la fluoxetina. Questo approccio si è dimostrato valido in studi su animali ma non è mai stato verificato nell'uomo. Se assunti per primi, gli SSRI impediscono all'MDMA di agire a livello della terminazione nervosa. Questo previene completamente il danno, ma previene anche gli effetti dell'MDMA: infatti chi consuma ecstasy prende il farmaco solo quando sente spegnersi l'effetto della droga. Potrebbe essere pericoloso? Teoricamente, se si assume un SSRI troppo presto, mentre c'è ancora molta serotonina in giro, si potrebbe innescare la "sindrome da serotonina". Gli SSRI impediscono alla serotonina di essere ricaptata dalle terminazioni nervose, come fa anche l'MDMA: se quindi SSRI e MDMA sono presi insieme, si può arrivare a un pericoloso innalzamento dei livelli di serotonina che può condurre a conseguenze simili a quelle dell'overdose da MDMA. In casi lievi si potrebbero avere nausea, diarrea, incremento del tono muscolare e incremento della pressione arteriosa; in casi gravi, un forte innalzamento della temperatura corporea e la morte. Casi di sindrome da serotonina sono stati riportati dopo l'assunzione di MDMA da sola e, teoricamente, l'associazione potrebbe aumentare il rischio. A oggi, tuttavia, non ci sono ancora casi documentati.

L'MDMA solleva alcune delicate questioni etiche. Questa sostanza potrebbe essere usata clinicamente? La questione viene dibattuta da alcuni scienziati e ci sono argomenti sia a favore che contro. A favore di un suo possibile utilizzo terapeutico si ha che l'MDMA non induce effetti dannosi a dosi che potrebbero essere usate clinicamente. Ci sono molti farmaci approvati clinicamente, come la morfina e l'amfetamina, che sono ugualmente pericolosi ad alte dosi: gli effetti collaterali pericolosi non sono un'esclusiva dell'MDMA. Inoltre, esistono alcune situazioni, come l'uso compassionevole in malati terminali, in cui i potenziali effetti a lungo termine non rappresentano un problema. La portata di queste considerazioni favorevoli, tuttavia, è ridimensionata da molte questioni irrisolte: ci possono essere conseguenze dannose a lungo termine per un utilizzo di dosi basse? Possono gli scienziati che ne sostengono l'uso clinico mostrare in modo convincente che l'MDMA offre vantaggi che superano gli svantaggi di altre terapie? Qual è il rapporto danno-beneficio per un farmaco che apparentemente può "trattare la personalità" più che la malattia? Potrebbe un entactogeno completamente sicuro essere un valido supporto clinico o un "tonico" per trattare le avversità della vita quotidiana? Possono la capacità introspettiva e i sentimenti positivi indotti dalla sostanza fornire una forza rigenerante nella vita di tutti i giorni?[3] Non è possibile rispondere a tutte queste domande, ma un avvertimento può essere dato: talvolta c'è un buon motivo per avere brutte sensazioni. Le brutte sensazioni sono causate dalle esperienze negative, e spesso ci motivano a cambiare per il meglio.

---

[3] Questioni simili sono state sollevate in relazione all'incredibile popolarità dell'antidepressivo fluoxetina, come descritto nel libro *Listening to Prozac* di Peter D. Kramer.

5

Inalanti

Classe farmacologica. Mista.

Sostanze. Nitriti (di butile o di amile); anestetici (ossido nitrico: *whippets*; agenti anestetici gassosi usati in chirurgia: alotano, etere); solventi, vernici, spray e benzine (toluene, benzina, colle, bombolette di vernice spray ecc.).

Termini di uso comune. Gas esilarante, *popper*, *whippets*.

Lo sballo. I composti chimici appartenenti a questa categoria hanno davvero pochi elementi in comune tra loro in termini di struttura chimica, farmacologia ed effetti tossici, tranne il fatto che tutti vengono assunti per via inalatoria.
I nitriti rilassano la muscolatura liscia che regola le dimensioni e la forma di vasi sanguigni, vescica, ano e altri tessuti. Il rilassamento dei vasi sanguigni induce, a sua volta, la caduta della pressione arteriosa, l'aumento della frequenza cardiaca e un senso di calore e di leggera euforia. Sono possibili anche alterazioni della visione.
L'ossido nitrico è un anestetico molto blando; induce lieve euforia, diminuzione del dolore e riduzione delle inibizioni, cui può seguire sonnolenza alle dosi più elevate.
I comuni anestetici danno gli stessi effetti, ma causano una profonda sedazione già a basse concentrazioni.
I solventi inducono effetti simili a quelli dell'alcool, tra cui stimolazione, perdita delle inibizioni e leggera euforia seguita da depressione. Si possono avere alterazioni percettive e allucinazioni.

Overdose e altri effetti indesiderati. Il rischio di un'overdose letale a seguito dell'inalazione di nitriti è molto ridotto. Questi composti dilatano i vasi sanguigni, provocando una riduzione della pressione sanguigna che può comportare palpitazioni (il battito cardiaco diventa rapido e forte), perdita di coscienza nel passare dalla posizione distesa a quella eretta, mal di testa. Chi soffre di malattie cardiache o circolatorie non dovrebbe usare questi composti senza la supervisione di un medico. L'uso a lungo termine di nitriti può causare altri effetti collaterali che saranno descritti più avanti. Se vengono ingeriti possono provocare situazioni cliniche molto gravi e perfino la morte. Il rischio di overdose per gli anestetici varia: può essere relativamente basso (per l'ossido nitrico) o molto elevato (per gli agenti anestetici più recenti, usati in chirurgia). Per l'ossido nitrico, il rischio maggiore è quello di non inalare una quantità sufficiente di ossigeno insieme al gas. Per gli altri anestetici, i rischi sono la compromissione della funzione cardiaca e la depressione respiratoria, cui fa seguito la morte. Inalando una quantità di anestetico tale da perdere conoscenza ci si trova in una situazione di pericolo che richiede immediate cure mediche.

L'intossicazione grave da solventi è paragonabile a quella da alcol. Si hanno quindi problemi di coordinazione, mal di testa, dolori addominali, nausea e vomito. Molte di queste sostanze sono infiammabili, e c'è quindi il rischio di ustioni. Il pericolo di overdose letale è notevole: in genere la morte sopraggiunge per alterazioni del battito cardiaco (aritmie) o per mancanza di ossigeno. C'è anche un rischio importante di incidenti e di suicidi. Un'elevata percentuale delle vittime degli inalanti è rappresentata da soggetti alla prima esperienza.

Interazioni pericolose con altre sostanze. È molto pericoloso combinare gli inalanti con qualsiasi altro composto che induca sonnolenza, cioè alcol e altri sedativi, come gli oppiacei (eroina, morfina), i barbiturici (es. fenobarbital), il metaqualone, le benzodiazepine (come il diazepam), e i farmaci per le malattie da raffreddamento, inclusi gli antistaminici. Esistono associazioni tra farmaci che possono essere mortali. La combinazione delle sostanze citate sopra, anche a dosi che da sole non causano perdita di coscienza o problemi respiratori, può alterare profondamente le prestazioni fisiche e conseguentemente la pratica di sport, la guida dell'auto e l'uso di certi macchinari.

In questo capitolo

È impressionante il fatto che, di tutte le sostanze chimiche e farmaci descritti in questo libro, quelle usate dai più giovani siano anche le più tossiche. A causa della facilità di accesso a collanti, benzina, solventi, pitture e spray, molti bambini iniziano ad abusare di sostanze pericolose inalando questi comuni composti chimici. Si sballano, ma parallelamente allo sballo si procurano tremendi effetti tossici. Attualmente circa il 15% degli studenti delle scuole medie fa uso di inalanti negli USA. Tra gli studenti delle scuole superiori le cifre sono lievemente inferiori: circa l'11% ha usato solventi volatili almeno una volta nella vita[1].

L'inalazione di sostanze per "andare su di giri" è nota fin dall'antica Grecia. È solo dal tardo '700, tuttavia, quando è stato sintetizzato l'ossido nitrico, che si è diffuso l'uso di un composto chimico per questo preciso scopo. Questo "gas esilarante" è stato molto popolare in Inghilterra, tanto da essere addirittura offerto al pubblico nei teatri di Londra.

Con il progresso della scienza e dell'industria, moltissimi composti volatili, come la benzina, divennero facilmente disponibili a chiunque. Negli anni '20 l'abuso e le intossicazioni da inalanti erano molto frequenti. Sniffare la colla venne riconosciuto come un problema solo a partire dal 1950. Da allora, però, sono stati introdotti in commercio molti altri composti e la lista delle sostanze d'abuso si è notevolmente allungata.

Date le differenze fra le sostanze chimiche che appartengono a questo gruppo, questo capitolo è stato diviso in tre parti: nitriti, anestetici e solventi. Gli anestetici e alcuni nitriti sono stati sintetizzati per essere usati nell'uomo, e quindi se ne conoscono gli effetti sull'organismo. I solventi, tra cui benzina, spray, colle, vernici e prodotti per la pulizia, invece, non sono mai stati pensati per uso clinico. Noi riteniamo che queste sostanze siano fra le più tossiche tra quelle usate a scopo ricreativo, e che nessuno le dovrebbe mai usare.

Nitriti

Cosa sono e come agiscono

Questi composti chimici sono liquidi gialli, volatili, infiammabili, di odore fruttato. I nitriti fanno parte di una vasta classe di farmaci (comprendente il nitrito di amile, il nitrito di butile, il nitrito di isobutile, e i nitrati come la nitroglicerina) che rilassano la muscolatura liscia che controlla il diametro dei vasi sanguigni, tiene chiuso l'ano e trattiene l'urina. Quando questi muscoli si distendono, i vasi sanguigni si dilatano e la pressione arteriosa crolla, entra più luce nell'occhio e i visceri si rilassano.

L'impiego di questi composti in medicina ha una lunga storia, che parte nel 1846 con la sintesi della nitroglicerina. Proprio la nitroglicerina, l'esplosivo che tutti conosciamo, è anche un farmaco molto importante! Inizialmente i chimici notarono

---

[1] Non esistono statistiche ufficiali sull'uso di inalanti in Italia. Sicuramente è meno diffuso rispetto agli USA, ma sembra sia in forte espansione [NdT].

che una piccola quantità di nitroglicerina posta sulla lingua induceva un violento mal di testa dovuto (ma questo allora non si sapeva) a dilatazione dei vasi sanguigni. Nel giro di un anno, questo effetto vasodilatante era già sfruttato in medicina, attraverso la somministrazione sublinguale del composto, per far passare il dolore causato dalla costrizione dei vasi che irrorano il cuore (le coronarie). La nitroglicerina anche oggi è molto usata per alleviare questo tipo di dolore, detto *angina pectoris*. Si ripensi alla scena di molti film in cui una persona anziana si porta una mano al petto, cade a terra e lotta per tirare fuori dalla tasca una medicina, arriva il cattivo che allontana la medicina e la vittima muore. Quasi certamente era la nitroglicerina ciò di cui aveva bisogno!

I nitriti (come il *popper* – nitrito di amile – che alcuni usano per scopi ricreativi) hanno gli stessi effetti della nitroglicerina. Furono sintetizzati e usati in medicina fin dal 1857, ma ben presto i medici scoprirono che avevano una durata di azione breve ed effetti poco prevedibili: pertanto, la nitroglicerina sublinguale è rimasta il farmaco di scelta. Oggi il nitrito di amile è utilizzato nella pratica clinica solo in alcune procedure cardiologiche che richiedono un assorbimento molto rapido.

Gli effetti collaterali di nitrati e nitriti sono di una certa gravità e piuttosto comuni, e sono correlati proprio alla dilatazione dei vasi. Quando i medici prescrivono questi farmaci, devono avvertire i loro pazienti che potranno avere mal di testa, arrossamento della pelle, vertigini, debolezza e perdita di coscienza se cambiano postura rapidamente.

Come per la maggior parte dei farmaci, non sappiamo bene come funzionano. Per esempio non sappiamo esattamente perché in alcuni soggetti i nitriti abbiano effetti psichici tali da renderne piacevole il consumo. Chi fa uso di queste sostanze riferisce di una sensazione fisica di calore, senso di vertigine e palpitazioni cardiache. Tra le sensazioni psichiche si hanno perdita delle inibizioni, aumentata sensibilità cutanea e un senso di ebbrezza e di eccitazione simile a quello che precede un orgasmo. È stato inoltre descritto un singolare disturbo visivo, ovvero la visione di una macchia gialla luminosa circondata da radiazioni violette. Questi effetti potrebbero dipendere dalla dilatazione di vasi sanguigni a livello cerebrale. Infine, alcuni non usano questi composti per gli effetti psichici, ma per le proprietà rilassanti muscolari (facilitano i rapporti anali).[2]

Tossicità

Solo il nitrito di amile è prodotto per uso medico. Fino all'approvazione della FDA (*Food and Drug Administration*)[3] un prodotto dovrebbe essere considerato come sostanza chimica industriale non per uso umano perché, anche se presumibilmente puro, potrebbe contenere tracce di contaminanti pericolosi.

---

[2] La descrizione degli effetti dei nitriti si basa sull'articolo: "The Psychosexual Aspects of the Volatile Nitrites" di Thomas P. Lowry, pubblicato dal Journal of Psychoactive Drugs, Vol. 14 (1-2), pp. 77-79.
[3] L'FDA è l'ente responsabile della registrazione dei farmaci negli Stati Uniti. In Italia, i corrispondenti sono l'AIFA (Agenzia Italiana per il Farmaco) e l'EMEA (European Medicines Agency) [NdT].

Il nitrito di amile è poco tossico se viene inalato nelle modalità stabilite per l'uso clinico. Naturalmente c'è sempre la possibilità che la dilatazione dei vasi sanguigni possa causare qualche effetto negativo in soggetti con problemi circolatori. Pertanto, come per tutti gli altri farmaci, prima di assumerlo è comunque consigliabile un controllo medico.

Per i nitriti c'è un importante problema di tossicità se vengono ingeriti invece che inalati. In questo caso possono causare rilevanti problemi medici, perché interferiscono con il trasporto dell'ossigeno nel sangue. Il sangue trasporta ossigeno ai tessuti mediante i globuli rossi, che contengono l'emoglobina, una proteina in grado di legare l'ossigeno e di cederlo alle cellule dei diversi distretti corporei. Se l'emoglobina non riesce a legare l'ossigeno, il soggetto muore rapidamente perché i tessuti vengono "soffocati" (ipossia). Il cianuro (usato nelle camere a gas dai nazisti) agisce in modo simile ai nitriti, anche se c'è una leggera differenza nel meccanismo di interazione con l'emoglobina.

Il pericolo che deriva dai nitriti è esemplificato da uno sfortunato incidente verificatosi nel New Jersey nel 1992. Il 20 ottobre di quell'anno, quaranta bambini di una scuola elementare furono ricoverati in infermeria perché, dopo il pranzo, le labbra e le mani erano diventante blu, vomitavano e avevano mal di testa. Si trattava di un'alterazione dell'emoglobina indotta da un avvelenamento da nitriti. Ovviamente questo incidente non fu causato da un abuso del composto, ma da qualcosa di molto più sorprendente: per scaldare l'acqua veniva usata una caldaia e, per motivi non chiari, le emissioni della caldaia (che contenevano una grande quantità di nitriti) si erano mescolate con l'acqua calda usata per preparare la minestra. Fortunatamente i bambini ricevettero le cure mediche necessarie e si ripresero completamente.

Esistono studi che dimostrano come i nitriti possano inibire il sistema immunitario. Ci sono in realtà pochissimi esperimenti al riguardo, ma alcuni ricercatori hanno osservato che l'incidenza di un particolare tipo di cancro, osservato nei pazienti affetti da AIDS, si correla con l'uso di nitriti. A oggi non si hanno dati sufficienti per arrivare a una conclusione certa su tale questione.

Tolleranza e astinenza

L'uso frequente e ripetuto di nitriti e nitrati può indurre tolleranza e dipendenza. I lavoratori delle industrie di esplosivi sono un esempio: all'inizio, un lavoratore esposto alla nitroglicerina può manifestare mal di testa, debolezza e sonnolenza; dopo alcuni giorni questi sintomi scompaiono, per lo sviluppo di tolleranza; nel fine settimana, però, si possono verificare mal di testa e altri sintomi di astinenza. Da quando sono stati introdotti in commercio cerotti contenenti nitroglicerina, che garantiscono una somministrazione continua del farmaco, molti pazienti cardiopatici hanno sviluppato tolleranza. Dal punto di vista medico, questa situazione è preoccupante perché la tolleranza riduce l'efficacia del composto, e l'astinenza può causare problemi cardiaci.

Ossido nitrico e altri gas anestetici

Cosa sono e come agiscono

Una delle "esperienze farmacologiche" più rilevanti che una persona possa fare è quella dell'anestesia in sala operatoria. La maggior parte degli interventi non potrebbero essere eseguiti senza l'anestesia, che assolve tre importanti funzioni: soppressione del dolore, rilassamento muscolare e perdita di coscienza. Tutti i gas anestetici inducono perdita di coscienza e alcuni anche rilassamento muscolare e soppressione del dolore. La ragione per ricercare la soppressione del dolore è ovvia: nessuno vorrebbe essere operato se sentisse dolore! Poiché la maggior parte degli anestetici generali induce solo perdita di coscienza e non soppressione del dolore, l'anestesista deve somministrare anche antidolorifici. Il rilassamento muscolare è importante per evitare che contrazioni muscolari involontarie interferiscano con il lavoro del chirurgo. La perdita di coscienza, infine, libera il paziente dall'ansia (forse alcuni addirittura preferiscono non avere ricordi dell'esperienza). Probabilmente è questa la caratteristica dei gas anestetici che conduce al loro abuso.

In passato, la pratica della chirurgia era molto difficile. Fino al 1847 veniva eseguita senza l'uso di anestetici, al massimo ricorrendo all'aiuto di alcol e oppio. Nella maggior parte dei casi, però, il paziente veniva tenuto fermo da una schiera di uomini robusti, mentre il chirurgo lavorava incurante delle grida. Le cose cambiarono nel 1847 quando, al Massachusetts General Hospital, venne usato per la prima volta l'etere. Questo composto era stato sintetizzato da poco e i dentisti avevano notato che possedeva proprietà anestetiche. Un dentista di nome Morton annunciò che poteva indurre anestesia durante un intervento usando questo composto miracoloso e che lo avrebbe dimostrato in ospedale. Di fronte a un folto gruppo di osservatori e con gli uomini pronti a tenere fermo il paziente come al solito, il dentista arrivò con un dispositivo che aveva inventato per somministrare l'etere. Per la prima volta un paziente fu sottoposto a un intervento chirurgico di una certa importanza mentre era sedato, in condizioni di controllo della respirazione e della funzionalità cardiaca. Nel giro di un mese, l'etere era già diventato una sostanza fondamentale in medicina e in chirurgia.[4] L'etere era un ottimo anestetico generale, perché soddisfaceva le necessità dell'anestesia, ma era infiammabile e poteva quindi causare incendi nelle sale operatorie. I moderni agenti anestetici, come l'alotano, non sono infiammabili ma sono efficaci e potenti: l'anestesia viene ottenuta per inspirazione di aria contenente solo una piccola percentuale di questi gas. Sono quindi perfetti per l'uso in sala operatoria, ma pericolosi per chi ne fa abuso, essendo molto facile andare in overdose. Quando si raggiungono livelli profondi di anestesia, infatti, si verificano alterazioni a carico di tre sistemi molto importanti: respiratorio, circolatorio e cardiaco.

La respirazione viene regolata dalla scarica di un gruppo di cellule nervose che si

---

[4] Questa descrizione è stata ripresa dal Capitolo 13, "The History and Principles of Anesthesiology", del volume: *The Pharmacological Basis of Therapeutics*. Goodman and Gilman's. 11a edizione a cura di Joel G. Hardman and Lee E. Limbird (McGraw-Hill, New York, 2006).

trovano nel cervello; queste cellule sono resistenti alle dosi abituali di anestetici, ma a dosi elevate la loro attività viene inibita e la respirazione viene quindi depressa. Inoltre le piccole cellule muscolari lisce che regolano il calibro dei vasi sanguigni si rilassano, causando una caduta della pressione. Gli anestetici infine possono avere un effetto diretto sulla capacità contrattile del cuore, che diventa quindi più debole e più suscettibile ad alterazioni del ritmo. L'uso dell'alotano è particolarmente delicato in quanto la differenza tra la concentrazione anestetica e quella tossica è molto ridotta.

Molti composti chimici e gas, da gas inerti come lo xenon fino ai composti più moderni, possono essere considerati anestetici. Gli scienziati però non conoscono ancora il meccanismo di questo effetto. È noto che inibiscono la scarica delle cellule nervose e che alcuni rilassano la muscolatura in vari distretti corporei. Al momento, l'unica cosa certa è che inducono perdita di coscienza aumentando l'azione del neurotrasmettitore GABA (per chiarimenti sul GABA vedi il capitolo "Concetti di base sul cervello") che, a sua volta, inibisce l'attività eccitatoria delle reti neuronali.

La risposta ai vari gas anestetici è molto simile in tutti i pazienti. Inizialmente può esserci un breve periodo di eccitazione o di stimolazione, come dopo aver bevuto i primi sorsi di alcol. In seguito compare inibizione del dolore, sonnolenza, debolezza e una depressione generale delle attività fisiologiche. A dosi più alte possono essere inibiti alcuni riflessi come l'ammiccamento delle palpebre, la deglutizione e il vomito. Aumentando ulteriormente le dosi, vengono interrotte la funzionalità cardiaca e respiratoria, e ciò conduce il paziente alla morte. Alcuni agenti (come l'enflurano) hanno effetti eccitatori alle dosi elevate e questo può causare crisi epilettiche. Altri composti hanno scarsi effetti in termini di stimolazione e si limitano a deprimere il sistema nervoso.

Per tutti questi farmaci, la distanza tra la concentrazione usata per indurre anestesia e quella che provoca la morte è molto ridotta. Durante l'anestesia, i gas vengono accuratamente miscelati con l'ossigeno e le funzioni corporee vitali vengono monitorate di continuo. L'anestesista è perfettamente in grado di mantenere la respirazione nel paziente o di somministrare stimolanti cardiaci, se necessario: nonostante queste precauzioni, possono ugualmente verificarsi problemi. Senza un attento monitoraggio vi è un elevato rischio di andare incontro a morte o a danni cerebrali permanenti.

Ossido nitrico

L'ossido nitrico, un gas incolore e praticamente inodore, è stato sintetizzato nel tardo '700. Le sue proprietà di anestetico e di sedativo del dolore furono subito riconosciute. Per un po' di tempo rimase al di fuori della pratica medica, perché veniva usato prevalentemente per intrattenimento, alle feste popolari. La prima volta che venne usato in medicina fu nella metà dell'800, quando i dentisti scoprirono che era un ottimo strumento per togliere il dolore.

Non è possibile indurre facilmente un'anestesia profonda, di livello chirurgico, con il solo ossido nitrico, a meno che non venga impiegato in un ambiente in cui la pressione atmosferica sia elevata. Attualmente viene usato solo per potenziare l'effetto di altri anestetici e sedativi, o per interventi poco impegnativi in cui non è necessaria la perdita di coscienza. Quando l'ossido nitrico viene inalato in quantità sufficiente, parallelamente all'inibizione del dolore si verifica un effetto euforizzante: il termine "gas esilarante" deriva da questo stato di euforia. L'ossido nitrico è più sicuro rispetto a tutte le altre sostanze che possono essere inalate a scopo ricreativo perché ha scarsi effetti sulle funzioni vitali, comprese la respirazione, il flusso sanguigno cerebrale e l'attività di fegato, rene e intestino.

Il meccanismo d'azione dell'ossido nitrico non è stato ancora completamente chiarito. Sicuramente agisce come un anestetico generale e, in condizioni di elevata pressione, può indurre perdita di coscienza; come altri anestetici, quindi, potrebbe aumentare l'inibizione GABAergica. Una parte del suo effetto potrebbe essere mediata dai sistemi oppioidi che si trovano nel cervello: si tratta degli stessi recettori che vengono attivati dalla morfina e dall'eroina. Il dato più convincente a supporto di questa ipotesi è che il naloxone, un antagonista specifico degli oppioidi, negli animali blocca l'inibizione del dolore indotta dall'ossido nitrico. In effetti, l'ossido nitrico è stato usato per trattare i sintomi dell'astinenza da oppiacei e da alcol.

I dati più recenti suggeriscono che l'ossido nitrico possa anche agire a livello dei recettori NMDA (N-metil-D-aspartato) per il neurotrasmettitore glutammato, cioè di quei recettori su cui agiscono etanolo e ketamina per indurre gli effetti dissociativi (la sensazione di essere "fuori dal proprio corpo").

Tossicità da ossido nitrico e tolleranza

Come già detto, l'ossido nitrico impiegato in clinica ha scarsi effetti tossici. Per le persone che lo usano a scopo ricreativo, tuttavia, esistono quattro tipi di rischio: non inalare abbastanza ossigeno; subire danni se lo strumento che rilascia il gas non funziona correttamente; andare incontro a deficit di vitamina B_{12} con l'uso ripetuto; andare incontro a tossicità cerebrale se l'ossido nitrico viene usato in combinazione con altri antagonisti del recettore NMDA.

Per quanto riguarda il primo problema, bisogna ricordare che l'ossido nitrico è un gas anestetico che può indurre perdita di coscienza o, perlomeno, disorientare a tal punto da far perdere la capacità di giudizio. I problemi più gravi si hanno quando chi ne fa uso si attrezza con una specie di maschera (o di sacchetto) per inalare il gas puro, e respirando solamente ossido nitrico perde conoscenza perché va incontro ad asfissia per mancanza di ossigeno.

Secondo, i tessuti esposti a qualunque gas in espansione possono venirne danneggiati. Se avete provato a tenere le mani di fronte a un getto d'aria o di gas, sapete che un gas in espansione si raffredda: è il principio che sta alla base dei condizionatori. Alcuni consumatori di ossido nitrico tentano di inalare il gas vicino all'uscita dalla bombola senza regolare la velocità di flusso, e si procurano danni da raffreddamento alla bocca, alla trachea e ai polmoni. Quando il gas fluisce a volume e pressione elevati c'è anche il rischio di sovraespandere (di gonfiare) i polmoni.

Terzo, c'è una strana complicazione associata all'uso prolungato di ossido nitrico, che ricorda il deficit da vitamina B_{12}. L'ossido nitrico inattiva un enzima vitamina B_{12}-dipendente e questo comporta una distruzione di fibre nervose (una neuropatia) che si manifesta con debolezza, sensazione di formicolio e perdita della sensibilità. Questi effetti avversi sono ben documentati nella letteratura medica, essendosi verificati anche in dentisti che somministravano regolarmente questo gas.

Per quanto riguarda l'ultimo punto, studi su animali suggeriscono che i bloccanti dei recettori NMDA, come l'ossido nitrico, possono risultare tossici per alcune aree cerebrali, e che la combinazione di ketamina e ossido nitrico può essere particolarmente pericolosa. Nell'animale i due composti hanno azione sinergica: questo significa che insieme causano molto più danno di quello che ci si potrebbe aspettare dalla semplice somma degli effetti di ciascuno. Perciò coloro che fanno uso di ossido nitrico a scopo ricreativo dovrebbero fare molta attenzione a non combinarlo con altri antagonisti NMDA, come ketamina o etanolo.

In seguito all'uso ripetuto è possibile che si sviluppi tolleranza, con diminuzione delle proprietà euforizzanti. Tuttavia, quando l'ossido nitrico si usa a scopo ricreativo (vale a dire occasionalmente) l'instaurarsi di tolleranza è poco probabile.

Solventi

Se dovessimo indicare un tipo di droghe a cui "dire assolutamente di no" la nostra scelta cadrebbe di certo sui solventi. Questa categoria di composti comprende quasi qualsiasi schifezza che si possa vaporizzare e inalare: un mucchio di composti chimici industriali, come toluene, benzene, metanolo, cloroformio, freon e altri refrigeranti, vernici, colle e gas. **Vogliamo prendere posizione in modo molto netto: questi composti sono talmente tossici, sia per chi li prova per la prima volta che per i consumatori di lunga data, che non dovrebbero essere usati assolutamente mai.** Purtroppo, invece, il loro consumo è diffuso. Qui di seguito descriveremo le sostanze più usate.

Cosa sono e come agiscono

I composti appartenenti a questa classe hanno in comune solo due caratteristiche (a parte la tossicità). Innanzitutto esalano gas che possono essere inalati. In secondo luogo, inducono più o meno le sensazioni prodotte da alcol e anestetici.

In genere chi abusa di solventi li inala con metodi grossolani, generalmente chiamati *huffing*: inzuppano degli stracci con queste sostanze e ci respirano dentro, oppure mettono le sostanze in lattine o tazze e respirano le esalazioni. Come per gli anestetici, quando si inizia a inalare i livelli plasmatici raggiungono il picco in pochi minuti e i solventi vengono accumulati nei grassi corporei. Non appena i livelli plasmatici aumentano, si manifestano sonnolenza, disorientamento, talvolta un iniziale periodo di stimolazione seguito da depressione e da una sensazione di stordimento. Alcuni consumatori descrivono cambiamenti nella percezione degli oggetti o del tempo, e/o hanno illusioni o allucinazioni che coinvolgono tutti i sensi. Via via che crescono i livelli plasmatici, si ha perdita della coordinazione motoria e comparsa di fischi alle orecchie (acufeni), sdoppiamento della vista, dolori addominali e arrossamento cutaneo. A questi effetti fanno seguito i sintomi standard della depressione del sistema nervoso centrale: vomito, perdita dei riflessi, problemi cardiaci e circolatori, depressione respiratoria, e infine la morte.

L'effetto più pericoloso dell'uso degli inalanti è "la morte improvvisa da sniffamento" che avviene durante l'abuso di refrigeranti e propellenti (come il freon) e carburanti (come butano o propano), che possono causare alterazioni del ritmo cardiaco. La morte può sopraggiungere perché queste sostanze inibiscono l'eccitabilità delle cellule che determinano il ritmo cardiaco e, al contempo, aumentano la sensibilità di queste e altre cellule cardiache agli effetti stimolanti dell'adrenalina.

Non si conosce esattamente come questi composti inducano effetti psichici anche se si può ipotizzare che agiscano come gli anestetici.

Tossicità

Esiste un così gran numero di composti chimici diversi che è praticamente impossibile elencare tutti gli effetti tossici di ciascuno. Inoltre, i consumatori di inalanti di lunga data fanno quasi sempre uso anche di altre sostanze, il che rende difficile discriminare quali effetti tossici vadano attribuiti alle singole sostanze e quali alla loro combinazione. Esiste però un denominatore comune a tutti questi composti: molti consumatori subiscono danni non tanto per gli effetti tossici diretti, ma per i traumi conseguenti all'uso. Il disorientamento e la perdita di coordinazione provocano spesso incidenti e, siccome molti di questi composti sono infiammabili, è facile procurarsi ustioni anche gravi. Secondo uno studio molto attendibile, il 26% delle morti associate all'uso di inalanti sono causate da incidenti.

Sotto l'effetto degli inalanti è frequente anche il suicidio. Nello stesso studio si stima che il 28% delle morti da inalanti avvenga per suicidio. Ora, la domanda è: sono gli inalanti che provocano depressione e suicidio, o sono gli individui predisposti al suicidio che usano inalanti per alleviare il dolore psichico? Come per tante altre sostanze di abuso, entrambe le ipotesi sono probabilmente corrette.

Possono morire anche coloro che usano questi composti per la prima volta, e questo succede spesso. In uno studio inglese è stato riportato che, su mille casi di decessi associati all'uso di inalanti, circa un quinto riguardava soggetti che erano alla prima esperienza. Anche se questi decessi possono avvenire in molti modi, l'uso di inalanti ne è sempre la causa. Si tratta di una statistica di grande importanza, che dovrebbe mettere in guardia dal provare questi composti.

Cosa succede se una persona vive abbastanza a lungo da essere classificabile come "consumatore di inalanti di lunga data"? Quali sono gli effetti a lungo temine? Su questo argomento sono stati pubblicati numerosi studi, ma quasi tutti riguardano casi venuti all'osservazione per specifici problemi di salute. Non esistono invece studi ampi su consumatori "sani": non possiamo quindi stimare con precisione il rischio dovuto a tossicità a lungo termine. Tuttavia, gli studi su soggetti che riportano problemi medici sono preoccupanti. Uno studio neurologico mostra che, in base all'esame clinico e a studi di *imaging*, tredici consumatori di lunga durata su venti (il 65%) hanno subìto danni al sistema nervoso centrale, mentre un'altra ricerca ha rivelato danni nel 55% dei casi.

Uno dei composti chimici meglio studiati è il toluene, un comune solvente industriale e un componente delle colle. In una ricerca sui consumatori cronici, undici pazienti su ventiquattro presentavano danni al cervelletto. Questa parte del cervello controlla i movimenti muscolari fini e potrebbe anche avere un ruolo nell'apprendimento. Non è stato ancora chiarito se le alterazioni cerebellari regrediscano quando viene interrotto l'uso della sostanza ma, secondo alcuni studi, le cellule in quest'area muoiono. Sarebbero danneggiate anche altre aree cerebrali, incluse la via visiva e altre vie nervose. In ogni caso, studi nell'uomo, completi e controllati, sono impossibili da eseguire.

I test per verificare le funzioni cerebrali mostrano che chi fa abuso di inalanti ha problemi di memoria, di attenzione e di concentrazione. Anche questi studi, però, riguardano pochi pazienti, e quindi occorre essere cauti nella loro interpretazione. Tuttavia è innegabile che molti consumatori cronici di inalanti si ammalano gravemente e subiscono gravi danni al sistema nervoso centrale.

Possono essere compromesse anche altre funzioni organiche, ma la combinazione della lista delle sostanze e delle funzioni fisiche alterate è enorme e aumenta ogni giorno, mano a mano che le ricerche individuano nuovi effetti. Basti dire che l'uso a lungo termine degli inalanti può danneggiare cuore, polmoni, reni, fegato, sangue e molti altri organi, oltre al sistema nervoso. Questi composti non sono davvero adatti all'uso per l'uomo!

6

Marijuana

Classe farmacologica. Nessuna classe farmacologica specifica ma, secondo la legge, va inclusa nella categoria dei narcotici (ovvero si ritiene che possieda un alto potenziale d'abuso e che non sia accettabile l'uso medico).

Sostanze. Marijuana di basso grado (in media da 1 a 3% di delta-9-tetraidrocannabinolo [THC]); marijuana di alto grado o *sinsemilla* (fino al 20% di THC, in media 7-8%); *hashish* (7-20% di THC); olio di *hashish* (fino al 70% di THC).

Termini comuni. Marijuana: Acapulco gold, bomber, canna, cannone, dagga, erba, fumo, gangia, Maria, spinello, spinga, tromba. *Hashish*: cioccolato, fumo, nero.

Lo sballo. Gli effetti della marijuana variano notevolmente e dipendono dalla potenza della droga che si è assunta. Per prima cosa, fumare marijuana rilassa e migliora l'umore. Questi effetti in genere si percepiscono nel giro di pochi minuti e sono seguiti, dopo circa mezz'ora, da sonnolenza e sedazione. Alcuni invece percepiscono una stimolazione seguita da una sensazione di rilassante tranquillità. I consumatori possono passare dall'ilarità al silenzio contemplativo, cambiamenti che spesso riflettono la situazione personale in cui si trova il soggetto.
Quando *hashish* o marijuana di alta qualità vengono mangiati, gli effetti compaiono più tardi (dopo una o due ore) e possono comprendere quadri di tipo allucinogeno. Gli effetti della marijuana sulle funzioni mentali, inclusi apprendimento e memoria, possono durare ben oltre quelli immediati e piacevoli. Poiché per l'organismo è necessario molto tempo per eliminare il THC e i suoi metaboliti (alcuni dei quali hanno effetti sulle funzioni cerebrali), dopo una singola dose le funzioni cognitive possono essere influenzate per un giorno e oltre.

Overdose e altri effetti indesiderati. Una overdose letale è praticamente impossibile. Occasionalmente qualcuno riferisce di aver provato sensazioni di ansia e paura subito dopo aver fumato, specie se la dose era particolarmente pesante. Il miglior trattamento per queste situazioni consiste nel conversare con il consumatore in modo da rilassarlo e rassicurarlo.

Anche se nessuno è mai morto per overdose di marijuana, va segnalato che essa compromette la capacità di giudizio e i movimenti coordinati complessi necessari per la guida: gli incidenti automobilistici rappresentano il rischio più rilevante dell'intossicazione. Le persone con patologie cardiache o ipertensione possono essere a rischio, dato che la marijuana aumenta la frequenza cardiaca e fa aumentare notevolmente il carico di lavoro del cuore. La marijuana può mettere a rischio anche i consumatori involontari: sono noti casi di bambini finiti in coma dopo aver mangiato biscotti alla marijuana.

Secondo alcuni studi scientifici, che sono ancora in divenire, l'uso ripetuto di marijuana durante l'adolescenza può produrre effetti a lungo termine su certe funzioni cerebrali, per esempio sulla percezione visiva. Rispetto agli adulti, gli adolescenti sarebbero maggiormente a rischio di danni all'apprendimento e alla memoria. Infine, l'uso prolungato durante l'adolescenza può aumentare il rischio di problemi psichici negli anni successivi (di questi nuovi studi si parlerà diffusamente più avanti).

Interazioni pericolose con altre sostanze. Su questo punto ci sono ancora poche ricerche: è ipotizzabile che siano rischiose le interazioni con i farmaci del cuore e della pressione, o con gli immunosoppressori. Va segnalato uno studio che dimostra che la marijuana combinata con la cocaina può avere effetti estremamente pericolosi sul cuore.

In questo capitolo

Un po' di storia

Tutti i preparati contenenti marijuana consumati per le proprietà psicotrope derivano dalla pianta di *cannabis*. I primi documenti scritti che parlano di coltivazione di *cannabis* risalgono alla Cina del 28 a.C., ma è risaputo che veniva coltivata già migliaia di anni prima. Lo scritto cinese indica che la pianta veniva coltivata per la fibra, ma le sue proprietà tossiche e medicinali erano già note. THC, nicotina e cocaina sono state individuate negli organi interni di un mummia egiziana risalente al 950 a.C. Intorno al 1000 d.C. l'utilizzo della pianta di *cannabis* come sostanza intossicante si era diffuso nel mediterraneo orientale, e gli esploratori europei ritornavano raccontando storie affascinanti sugli effetti dell'*hashish*.

Anche se la *cannabis* era stata introdotta nell'est Europa molto prima (circa nel 700 a.C.), la cultura europea si è familiarizzata con l'*hashish* solo dopo la campagna d'Egitto di Napoleone, all'inizio del 1800. Intorno alla metà dell'800 l'uso ricreativo dei prodotti della *cannabis* (e di diverse altre droghe) era cresciuto al punto da essere *chic* tra gli artisti e gli intellettuali francesi, molti dei quali usavano la droga per aumentare la creatività e ampliare la visione del mondo.

Già i primi esploratori europei portarono i semi della canapa nel Nuovo Mondo per produrre fibra per corde e tessuti, ma la marijuana incominciò a avere un impatto diretto sulla società americana solo all'inizio del ventesimo secolo.

La pianta della *cannabis* e i suoi prodotti

La *cannabis* è una pianta molto versatile. Nello stelo ha una fibra molto forte, che è stata utilizzata per produrre corda, vestiti e carta. I fiori e le foglie seccati (la marijuana) vengono usati per i loro effetti psicoattivi e medicinali. Sono state utilizzate per fare medicine perfino le radici della pianta, e nell'antica Cina i semi venivano usati come alimento. Ancora oggi i semi di canapa sono usati come cibo per gli animali e per ricavarne olio.

Le due specie prevalenti di canapa sono la *Cannabis sativa* e la *Cannabis indica*. In passato la *C. sativa,* che in natura cresce come una pianta lunga e sottile fino all'altezza di 5-7 metri, veniva coltivata per la fibra. La *C. indica* è stata sempre e ovunque coltivata per le proprietà psicotrope della resina. Questa pianta non cresce più di un paio di metri e diventa più cespugliosa rispetto alla *C. sativa*.

La pianta di *cannabis* contiene oltre 400 sostanze chimiche, molte delle quali sono psicoattive. Tra queste la più psicoattiva è il delta 9-tetraidrocannabinolo (THC), che si trova nella resina della pianta (che a sua volta si trova soprattutto nei fiori): la resina forma un rivestimento appiccicoso che protegge i fiori dall'eccessivo calore del sole e migliora il contatto dei grani di polline. Le foglie e lo stelo contengono una piccola quantità di resina, ma le concentrazioni di THC in queste parti della pianta sono basse, e non producono significativi effetti tossici.

Attualmente vengono coltivati diversi ceppi di marijuana "da droga", e la quantità di THC presente nei fiori varia considerevolmente. Oltre alle caratteristiche generiche della pianta, le condizioni di crescita, il periodo della raccolta, l'umidità dell'ambiente e le condizioni di immagazzinamento possono influenzare significativamente la potenza del prodotto finale. Col maturare della pianta, cambia la rappresentazione relativa delle varie sostanze chimiche nella resina e anche la quantità di resina secreta dai fiori. All'inizio della maturazione predomina l'acido cannabidiolico (CBDA), che viene convertito in cannabidiolo (CBD), che si trasforma infine in THC quando la pianta raggiunge il picco della fioritura. Il fattore che maggiormente determina la "qualità della droga" prodotta da ogni singola pianta è quanto CBD si converte in THC. Nel periodo tardivo della fioritura il THC viene convertito in cannabinolo (CBN). Una pianta che viene raccolta al picco della fioritura ha il più alto rapporto di THC su CBD e CBN, e il suo effetto psicoattivo viene descritto come "chiaro" o "pulito", mentre l'effetto sedativo è relativamente ridotto. Vi sono comunque dei coltivatori che lasciano maturare la pianta oltre questo picco, in modo da produrre della marijuana con effetto sedativo più potente. La differenza tra le sensazioni associate alla marijuana raccolta al picco e quella tardiva sono descritte come la differenza tra sentirsi ebbro, "su di giri", e sentirsi sbronzo, "fatto".

Bruciando la marijuana per fumarla si producono centinaia di altri composti che poi entrano nell'organismo. Sappiamo che molti di questi composti agiscono su vari organi e apparati, ma non sappiamo gli effetti di molte di queste sostanze, né quelli acuti né quelli conseguenti all'uso prolungato. L'indagine scientifica si è focalizzata sul THC, e ci consente quindi di valutare solo alcuni degli effetti dei cannabinoidi sul cervello e sul comportamento.

Preparati: dall'"erba del mal di testa" all'"erba dell'ospedale"

I prodotti preparati dalla pianta della marijuana variano notevolmente nel loro contenuto in THC e, di conseguenza, nella potenza psicotropa.

La marijuana di bassa qualità si ricava da tutte le foglie delle piante di entrambi i sessi. Queste foglie contengono una quantità di THC molto bassa rispetto ai pistilli dei fiori della pianta femmina o alle piccole foglie adiacenti ai fiori. Il contenuto in THC di questa preparazione può essere dell'1% o anche meno. I suoi fumatori la chiamano "l'erba del mal di testa" perché produce più emicrania che benessere.

La marijuana di media qualità viene preparata dalle inflorescenze essiccate della *cannabis* femmina, cresciute e fecondate da una pianta maschile. La fecondazione limita la potenza psicoattiva perché i fiori femminili secernono la resina contenente THC solo fino al momento della fecondazione: successivamente il fiore non ha più bisogno della resina protettiva e incomincia a produrre un seme.

La marijuana di alta qualità si ottiene dalle inflorescenze, o "cola", della pianta femmina cresciuta in assenza della pianta maschio. La marijuana che ne deriva è chiamata *sinsemilla*, che vuol dire "senza semi". Dato che i fiori della femmina maturano senza essere fecondati, continuano a produrre la resina e a secernerla per ricoprire i fiori e le foglioline che li circondano: i fiori crescono quindi in fitti grappoli appesantiti dalla resina. Quando queste "gemme" vengono raccolte e essiccate, contengono una percentuale media di THC del 7-8%. In alcuni campioni di *sinsemilla* è stato trovato addirittura il 20% di THC.

Una marijuana così potente viene chiamata "l'erba dell'ospedale" perché i fumatori occasionali e impreparati, che si aspettano la leggera eccitazione della solita marijuana di media qualità, vengono spaventati dalla rapidità e dalla potenza dell'effetto della *sinsemilla*, vanno in panico e corrono al pronto soccorso. In realtà il miglior trattamento per questo spavento sono le parole rassicuranti di un amico: il panico in genere deriva da un'inattesa sensazione di perdita di controllo, e quindi il soggetto ha solo bisogno di essere tranquillizzato sul fatto che è al sicuro e che non c'è niente che lo metta in pericolo.

Alcuni coltivatori americani, utilizzando condizioni di crescita in serra ben controllate, hanno prodotto marijuana con una concentrazione di THC del 24%, ma la maggior parte della marijuana prodotta negli USA ne contiene dal 2 al 5%. Alcuni ritengono che la marijuana prodotta oggi negli USA abbia una potenza 10 volte maggiore rispetto a quella degli anni '60-'70. Questa affermazione non è del tutto esatta. Agli inizi degli anni '70, secondo i dati ufficiali, i campioni di marijuana sequestrata contenevano una concentrazione di THC piuttosto bassa, tra lo 0.4 e l'1%, ma i sequestri riguardavano per lo più "mattoncini" di scarsa qualità provenienti dal Messico, che contenevano molto meno THC rispetto alla maggior parte della marijuana che veniva fumata in quel periodo. Inoltre, le agenzie di controllo hanno cominciato a analizzare la *cannabis* di alta qualità, come i germogli e la *sinsemilla*, solo alla fine degli anni '70, ma questi prodotti erano già da tempo disponibili ai consumatori. Negli anni '70, quindi, il contenuto medio di THC presente nella marijuana veniva probabilmente sottostimato. In quegli anni, alcuni laboratori indipendenti analizzarono campioni di marijuana, misurando contenuti di THC considerevolmente più elevati rispetto a quelli ufficiali: dal 2 al 5%, valori che corrispondono alla maggior parte dei campioni di marijuana odierna. E' comunque vero che i coltivatori hanno perfezionato i loro prodotti ed è probabile che le concentrazioni di THC nella marijuana per uso ricreazionale siano leggermente aumentate.

L'*hashish* viene ottenuto quando la resina della *cannabis* viene separata dal resto della pianta. La forma più pura di *hashish* contiene praticamente il 100% di resina. In India questo materiale puro viene chiamato *charas*. La maggior parte dell'*hashish*, comunque, non è resina pura e contiene ancora quantità variabili di pianta. In genere si presenta come una palla gommosa di colore scuro, piuttosto dura ma non fragile. Il contenuto medio di THC è dell'8%, ma può variare parecchio, arrivando anche al 20%. L'*hashish* si fuma in una pipa o viene arrotolato in sigaretta assieme a tabacco o a marijuana di bassa qualità. Il metodo più tradizionale di fumarlo è di accenderne un pezzetto e lasciarlo bruciare sotto un bicchiere o una tazza; il consumatore poi solleva leggermente il bicchiere e inala il fumo da sotto.

L'*hash-olio* è la forma più potente tra le preparazioni ottenute dalla *cannabis*. Dopo aver fatto bollire la pianta in alcol, la parte solida viene filtrata e si fa evaporare l'acqua: quello che resta è l'*hash-olio*. L'*hash-olio* è una sostanza spessa, cerosa, con un contenuto in THC molto elevato, variabile dal 20 al 70%. Lo si può spalmare all'interno del fornello di una pipa o può essere aggiunto alle sigarette di tabacco o di marijuana.

Come si muove il THC nell'organismo

Quando la marijuana viene fumata, il sangue dei polmoni assorbe rapidamente il THC. Siccome il sangue dai polmoni va direttamente al cuore e quindi al cervello, lo sballo e gli effetti sulla frequenza cardiaca e sui vasi sanguigni si hanno nel giro di pochi minuti. La maggior parte del THC sparisce dal cervello nel giro di poche ore. C'è un significativo accumulo anche in altri organi, come fegato, reni, milza e testicoli. Nelle donne gravide il THC passa rapidamente dal sangue alla placenta arrivando al feto che si sta sviluppando.

La quantità di THC che entra nell'organismo dipende molto da come viene fumata la marijuana. Con la sigaretta si estrae il 10-20% del THC. La pipa, con un 40-50% di resa, è più efficiente, e la pipa a acqua ancora di più: trattiene il fumo fino a quando non viene inalato, e in teoria l'unico THC che si perde è quello espirato dal fumatore.

Anche se lo sballo svanisce abbastanza in fretta, il THC resta nell'organismo molto a lungo: dopo 24 ore nel sangue è ancora presente circa la metà della dose inalata. Passando attraverso il fegato, parte del THC viene convertito in altri composti che possono rimanere nell'organismo per diversi giorni. Alcuni di questi metaboliti hanno anch'essi un effetto psicoattivo e perciò, anche se lo sballo iniziale può scomparire dopo una o due ore, parte degli effetti della marijuana sulle funzioni mentali e fisiche possono persistere per giorni.

Il THC e i suoi metaboliti non solo restano nel sangue per molto tempo, ma si depositano nel tessuto adiposo ancora più a lungo: siccome sono sostanze molto liposolubili, vengono facilmente assorbite e immagazzinate nel grasso. Il THC accumulato nel tessuto adiposo viene rilasciato molto lentamente, prima di essere eliminato. Questo significa che circa il 30% del THC e dei suoi metaboliti possono restare nell'organismo per oltre una settimana dopo aver fumato, e forse continuano a

produrre piccoli, insidiosi effetti sulle funzioni mentali e fisiche. Si possono individuare tracce di una singola dose elevata fino a tre settimane dopo aver fumato.

Tutte queste regole si applicano anche al consumo per via orale, con la differenza che al cervello arriva meno THC impiegandoci molto più tempo. Quando la
marijuana (o qualsiasi altra droga o farmaco) viene ingerita, il sangue che la assorbe
passa nel fegato prima che nel resto dell'organismo (incluso il cervello). Questo significa due cose: primo, il fegato scinde parte del THC prima che possa arrivare al
cervello. Secondo, ciò che resta del THC raggiunge il cervello più lentamente, dovendo seguire un tragitto molto tortuoso. Siccome il corpo assorbe il THC più lentamente quando la marijuana viene presa per bocca, gli effetti durano più a lungo ma
sono meno intensi rispetto a quelli che si avrebbero se la stessa quantità fosse fumata.

A causa delle diverse modalità attraverso le quali viene distribuita nell'organismo
e metabolizzata, la marijuana procura esperienze diverse se viene fumata o ingerita.
Chi ingerisce marijuana, invece di provare un brusco passaggio dal sentirsi normale
al sentirsi *"high"*, percepisce un cambiamento lento e graduale, ma di maggior durata. Molti utilizzatori esperti raccontano che la sensazione provata dopo aver ingerito
marijuana ricorda (in piccolo) un viaggio da funghi allucinogeni o da LSD: non è solo
"sentirsi più su". Siccome livelli elevati di THC possono evocare esperienze simil-al-
lucinogene, chi riferisce di aver provato questo tipo di sensazioni dopo aver ingerito
marijuana deve per forza avere in circolo più THC di molti fumatori, malgrado parte
di esso sia metabolizzato dal fegato prima di raggiungere il cervello: probabilmente
alcuni mangiano molta più marijuana di quanta ne fumerebbero.

Gli effetti sul cervello

Il recettore cerebrale per il THC

Probabilmente la scoperta più eclatante della ricerca sui cannabinoidi è stata l'individuazione di un loro recettore nel cervello. Negli ultimi anni c'è stato uno straordinario aumento degli studi sui recettori naturali ai cannabinoidi e sulle sostanze
chimiche prodotte dal cervello per interagirvi (gli "endocannabinoidi"): c'è quindi
un sacco di interesse su come funzionano e cosa fanno questi recettori. Anche se la
scoperta è recente, già sappiamo che hanno un ruolo in numerose funzioni importanti
come l'apprendimento, il controllo dell'ansia e probabilmente anche la responsività
ad altre droghe, tra cui l'alcol. Questa non è la prima volta che i ricercatori hanno individuato nel cervello un recettore specifico per sostanze vegetali. Il recettore del-
l'oppio, scoperto diversi anni fa, è coinvolto nella modulazione del dolore e
probabilmente anche dello stress in generale. Ma mentre ha un senso che il nostro
cervello abbia sviluppato un sistema chimico per gestire il dolore, è meno chiaro
perché avrebbe dovuto far evolvere un recettore per il THC e tanto meno quali implicazioni questo dovrebbe avere per gli esseri umani.

Siccome il cervello si è dotato di recettori al cannabinolo, deve essersi anche dotato di un composto che li attivi. L'anandamide (il nome deriva da *ananda,* parola che
in sanscrito significa "beatitudine") è una sostanza presente naturalmente nel cervello

e capace di legarsi con i recettori del cannabinolo. Un'altra molecola "candidabile" è il 2-AG, che si trova nel cervello in quantità 170 volte maggiori rispetto all'anandamide. Probabilmente ci sono diversi altri composti naturali simili, dato che sono stati scoperti diversi sottotipi dei recettori ai cannabinoidi.

L'ippocampo

Il compito di scoprire perché abbiamo dei recettori al cannabinolo lo dobbiamo lasciare agli antropologi e agli etnobotanici. Per parte nostra, sappiamo dove sono localizzati questi recettori, e questo può aiutarci a capire gli effetti della marijuana. L'ippocampo, che è una parte del cervello coinvolta nella creazione di nuovi ricordi (come abbiamo già discusso nel capitolo sull'Alcol), ha un'elevata densità di recettori del cannabinolo. Non sorprende, quindi, che il principale effetto negativo della marijuana sulle attività mentali è l'inibizione della formazione dei ricordi.

Quando ai ratti viene somministrato THC si evidenzia un deficit significativo nella memorizzazione, ovvero non nella capacità di richiamare informazioni apprese in precedenza, ma in quella di immagazzinare nuove informazioni. Un animale trattato con THC ha esattamente le stesse difficoltà a eseguire esercizi di memorizzazione che ha un animale il cui ippocampo è danneggiato. Di norma, quando l'animale apprende un determinato esercizio le cellule dell'ippocampo si attivano e comunicano l'una con l'altra. Le cellule ippocampali di un animale sotto l'effetto del THC, invece, non si attivano in modo normale. Questi esperimenti suggeriscono che i deficit della memoria associati con l'uso acuto di marijuana siano la conseguenza della soppressione dell'attività delle cellule ippocampali, che ostacola l'acquisizione di nuovi ricordi. Dopo che l'organismo ha eliminato il THC, memoria e ippocampo tornano normali. Anche la 2-AG, sostanza naturalmente presente nel cervello e capace di stimolare i recettori THC, riduce la capacità dell'ippocampo di svolgere alcune delle sue funzioni di memorizzazione.

La questione, però, è più complessa. Studi recenti hanno rivelato che gli effetti del THC sugli animali adulti sono molto diversi da quelli sugli adolescenti, sia per quanto riguarda le capacità di apprendimento che di memorizzazione: il THC compromette le capacità di apprendimento molto di più negli adolescenti che negli adulti. Non ne siamo ancora certi, ma sembra probabile che questo dipenda da un effetto più potente sulle funzioni dell'ippocampo. È stato recentemente dimostrato che gli effetti collaterali spiacevoli del THC, come lo stato d'ansia e di disagio, sono invece meno intensi negli adolescenti che negli adulti. Poiché la decisione di continuare a utilizzare una droga dipende dal prevalere degli effetti gratificanti su quelli spiacevoli, e poiché gli effetti negativi sono percepiti di meno dagli adolescenti, è probabile che essi trovino l'uso del THC particolarmente piacevole: questo comporta il rischio di un consumo più assiduo, con le relative conseguenze negative (proprio come già descritto per l'alcol).

Che si parli di adulti o di adolescenti, questi studi sollevano una questione importante: la marijuana uccide le cellule cerebrali? Al momento le evidenze scientifiche propendono per il no, per lo meno alle dosi e per il periodo di tempo durante il quale la maggior parte delle persone fa uso della marijuana. Numerose ricerche sui ratti hanno studiato gli effetti su diverse aree del cervello, incluso l'ippocampo, somministrando dosi molto elevate di THC per periodi di tempo molto lunghi. In qualche caso è stato evidenziato un lieve danno, ma le modalità con cui sono stati condotti gli esperimenti ci lasciano dubbiosi. Le ricerche che mostravano effetti dannosi sulle cellule dell'ippocampo in genere prevedevano l'esposizione dell'animale a dosi di THC molto elevate, praticamente tutti i giorni, per diversi mesi (ovvero per un periodo molto lungo della vita di un ratto). In molti di questi studi, le dosi somministrate erano centinaia di volte più alte di quelle che un essere umano potrebbe mai assumere. Quando i ricercatori somministravano dosi più basse, gli effetti sull'ippocampo erano assai meno pesanti, anche quando la droga veniva data per un periodo più che doppio. Per di più, anche in molti di questi altri studi le dosi, seppur basse, erano comunque più elevate di quelle che consumerebbe un qualsiasi fumatore di marijuana, oltre a essere somministrate molto più frequentemente e per periodi di tempo più lunghi di quanto usualmente fanno le persone. In un solo studio sono state utilizzate concentrazioni realistiche di THC per valutare la capacità di diminuire la sopravvivenza di cellule ippocampali di ratto giovane in coltura (cioè fatte crescere fuori dall'organismo in una soluzione di mantenimento artificiale): in effetti, il THC diminuiva la sopravvivenza di queste cellule. Un altro studio ha dimostrato che sostanze simil-THC riducevano la capacità dei neuroni ippocampali in coltura di stabilire contatti con le altre cellule. Anche se questi studi dovrebbero mettere in guardia, è importante considerarli *cum grano salis*, dato che le condizioni sperimentali erano davvero molto particolari.

Normalmente su questi argomenti la scienza progredisce prima studiando i ratti o i topi, e poi provando a vedere se gli effetti si osservano anche in primati come le scimmie *rhesus*, il cui cervello (e il cui comportamento) è quello più vicino a quello dell'uomo. Gli effetti dell'esposizione quotidiana e prolungata (un anno) a una ragionevole quantità di fumo di marijuana sono già stati studiati su scimmie *rhesus*, e alla fine dello studio è stato analizzato il cervello degli animali senza che vi si trovasse alcuna traccia di modificazioni cellulari permanenti o di morte neuronale. È possibile che l'esposizione cronica al THC possa causare modificazioni a lungo termine nell'organizzazione del cervello, oppure nella sua neurochimica, ma fenomeni di questo tipo sono difficili da rilevare. Se l'esposizione prolungata avviene durante la maturazione del cervello (infanzia o adolescenza), le alterazioni potrebbero essere più rilevanti. A oggi, però, non c'è nessun dato che supporti queste ipotesi. Come vedremo successivamente, comunque, alcuni studi sull'uomo indicano che l'uso prolungato di marijuana potrebbe avere effetti a lungo termine, anche molto tempo dopo l'interruzione dell'uso, e qualche insidiosa alterazione cerebrale potrebbe essere alla base di questi effetti.

E allora, cosa ce ne facciamo di queste ricerche sugli animali? Non sono perfette e non possono darci risposte definitive, ma ci sono dei buoni motivi per tenere seriamente in considerazione i risultati, soprattutto quelli sull'ippocampo (quello del ratto è molto simile a quello dell'uomo sia per l'aspetto che per la funzione di memorizzazione). Anche se è probabile che i gravi danni all'ippocampo osservati negli studi su animali non si possano verificare neanche nei fumatori di marijuana più incalliti, non è escluso che effetti meno gravi possano aver luogo anche per consumi più contenuti. Anche senza arrivare a grossolani deficit della memoria, il fumatore potrebbe procurarsi impercettibili danni ai circuiti ippocampali, che diventerebbero meno pronti di quanto potrebbero essere. Per ora, però, questa è solo un'ipotesi.

Altre aree cerebrali

Altre due aree del cervello particolarmente ricche in recettori dei cannabinoidi sono il cervelletto e i gangli della base. Queste regioni servono a coordinare e a regolare finemente i movimenti, ed è noto che la marijuana compromette anche queste funzioni. Non sono stati trovati invece recettori dei cannabinoidi nel tronco dell'encefalo, che è la parte del cervello che regola la respirazione. Forse è questo il motivo per cui è praticamente impossibile assumere una dose mortale di marijuana.

Gli effetti sul resto del corpo

Il sistema immunitario

I recettori del THC si trovano in molti altri distretti dell'organismo oltre al cervello, e in questi svolgono svariate altre funzioni. Un esempio è il sistema immunitario, quel complesso di strutture, cellule e sostanze chimiche che combattono le infezioni e le malattie. In effetti ci sono due diversi tipi di recettori cannabinoidi: uno che è molto concentrato nel cervello, l'altro che è presente soprattutto in determinate cellule del sistema immunitario.

È stato osservato che il THC può ridurre l'immunità alle infezioni, ma le dosi utilizzate in questi studi sperimentali erano molto maggiori di quelle che una persona potrebbe mai assumere. Non c'è ancora un numero sufficiente di studi credibili sugli effetti del THC sulle funzioni immunitarie dell'uomo, ma i numerosi studi di base convergono sull'idea che possa compromettere la funzione delle cellule immunitarie. Per ora, quindi, possiamo solo aspettare: in futuro sapremo se questi dati preliminari hanno una corrispondenza effettiva anche nei fumatori di marijuana.

Il cuore

Fumare marijuana fa aumentare la frequenza cardiaca, in genere di 20-30 battiti al minuto. I fumatori abituali sviluppano un certo grado di tolleranza a questo effetto, ma anche su di loro si riscontra un aumento della frequenza cardiaca dopo che hanno fumato. Parecchi studi ben condotti hanno dimostrato che la marijuana aumenta la frequenza e riduce l'efficienza cardiaca durante l'attività fisica, aumentando quindi il carico di lavoro sul cuore. Logicamente questi effetti mettono a rischio diverse persone, in particolare chi soffre di patologie cardiache o di ipertensione, o chi deve prendere farmaci che modificano il ritmo cardiaco. Va però ricordato che non esiste nessuna prova definitiva che il fumo di marijuana provochi direttamente malattie del cuore o infarto.

I polmoni

Ci sono due questioni importanti su questo punto: fumare abitualmente marijuana compromette la funzione respiratoria? Fumare abitualmente marijuana provoca il cancro del polmone?

La riposta alla prima domanda è sì. È stato dimostrato che il flusso d'aria nei polmoni dei fumatori cronici è inferiore a quello dei non fumatori. Inoltre, le vie aeree dei forti consumatori di marijuana presentano anomalie cliniche e istologiche sia in confronto con non fumatori che con fumatori di tabacco.

Spesso si sente dire che il fumo di marijuana è 10, 20 o 100 volte più tossico per i polmoni rispetto al fumo di tabacco: la verità è che sono più o meno simili. La maggior parte dei composti tossici, come il catrame, il monossido di carbonio e i nitrati sono presenti in quantità simili nei due tipi di fumo. Il benzopirene, una sostanza notoriamente cancerogena, si trova in entrambi ma è più concentrata nel fumo della marijuana; viceversa, altre sostanze, come le nitrosammine, sono presenti solo nel fumo di tabacco. A oggi, non c'è nessuna evidenza definitiva che colleghi il fumo di marijuana con il cancro del polmone, ma è probabile che questa relazione esista e prima o poi venga dimostrata. In uno studio è stato misurato il danno al DNA (che può condurre allo sviluppo del cancro) nelle cellule polmonari dei fumatori di marijuana, di tabacco e nei non fumatori: si è evidenziato che c'era una tendenza alla comparsa di danno nei fumatori di marijuana, indipendentemente dal fatto che fumassero anche tabacco. Questa scoperta autorizza a pensare che la marijuana da sola possa predisporre allo sviluppo di cancro al polmone. Di recente, è stato dimostrato che coloro che fumano regolarmente sia tabacco che marijuana corrono un maggior rischio di sviluppare cancro al polmone, e anche di svilupparlo più precocemente, rispetto ai fumatori di solo tabacco.

Ma quanta marijuana si deve fumare per andare incontro a un rischio concreto? Sono pochissimi i fumatori di marijuana che in un giorno aspirano anche solo una piccola frazione della quantità di fumo inalata da un tipico fumatore di sigarette. La marijuana, però, si fuma in modo diverso dal tabacco. La quantità di fumo inalato a ogni "tiro" è maggiore di quello inalato in un tiro di una normale sigaretta (circa 2/3 in più). Il fumo della marijuana viene inoltre inalato più profondamente nei polmoni e vi è trattenuto per un tempo 4 volte maggiore: le sue tossine quindi hanno maggior accesso ai polmoni e possono produrre un danno molto maggiore di quello del fumo di sigaretta. Una ricerca ha dimostrato che un *marker* del monossido di carbonio si ritrovava a concentrazioni 5 volte maggiori nel sangue di chi aveva appena fumato marijuana rispetto a chi aveva fumato una sigaretta di tabacco di dimensioni simili. Infine, la quantità di catrame inalata è 3 volte maggiore e, di questa quantità, 1/3 in più viene trattenuto nell'albero respiratorio.

È stato anche evidenziato che i fumatori cronici di 3 o 4 canne al giorno soffrono di bronchite cronica con una frequenza uguale a quella dei fumatori di uno o più pacchetti di sigarette al giorno. I soggetti analizzati in questi due gruppi mostravano inoltre alterazioni simili nella struttura delle cellule polmonari, alterazioni che non indicano la presenza di cancro del polmone, ma possono prefigurarne lo sviluppo.

Il sistema riproduttivo

Anche se la marijuana non rende sterili, come a volte si sente dire, il suo uso prolungato ha qualche effetto sul sistema riproduttivo. Uno dei suoi effetti sul cervello è di abolire la produzione degli ormoni che regolano il sistema riproduttivo (gli ormoni sessuali). Con l'uso prolungato di dosi elevate, nei maschi questo si traduce in un minor numero di spermatozoi e, a volte, in disfunzioni erettili (impotenza). Nelle donne si può verificare irregolarità dei cicli mestruali. Questi effetti non causano completa infertilità, ma possono ridurre le probabilità di concepimento.

Un altro effetto ormonale della marijuana può essere lo sviluppo del seno negli uomini (il termine scientifico è "ginecomastia"), un effetto causato da un aumento della secrezione dell'ormone prolattina.

Effetti soggettivi: l'esperienza "interna"

Come droga, la marijuana sfugge a ogni classificazione: non corrisponde precisamente a nessuna delle categorie generali nelle quali può essere collocata la maggior parte delle altre sostanze psicoattive, condividendo però alcune caratteristiche con molte di esse. Quindi, piuttosto che tentare di comprimere gli effetti in una specifica categoria, prima descriveremo lo spettro degli effetti e poi proveremo a unificare le informazioni in modo pratico.

Molti (forse la maggior parte) di quelli che provano la marijuana non sentono alcun effetto le prime volte che la fumano. Questa mancanza di effetto è strana e potrebbe dipendere dalla necessità di imparare la tecnica migliore per fumarla: come inalare la giusta quantità e come trattenere il fumo nei polmoni. È anche probabile che il fumatore debba imparare a apprezzare o a percepire gli effetti. Questo è in evidente contrasto con la maggior parte delle droghe, i cui effetti perdono di potenza con l'uso ripetuto (tolleranza).

L'esperienza soggettiva del THC varia notevolmente. I più riferiscono che l'effetto è intellettualmente interessante, emozionalmente piacevole o tutte e due le cose. L'aspetto "interessante" può essere correlato a quello che molte persone chiamano il miglioramento della percezione sensoriale. Alcuni dicono di essere riusciti a percepire piccolissime sfumature nelle parole o nella musica che non avrebbero mai potuto sentire senza la droga; ad altri sembra che le immagini visive siano più intense o significative. Anche i sentimenti appaiono più intensi o comunque sembrano diversi da come si percepiscono di solito. Il consumatore di marijuana in genere interpreta questi cambiamenti cognitivi e percettivi come positivi, ma questo dipende anche dal contesto: in un ambiente diverso, quella che di solito è una sensazione di benessere emotivo e di stimolazione intellettuale potrebbe trasformarsi in qualcosa di assai meno piacevole.

È difficile valutare l'accuratezza dei racconti sul miglioramento della percezione, della cognizione o delle emozioni, perché gli effetti psichici della marijuana non sono facili da descrivere. Alcuni hanno provato a trascrivere la raffinatezza dei loro pensieri e delle loro sensazioni ma hanno poi trovato che le parole che avevano scritto non trasmettevano per niente la profondità dell'esperienza. Anche se, mentre lo descrivevano, pensavano di aver colto il senso, il resoconto che poi ne risultava sembrava aver smarrito l'essenza dell'esperienza vissuta.

Cosa vuol dire tutto questo? Forse i pensieri e le sensazioni che uno prova mentre è sotto l'effetto della marijuana non sono poi così profondi come sembrano al momento? Forse sono semplicemente quelli che uno avrebbe comunque pensato e sentito, ma è attribuita loro una eccessiva importanza a causa della droga? Forse la droga produce uno stato più aperto e rilassato, nel quale sensazioni e pensieri normali possono essere sperimentati più intensamente; eppure l'effetto non può essere limitato al solo rilassamento, perché farmaci sedativi come le benzodiazepine non modificano affatto la percezione, il pensiero e le emozioni come la marijuana.

La differenza potrebbe avere a che fare con gli effetti del THC su memoria e percezione del tempo. Diverse ricerche ormai "classiche" indicano che chi fuma marijuana subisce un'alterazione della percezione del tempo, che sembra rallentare. Qualche volta i fumatori raccontano di sentirsi nel "tempo dell'erba", quando eventi piuttosto brevi sembrano allungarsi sempre di più: questo può dipendere dal vagare della concentrazione o da una specie di disconnessione della memoria. Probabilmente il THC rende più difficile memorizzare le idee e le sensazioni, e quindi restano in mente solo le cose più salienti e importanti, il che modifica l'interpretazione soggettiva dell'esperienza. I deficit di memoria causati dalla marijuana potrebbero anche contribuire al senso di meraviglia riportato da molti utilizzatori. Se i ricordi non si generano in modo normale e la progressione del tempo si distorce, eventi che di solito sembrano trascurabili possono apparire interessanti. Se la memoria è compromessa, una frase musicale, un'idea o un dipinto potrebbero catturare l'attenzione per molto tempo. Ma è negativo questo? Da un lato, sembra ovvio che se il cervello non funziona bene, le percezioni saranno imprecise e perderanno il loro autentico valore. D'altro lato, però, si potrebbe controbattere che questo "compromesso" cognitivo offre l'opportunità di apprezzare aspetti di un'esperienza che altrimenti sarebbero trascurati.

Tolleranza, dipendenza e astinenza

L'uso di marijuana sviluppa tolleranza, ma non nel modo così semplice o ben definibile tipico di altre droghe. Dopo aver fumato o ingerito marijuana, i consumatori abituali dicono di provare effetti più blandi rispetto ai consumatori occasionali. È però curioso che i fumatori abituali dicano di provare un lieve sballo anche dopo aver fumato una sigaretta contenente un placebo inattivo (anche se meno di quando ne fumano una vera). Queste osservazioni indicano che si sviluppa tolleranza agli effetti soggettivi della marijuana ma che, associato all'uso cronico, esiste anche un significativo effetto legato alle aspettative del consumatore. Probabilmente i fumatori abituali associano gli effetti oggettivi (la sensazione "*high*") con i vari stimoli ambientali che accompagnano il gesto di fumare per cui, facendosi una canna (anche inattiva) e aspettandosi l'effetto, finiscono per sentirsi "*high*" anche se la droga non c'è.

La dipendenza può essere dimostrata in vari modi, ma in genere sembra che i consumatori di marijuana non diventino dipendenti nello stesso modo in cui lo diventano i consumatori di altre droghe. Per esempio, un metodo per verificare lo sviluppo di dipendenza è determinare se il soggetto desidera la droga così intensamente che questo desiderio guida gran parte delle sue azioni, se cioè il soggetto ha difficoltà a controllare l'uso di droga ed è disposto a fare grossi sacrifici pur di procurarsela. Il numero di persone che ha questo genere di difficoltà con la marijuana è relativamente piccolo. Sono stati riportati alcuni casi di soggetti con dipendenza psicologica, ma su questi è difficile esprimere una valutazione perché si trattava di casi isolati e su di essi non è stato compiuto alcuno studio sistematico.

In generale, l'astinenza si ha quando, dopo un uso cronico, la somministrazione della droga viene interrotta bruscamente e il consumatore patisce una sorta di spiacevole "effetto rimbalzo", che spesso è pericoloso: i quadri più tipici sono l'agitazione, il malessere e l'ansia associati con l'astinenza da oppiacei, o i tremori e gli attacchi epilettici associati con l'astinenza da alcol. Gli effetti associati all'astinenza da marijuana sono invece modesti, anche dopo un periodo di uso intenso. Per esempio, c'è una ricerca condotta su soggetti che ingerivano continuamente dosi di THC da 10 o 30 mg ogni 3-4 ore per periodi fino a 21 giorni. Si tratta di dosi molto elevate (anche se prese per bocca) e assunte per un periodo lungo: rappresentano un consumo di marijuana estremamente pesante. Dal momento in cui interrompevano la somministrazione, questi soggetti mostravano irritabilità e irrequietezza (altri sintomi meno rilevanti erano insonnia, sudorazione e una leggera nausea). Se veniva risomministrato THC questi sintomi sparivano, il che dimostra che erano causati dall'astinenza. In un altro studio, persone che avevano fumato marijuana diverse volte al giorno per circa 14 anni, interrompendo per tre giorni andavano incontro a sintomi clinici significativi, come irritabilità, riduzione dell'appetito e difficoltà nel prender sonno (il quadro prevedibile di astinenza). Questo studio è importante in quanto ha documentato la comparsa di sintomi clinicamente significativi in associazione con l'interruzione improvvisa dell'uso di marijuana. Anche se la sintomatologia è legata più a dipendenza psicologica che a sintomi fisici di astinenza, tornare a usare una droga è sempre una tentazione forte per chi, interrotto il consumo, subisce effetti spiacevoli.

Un'area del cervello che è coinvolta negli effetti gratificanti (e probabilmente anche nella dipendenza psicologica) di alcune droghe è il nucleo accumbens, che contiene cellule che utilizzano la dopamina come neurotrasmettitore (vedi il capitolo "Tossicodipendenza"). Fino a pochi anni fa non c'era nessuna indicazione di effetti del THC sull'attività della dopamina in quest'area, per cui molti ricercatori avevano ipotizzato che la marijuana non comportasse alcun rischio di dipendenza. Anche se il giudizio sul fatto che la marijuana dia o non dia dipendenza resta sospeso, nuovi studi sugli animali indicano che aumenta i livelli di dopamina nel nucleo accumbens. In ambito scientifico non è mai prudente basarsi su pochi dati, ma quelli che abbiamo citato fanno ritenere plausibile che il THC abbia qualche effetto sui circuiti cerebrali della gratificazione. Se così fosse, la marijuana andrebbe aggiunta alla lunga lista delle sostanze che stimolano questi circuiti, un elenco che include nicotina, cibo, eroina, sesso e alcol. Ci si può aspettare che la ricerca scientifica alla fine dimostrerà che qualsiasi cosa dia piacere (perfino una fetta di torta) stimoli la dopamina, e che se l'esperienza piacevole viene ripetuta a sufficienza, l'astinenza sarà spiacevole. In fondo, chi mai avrebbe voglia di smettere di mangiare un cibo che gli piace? Il punto chiave, però, è l'intensità dell'effetto. Cibo, sesso e marijuana faranno anche rilasciare dopamina nel circuito della gratificazione, ma la cocaina è molto più efficace e perciò causa una dipendenza molto più intensa. Come abbiamo sottolineato già diverse volte, una buona informazione è cruciale per decidere saggiamente: non possiamo mettere la marijuana sullo stesso piano di sostanze come la cocaina o l'eroina solo perché stimola i circuiti della gratificazione.

Gli effetti sulla memoria e su altre funzioni mentali

Effetti acuti

Non si possono infilare elettrodi nel cervello della gente per vedere come esattamente agisca la marijuana, ma sono stati fatti alcuni studi sugli effetti dell'intossicazione acuta sulla memoria. In generale, questi studi confermavano le osservazioni sugli animali. La capacità di immagazzinare nuovi ricordi è significativamente ridotta nella fase "*high*", questo è il più comune effetto cognitivo della marijuana. È importante sottolineare il fatto che, come per l'alcol, il deficit non consiste nell'incapacità di ripescare vecchi ricordi, ma nella difficoltà a crearne di nuovi.

Per esempio, i fumatori sono incapaci di rievocare i dettagli di una storia letta e ascoltata sotto l'effetto di una canna, ma se la stessa storia l'hanno sentita il giorno prima sono in grado di ricordarla senza alcun problema. Insomma, sembra proprio che la marijuana comprometta la capacità di apprendere nuove informazioni, senza intaccare la capacità di richiamare quelle precedentemente apprese.

Effetti "residui" e effetti cronici

Dato che il THC resta nell'organismo (e quindi nel cervello) così a lungo, è importante sapere per quanto tempo la memoria e le altre funzioni cognitive ne risultino influenzate. I ricercatori hanno intrapreso un numero considerevole di studi, la maggior parte dei quali però non sono del tutto attendibili perché non tengono conto dell'influenza di fattori come l'intelligenza o l'esperienza al fumo. In estrema sintesi, comunque, la marijuana sembra avere un effetto residuo sulle funzioni cognitive (memoria inclusa) che perdura fino a 48 ore. Per almeno un paio di giorni dopo aver fumato sarebbe perciò saggio evitare di fare esami impegnativi o di pilotare un aereo. Chi fuma ogni qualche giorno probabilmente non è mai completamente libero dagli effetti sulla capacità di ragionare e di risolvere problemi, e vive costantemente in uno stato di lieve inefficienza cognitiva.

In uno studio molto accurato gli studenti di un *college* sono stati divisi in due gruppi: i consumatori "pesanti" (ovvero quelli che avevano usato marijuana quasi ogni giorno nel mese precedente l'indagine e che avevano THC nel sangue nel momento in cui si erano presentati in laboratorio) e quelli "leggeri" (quelli che avevano usato marijuana solo una volta nei 30 giorni precedenti e che non avevano tracce di THC nel sangue). Questi studenti, dopo una notte in cui sono stati tenuti sotto controllo, sono stati sottoposti a una serie di test. Lo scopo dichiarato dello studio era di determinare la funzione cognitiva dei consumatori abituali, ma anche l'analisi del retroterra dei consumatori abituali e di quelli sporadici ha rivelato differenze (e somiglianze) molto interessanti: i primi provenivano più frequentemente da famiglie benestanti, e non c'erano invece differenze tra i due gruppi dal punto di vista psichiatrico (l'incidenza di problemi psicologici non era diversa nei due gruppi). In ogni caso, quando veniva valutato lo stato emozionale del momento i consumatori abituali apparivano più felici (ma non dimentichiamoci che avevano ancora THC in circolo).

I test mentali hanno rivelato due cose importanti. Primo, i consumatori pesanti dimostravano scarsa flessibilità mentale nella risoluzione di problemi rispetto ai consumatori occasionali: in uno stesso test ripetevano spesso lo stesso errore, come se fossero fermi su una particolare strategia di soluzione del problema e incapaci di elaborarne una nuova (anche quando quella utilizzata non funzionava più). Secondo, anche se, come atteso, i consumatori abituali si caratterizzavano per una ridotta capacità mnemonica, questo problema non emergeva in tutti i test cui venivano sottoposti: avevano la stessa capacità degli sporadici di ricordare una storia breve, ma non erano bravi a ridisegnare a memoria le figure che venivano loro mostrate (i maschi, non le femmine) e avevano anche difficoltà a memorizzare liste di nomi.

Insomma, un giorno dopo l'ultima dose, quelli che fumano quotidianamente hanno *performance* scadenti in alcuni test di memoria per parole e figure, e fanno anche molti errori in test di soluzione di problemi che richiedono flessibilità mentale. Siccome nessuno dei consumatori saltuari aveva THC nel sangue nel momento in cui si presentava ai test, non sappiamo quali potessero essere gli effetti della marijuana il giorno dopo l'uso nei ragazzi che la consumavano meno di una volta al giorno. Un'altra cosa che non sappiamo è per quanto tempo permangono le disabilità nei consumatori abituali, o se addirittura ci siano funzioni permanentemente compromesse, come conseguenza di un danno al cervello e non della residua presenza di THC.

Lo studio di cui stiamo parlando ha cercato una risposta alla seconda domanda. I ricercatori hanno analizzato un po' più da vicino i consumatori leggeri e hanno scoperto che, anche se tutti avevano fatto un uso limitato di marijuana nell'ultimo mese, alcuni ne avevano consumata più di altri nel corso della vita (a volte in modo pesante in anni passati). Tuttavia non c'era alcuna relazione tra i risultati ottenuti nei test mentali e la quantità di marijuana consumata in passato, cioè non ci sarebbero effetti permanenti. Va detto che i due sottogruppi dei consumatori occasionali erano molto piccoli: dal punto di vista meramente statistico, quindi, l'assenza di effetti va interpretata con cautela, almeno fino a quando non verranno condotti altri studi che includano un numero maggiore di soggetti.

In un'altra ricerca sono state studiate persone che avevano fumato quasi quotidianamente (circa un paio di canne per volta) per un periodo che poteva essere mediamente o di 10 o di 24 anni, e sono state confrontate le loro capacità mentali con quelle di un gruppo di non consumatori. Nei consumatori di più lunga data sono stati individuati alcuni deficit dell'apprendimento, ma l'indagine non è stata condotta al meglio. Primo, tutti i consumatori stavano cercando un trattamento per problemi di droga, e molti avevano usato cronicamente altre droghe oltre alla marijuana. Secondo, il tempo medio intercorso tra l'ultima canna e i test era solamente di 17 ore. Chiaramente, quindi, i risultati risentono degli effetti residui della marijuana appena fumata, e non si possono automaticamente ricondurre a una conseguenza permanente dell'uso cronico.

Una ricerca condotta meglio ha analizzato da vicino le funzioni cognitive di due diversi gruppi di consumatori, confrontandoli con gruppi di non consumatori. Le persone del primo gruppo erano quarantacinquenni che avevano fumato pesantemente (circa 5 canne al giorno) per un periodo medio di 34 anni. I soggetti del secondo gruppo erano più giovani (mediamente ventottenni) che avevano fumato circa quattro spinelli al giorno per 8 anni. Le *performance* di questi gruppi venivano confrontate con quelle di individui della stessa età non fumatori. Il gruppo dei fumatori più anziani ha fatto peggio degli altri sia in test di apprendimento e memoria verbale che in test di attenzione. Ci sono diversi punti importanti in questo studio. Primo, ci dice che, dopo molti anni di uso intenso di marijuana, sono individuabili alcuni deficit cognitivi apparentemente permanenti (ma le persone che avevano fumato pesantemente per 8 anni non mostravano alcun deficit). C'era solo un altro punto su cui i due gruppi erano diversi: l'età alla quale avevano incominciato a consumare marijuana: i più anziani avevano incominciato quando avevano circa 12 anni, i più giovani quando ne avevano 20. Il fatto di aver cominciato così presto, quindi, potrebbe aver qualcosa a che fare con i deficit che si evidenziavano da adulti.

E allora: forse l'esposizione ripetuta al THC durante l'adolescenza può arrecare danni o deficit che non si verificherebbero consumando le stesse quantità da adulti? Al momento non lo sappiamo, ma ci sono studi che farebbero propendere per una risposta affermativa. In una ricerca sulla funzione visiva è stato scoperto che fumare marijuana in età giovanile può modificare il modo in cui si sviluppa il sistema visivo. È stato chiesto a fumatori abituali e a non fumatori di svolgere un compito che li obbligava a guardare con molta attenzione quello che veniva loro mostrato, per poi identificare alcuni elementi importanti. Questa capacità di analisi visiva si sviluppa abbastanza presto, tra i 12 e i 15 anni. I ricercatori hanno scoperto che le *performance* di alcuni dei fumatori erano carenti e che il fattore predittivo di questo deficit era l'età alla quale i soggetti avevano iniziato a fumare: il deficit era associato a un'abitudine al fumo intrapresa prima dei 16 anni, e non compariva in nessuno di quelli che avevano iniziato più tardi. Anche questo studio, comunque, ha qualche problema: anche qui c'era la possibilità che il fumatore fosse soggetto a effetti acuti, dato che il tempo medio intercorso tra l'ultima canna e il test era di circa 30 ore. In ogni caso, i risultati suggeriscono che chi inizia a fumare marijuana nella prima adolescenza è più a rischio di danni a lungo termine rispetto a chi inizia più tardi.

Negli ultimi anni sono stati segnalati dati secondo i quali il consumo precoce di marijuana aumenterebbe la probabilità di sviluppo di seri disordini psichici, come per esempio sintomi di tipo schizofrenico. Questa possibilità va presa in seria considerazione. Questi studi propongono che l'esposizione al THC durante l'adolescenza modifica la traiettoria di sviluppo del cervello in modo da compromettere la salute mentale negli anni a seguire. In realtà il rischio statistico che insorgano questi disturbi è basso, e la maggior parte dei consumatori di marijuana non sviluppa alcun disordine psicotico. I ricercatori hanno quindi ipotizzato che in soggetti già predisposti alla psicosi (per esempio per caratteristiche genetiche) il consumo abituale di marijuana durante l'adolescenza aumenti la probabilità che il disordine psichico si manifesti. Di fatto, nei portatori di un'anomalia genetica che causa un'alterazione dell'enzima cerebrale catecol-O-metiltransferasi (COMT), l'associazione tra uso adolescenziale di marijuana e successivo sviluppo di sintomi psicotici sembra essere più alta che nel resto della popolazione.

Alla scienza servirà tempo per rispondere alle molte questioni ancora aperte. Noi comunque pensiamo che i dati ottenuti fino a oggi vadano considerati come un serio avvertimento sui possibili rischi dell'uso di marijuana durante l'adolescenza.

La marijuana aumenta l'aggressività?

In una parola: no. A cavallo tra gli anni '20 e '30, quando la marijuana cominciò a diffondersi in America, apparvero articoli in alcuni quotidiani dove si associava il suo consumo ad attività criminose. Alcune agenzie governative del tempo propagandarono l'idea che l'uso della marijuana conducesse a un comportamento aggressivo. Perfino gli editori di *Scientific American,* nel 1936, scrissero che l'associazione di marijuana con altre droghe rendeva violenti, portando addirittura fino all'omicidio[1]. Questa immagine è in palese contraddizione con quella di Woodstock degli anni '60, con giovani donne sorridenti e dagli occhi sognanti che offrono una canna alla cinepresa. Anche se c'è ancora un po' di discussione, uno studio molto ben fatto dimostra che la marijuana diminuisce (e non aumenta) i comportamenti aggressivi. Questo studio merita di essere descritto.

I ricercatori hanno invitato dei ragazzi in laboratorio e mostrato loro due pulsanti su un tavolo. Ai ragazzi fu detto che spingendo il pulsante A avrebbero accumulato punti per vincere un premio, e spingendo il pulsante B invece avrebbero tolto punti a un'altra persona che, in una stanza vicina, stava facendo lo stesso gioco (in realtà non c'era nessun'altra persona in nessun'altra stanza). Così, mentre la persona era impegnata a premere i suoi pulsanti, spesso vedeva diminuire i suoi punti, e attribuiva le perdite all'azione dell'altra persona (fittizia). Gli sperimentatori potevano decidere di togliere più o meno punti in modo da creare l'impressione che l'altro giocatore fosse più o meno aggressivo contro il soggetto reale. Come atteso, man mano che il soggetto fittizio diventava più aggressivo, quello reale cominciava a reagire premendo il pulsante B. Al soggetto veniva quindi fatta fumare o una sigaretta di marijuana o un placebo che aveva lo stesso profumo ma non conteneva THC, e poi si faceva riprendere l'esercizio ai pulsanti. Chi aveva fumato marijuana diminuiva di parecchio la risposta aggressiva al comportamento provocatorio dell'"altro". Questo non è uno studio sull'aggressività di strada, ma ha il vantaggio di un accurato con-

---

[1] È interessante, dato il clima politico del tempo, che gli editori di *Scientific American* scelsero di associare l'immoralità agli effetti della marijuana e non a quelli di altre "droghe", l'alcol per esempio.

trollo dei trattamenti e di misure ben definite. Inoltre, è coerente con la maggior parte dell'aneddotica sugli effetti della marijuana, secondo la quale le persone diventano più pacifiche.

Effetti sulle *performance* motorie e sulla guida

Molti credono che la marijuana non alteri le capacità di guida. E invece lo fa. La diminuzione dell'attenzione e della concentrazione rendono molto pericolosa la conduzione di qualsiasi mezzo meccanico. I riflessi di un fumatore di marijuana possono anche essere abbastanza a posto per guidare una macchina, ma non servono a granché se non si presta attenzione alla strada. Allo stesso modo, le alterazioni della percezione e del senso del tempo possono essere piacevoli quando si è stesi sul divano del soggiorno, ma possono essere mortali in autostrada. Studi di laboratorio condotti utilizzando simulatori di guida hanno dimostrato che la marijuana altera significativamente sia la capacità di concentrarsi che quella di correggersi. E questo vale anche sulle strade reali: è stato dimostrato che i ragazzi che riferiscono di guidare spesso sotto l'effetto della marijuana sono coinvolti in un numero di incidenti d'auto doppio rispetto ai loro coetanei non fumatori. La cosa migliore è non guidare mai sotto l'effetto di una qualsiasi sostanza (legale, illegale o farmaco) che possa alterare le funzioni motorie o cognitive.

Ha impieghi in medicina?

Questo è un argomento molto "caldo". Quando i medici parlano dei possibili impieghi clinici della marijuana la discussione si accende, e quando la tensione si fa alta anche i pensatori più raffinati possono interpretare male i dati e trarre conclusioni poco avvedute. Nel tentativo di dare un senso a questo dibattito, vorremmo semplicemente presentare quello che la letteratura clinica e scientifica ci dice a proposito della potenziale utilità della marijuana come farmaco. Diciamo subito che, in effetti, sembrano esistere indicazioni mediche valide per i prodotti della *cannabis*.

Prima del '900, i prodotti della *cannabis* venivano utilizzati come stimolanti dell'appetito, rilassanti muscolari e analgesici (antidolorifici). All'inizio del ventesimo secolo, il loro impiego cominciò a ridursi per l'apparire di farmaci più efficaci. Infine, nel 1937, col *Marijuana Tax Act* si pose definitivamente termine a qualsiasi utilizzo legale in medicina. Negli USA, la marijuana attualmente è inquadrata, all'interno del *Controlled Substances Act* approvato nel 1970, in un elenco di sostanze con elevato potenziale di abuso, nessuna indicazione clinica riconosciuta e ritenute pericolose anche se assunte sotto controllo medico[2]. Nel 1972 la *National Organization for the Reform* of *Marijuana Laws* (NORML) ha iniziato una campagna per consentire la

---

[2] In Italia, la marijuana è inserita nelle stesse tabelle di eroina e cocaina. Il Decreto Giovanardi-Fini fissa limiti quantitativi superati i quali si configura il reato di spaccio (vedi il capitolo "Aspetti Legali") [NdT].

prescrizione di marijuana, chiedendo al *Bureau of Narcotics and Dangerous Drugs* (ora noto come *Drug Enforcement Administration* o DEA) di ricatalogare i prodotti della *cannabis*. Le udienze iniziarono solo nel 1986, più di 10 anni dopo. Dopo due anni di udienze, il giudice amministrativo della DEA, Francis L. Young, scrisse che la marijuana è *"una delle sostanze terapeutiche attive più sicure che si conoscano"* e soddisfa i requisiti legali per l'uso medico. Ciononostante, la DEA respinse l'istanza di ricatalogazione.

Col proseguire del dibattito, la richiesta di un utilizzo medico crebbe ulteriormente, e la *Food and Drug Administration* (FDA) emanò una serie di autorizzazioni speciali per casi specifici (un tipo di autorizzazione chiamata "per uso compassionevole")[3]. Alla fine degli anni '80 il numero di richieste di uso compassionevole crebbe notevolmente, perché i malati di AIDS e i loro medici chiedevano di utilizzare la marijuana per aumentare l'appetito. Nel 1991 il programma fu comunque bloccato perché in disaccordo con le politiche contro le droghe di abuso della prima amministrazione Bush. Molti pazienti di AIDS si trovarono nella situazione di dover infrangere la legge per poter utilizzare la marijuana. Nel 1997 un gruppo di medici e ricercatori di San Francisco, che stavano cercando di iniziare uno studio controllato sull'efficacia clinica della marijuana per questo impiego, stimarono che nella sola San Francisco c'erano almeno 2000 pazienti di AIDS che la stavano utilizzando. Nel 1999 l'*Institute of Medicine of the National Academy of Sciences* condusse uno studio che concluse che la marijuana aveva sia un potenziale valore terapeutico che potenziali effetti dannosi. Gli effetti dannosi più rilevanti erano correlati al fumo. In ogni caso, la marijuana veniva finalmente messa nella posizione di molte altre sostanze di cui si vuole valutare l'utilizzo in medicina. Lo studio raccomandava di approfondire la ricerca sia sugli effetti terapeutici che sullo sviluppo di sistemi di somministrazione diversi dal fumo.

Le due maggiori riserve sul fumo di marijuana come trattamento medico sono il rischio per la funzione polmonare e la presenza di cancerogeni. I pazienti oncologici in chemioterapia potrebbero utilizzare la marijuana solo una volta ogni qualche settimana, ma i pazienti con AIDS o glaucoma (vedi sotto) potrebbero volerla usare molto più di frequente. I sostenitori dell'uso medico sostengono che le pipe a acqua potrebbero risolvere in parte il problema degli effetti del fumo sul polmone e che i ricercatori, se autorizzati, potrebbero mettere a punto sistemi di somministrazione diversi dal fumo: per esempio, sarebbe possibile estrarre i composti terapeutici dalla marijuana in un fluido da somministrare con un inalatore. Un'altra riserva riguarda i possibili effetti tossici sul sistema immunitario nei pazienti di AIDS, che sono già immuno-compromessi. Questo punto è tuttora dibattuto nella letteratura medica, ma a oggi non c'è nessuna evidenza che la marijuana acceleri il collasso del sistema immunitario in pazienti sieropositivi.

---

[3] In Italia, l'uso terapeutico di farmaci cannabinoidi è consentito, ma l'iter che i pazienti devono seguire è complesso: ricetta non ripetibile del medico curante e richiesta alla ASL, che a sua volta chiede un'autorizzazione al Ministero della Salute. Possono passare settimane o mesi in attesa dell'autorizzazione. Alcune regioni, attraverso atti amministrativi interni, hanno concesso la possibilità di erogare questi farmaci tramite *day hospital*, inserendoli nel prontuario regionale [NdT].

Nausea

Uno degli effetti collaterali più spiacevoli e frequenti della chemioterapia anticancro (il trattamento con farmaci che uccidono le cellule tumorali) è la nausea. Il THC può certamente aiutare a contenere questo effetto collaterale, e con questa indicazione è disponibile negli USA fin dal 1985 in forma di capsule. Oltre a controllare la nausea, è stato dimostrato che aiuta anche a riguadagnare peso. Alcuni medici e pazienti hanno però obiettato che, in confronto alla marijuana (usata illegalmente per lo stesso scopo), il dosaggio e la durata dell'effetto delle capsule sono più difficili da controllare: in pratica, sarebbero meno efficaci del fumo. Questo potrebbe essere vero perché il cannabidiolo, un componente naturale della marijuana assente nel preparato farmaceutico, ha effetti ansiolitici che i pazienti trovano di ausilio in aggiunta al puro effetto anti-nausea del THC. I proponenti sostengono che fino alla preparazione di un prodotto che riproduca realmente gli effetti dei vari cannabinoidi contenuti nella marijuana, dovrebbe essere resa disponibile per uso medico la marijuana in forma di sigarette. Un'indagine del 1990 ha rivelato che ben il 44% degli oncologi americani ne proponeva l'uso ai pazienti per alleviare gli effetti collaterali della chemioterapia.

Glaucoma

Nel 1970 fu scoperto che la marijuana riduce in maniera significativa la pressione dei fluidi all'interno dell'occhio, che nei pazienti affetti da glaucoma si eleva a livelli potenzialmente dannosi. Attualmente, né la marijuana né i preparati farmaceutici contenenti THC sono utilizzati per il glaucoma, ma è allo studio l'effetto della loro somministrazione diretta nell'occhio.

La marijuana non è di certo il solo farmaco efficace per il trattamento delle condizioni che abbiamo citato, ma ci sono forti argomenti per sostenere che possa rappresentare un aiuto reale. Anche la sclerosi multipla e altri disordini associati a spasticità e riduzione del controllo muscolare (la marijuana è un rilassante muscolare), l'epilessia, il dolore cronico e l'emicrania sono patologie che hanno risposto positivamente alla marijuana. I sostenitori della marijuana come farmaco enfatizzano il fatto che è difficile batterla in termini di sicurezza. Come abbiamo descritto in precedenza, è quasi impossibile avere un'overdose e non c'è praticamente rischio di dipendenza: queste caratteristiche ne fanno un farmaco più sicuro di molti altri oggi utilizzati come miorilassanti o per il controllo del dolore. D'altra parte, per attenuare il dolore occorrerebbe utilizzare dosi di marijuana che "rimbambiscono" un pò, il che avrebbe conseguenze sulla capacità di lavorare o sul rendimento scolastico. Molti dei farmaci antidolorifici attualmente in uso non hanno effetti così importanti sulle funzioni mentali.

La questione della legalizzazione

Il tema dello stato legale della marijuana (e più in generale di tutte le droghe di abuso) evoca forti reazioni emotive. È importante mettere da parte le emozioni del dibattito e affrontare il problema più da vicino e da molti punti di vista: farmacologico, sociale, economico, ecc. La situazione legale di una qualsiasi droga dipende profondamente dalla cultura e dalle convenzioni sociali. Per esempio, negli USA (e in Italia, NdT) cataloghiamo la marijuana come un narcotico e la manteniamo illegale, ma permettiamo la vendita e la pubblicità di sostanze che notoriamente inducono dipendenza, come la nicotina e l'alcol. In altre società si è preferito proibire il consumo di alcol apponendo nessuna, o quasi nessuna, sanzione all'uso di prodotti della *cannabis*. Dobbiamo ammettere che due fattori modificano profondamente le opinioni e le leggi sulle droghe: la cultura e il tempo. Le continue oscillazioni negli orientamenti della medicina e nella "percezione" sociale della marijuana che si sono succedute nell'ultimo secolo in America e in Europa illustrano bene questo concetto.

Le conseguenze dell'illegalità

Per soddisfare la richiesta di marijuana (che non si può comprare al negozio sotto casa come il caffè, le sigarette o la birra) si sono sviluppate reti di distribuzione illegali. Dalla competizione fra queste reti origina l'attività criminosa che ci viene quotidianamente descritta dai giornali. Allo stesso tempo, i consumatori stessi diventano criminali. Tutti gli anni spendiamo un sacco di soldi per identificare, perseguire e imprigionare persone accusate di attività illegali connesse al mercato della marijuana. Apparentemente, però, queste costose disposizioni di legge non servono a contenere la continua diffusione dell'uso, soprattutto fra i più giovani. È evidente che la società nel suo insieme non è ancora pronta a consentire la vendita di marijuana nei negozi, ma tutte le forze politiche si dichiarano pronte a rivedere le leggi che la riguardano (almeno negli Stati Uniti; NdT).

Un altro serio problema, oltre a quello della criminalità, consiste nel fatto che molti si sentono ingannati dalle agenzie governative responsabili dell'educazione e della diffusione delle scoperte scientifiche. Negli anni '60 i ragazzi che consumavano marijuana si accorsero che non venivano affatto trasformati in pazzi né in criminali omicidi, e cominciarono a non fidarsi delle autorità che avevano propagandato questi terribili effetti. Di conseguenza, le autorità cominciarono a perdere credibilità anche sul problema della droga in generale. Dopo quarant'anni questa credibilità non è stata ancora del tutto riguadagnata, in gran parte proprio perché le informazioni scientifiche sulla marijuana (e su altre droghe) finiscono sempre per essere dimenticate dai politici e dai moralisti.

Cosa succederà in futuro?

Come società, abbiamo a che fare con problemi di droga molto più grossi di quello della marijuana. Un coro di voci ragionevoli e convincenti (scienziati, medici, politici, esponenti dell'industria) chiede con forza una revisione della legislazione sulle droghe ricreazionali. Alcuni richiedono la legalizzazione di tutte le droghe, altri si accontentano di cambiamenti meno radicali, ma è chiaro che qualcosa deve cambiare. Il dibattito legale sulla marijuana è ancora più complicato. Da un lato è chiaro che ci sono utilizzi terapeutici e che, dal punto di vista sociale e medico, è meno pericolosa dell'alcol (che è una droga legale). Un'inchiesta ha rivelato che la coltivazione di marijuana è più redditizia di quelle di grano e mais insieme, e che le rendite della coltivazione, vendita e tassazione controllate potrebbero essere tanto significative da trasformare le spese per la proibizione e per i relativi processi in guadagni per l'economia pubblica. La legalizzazione eliminerebbe la necessità di una produzione e di una rete di distribuzione illegali, con tutte le implicazioni violente e antisociali.

D'altro canto la marijuana non è priva di rischi, come vorrebbero alcuni suoi sostenitori. Non dovrebbe essere deregolamentata solo per il fatto di non essere pericolosa come altre droghe che adesso sono legali. Ha effetti prolungati anche dopo una dose singola, può comportare rischi significativi per gli adolescenti e il giudizio non è ancora definitivo riguardo a possibili danni cerebrali o al rischio di cancro al polmone dopo un consumo intenso e prolungato. Infine, la marijuana è ancora illegale, e questa etichetta da sola è un ostacolo difficile da superare per l'opinione pubblica (e per i politici).

Il dibattito resta quindi aperto e appassionato. Noi siamo convinti che in un futuro prossimo tutte le leggi sulle droghe dovranno essere significativamente modificate, e che le leggi sulla marijuana saranno coinvolte in questo cambiamento. Anzi, la marijuana dovrebbe fare da apripista perché, se è vero che non ci sono buone ragioni per legalizzare altre droghe ricreazionali, ci sono invece ottimi motivi per riformare le leggi su di essa.

7

Nicotina

Classe farmacologica. Nessuna classe specifica: farmaci con e senza ricetta per smettere di fumare. Uso legale sotto qualsiasi forma per gli adulti.

Sostanze. Tabacco, *chewing-gum* alla nicotina, cerotti alla nicotina, tabacco da masticare, tabacco da annusare, sigarette, sigaro, tabacco da pipa.

Lo sballo. La nicotina è un particolare tipo di stimolante che aumenta l'attenzione, la concentrazione, e (forse) la memoria. Secondo alcuni la nicotina avrebbe anche un effetto calmante o ansiolitico.

Overdose e altri effetti indesiderati. Le overdose pericolose da nicotina sono molto rare ma non impossibili. Una overdose grave causa tremori e convulsioni che possono paralizzare i muscoli della respirazione e portare alla morte. Avvelenamenti meno gravi possono causare vertigine, debolezza e nausea che scompaiono una volta che la sostanza è eliminata. Questi effetti collaterali sono frequenti la prima volta che si fuma o che si usano le gomme alla nicotina per smettere di fumare (il *chewing-gum* rilascia molta più nicotina della sigaretta).
La nicotina attraversa la placenta arrivando al feto, al quale può causare danni permanenti. Se la madre fuma, gli effetti nocivi del fumo si ripercuotono anche sul nascituro.

Interazioni pericolose con altre sostanze. La nicotina stimola potentemente il cuore e la circolazione. Può creare problemi quando viene assunta assieme ad altre sostanze che fanno aumentare la frequenza cardiaca o la pressione arteriosa o che riducono le capacità di trasporto dell'ossigeno da parte del sangue. La nicotina e la cocaina, prese assieme, affaticano il cuore di più di quanto non facciano se assunte da sole: la loro combinazione aumenta il rischio di morte improvvisa per infarto cardiaco.

In questo capitolo

Un po' di storia

Come molte delle sostanze che oggi vengono usate a scopo ricreazionale, la nicotina ha alle spalle una storia di uso in medicina. Nel 1500 il tabacco veniva impiegato per il trattamento di svariati malanni, dal mal di testa al raffreddore. In quel periodo, era tanto celebrato per le proprietà medicinali da essere considerato una pianta sacra. Nel 1828 chimici francesi isolarono il principio attivo e lo chiamarono nicotina. Per quanto alcuni continuassero a decantarne le proprietà medicinali, altri cominciarono a dar voce alla preoccupazione che il tabacco potesse essere dannoso per la salute. Già prima della fine del 1800 la nicotina non era più prescritta come farmaco negli USA.

Tutto questo accadeva prima che si diffondesse l'uso di fumare il tabacco. Attorno alla metà dell'800 la maggior parte delle fabbriche produceva tabacco da masticare. Il tabacco da fumo iniziò a soppiantare quello da masticare all'inizio del '900, inizialmente sotto forma di sigari, che danno la possibilità intermedia di masticare e fumare contemporaneamente: tenendo a lungo il sigaro in bocca, come si fa di solito, parte della nicotina si assorbe per via orale.

Col passar del tempo, le sigarette superarono i sigari. Al tempo del picco delle vendite, negli anni '60, circa il 40% degli adulti americani fumava sigarette. Da allora, i fumatori sono diminuiti al 21% della popolazione. Questo declino probabilmente è dovuto a vari fattori: alle ricerche che hanno dimostrato che il fumo causa il cancro e altri problemi di salute; all'uso dei risultati di queste ricerche in campagne di pubblica educazione; infine, al divieto di fare pubblicità alle sigarette in TV.

Ma ci sono anche altri fattori legati alla diffusione del fumo. Per esempio, c'è una chiara relazione con il livello di istruzione: tanto più elevato è il livello di istruzione, tanto minore è la probabilità di fumare. La percentuale di fumatori è molto più bassa fra i ragazzi che frequentano l'università che fra quelli che hanno interrotto gli studi. In generale, i fumatori sono un po' più numerosi fra gli uomini (24%) che fra le donne (18%). Secondo statistiche recenti, la percentuale di fumatori abituali (quelli che fumano tutti i giorni) aumenta con l'età, dal 4% fra gli studenti dell'ultimo anno delle medie al 12% fra quelli dell'ultimo anno delle superiori, e poi ancora costantemente anche dopo questa età. I dati dell'*U.S. Centers of Disease Control* indicano che nella popolazione tra i 25 e i 40 anni c'è la maggior percentuale di fumatori (25,6%). C'è un'amara ironia nel fatto che il fumo è più diffuso tra gli adulti con condizioni di vita al di sotto del livello di povertà (30,5% rispetto al 21,7% del resto della popolazione), visto che il costo delle sigarette è abbastanza elevato.

Ma perché la gente fuma, e perché spesso si inizia a fumare da ragazzi? Non lo sappiamo, ma potrebbe essere una combinazione degli effetti di forme indirette di pubblicità e della sensazione, diffusa tra i ragazzi, di essere invulnerabili ai danni del fumo: anche se hanno avuto un genitore o un parente che ne ha sofferto, credono che queste cose capitino solo ai "vecchi". È vero che per i giovani gli effetti negativi sulla salute sono molto lontani nel tempo, ma anche i ragazzi invecchiano e arriva sempre il momento in cui le scelte fatte anni prima condizionano la qualità della vita. La nicotina è una sostanza che dà dipendenza e chi ha iniziato a fumare da adolescente sembrerebbe più a rischio: quasi tutti i fumatori incalliti hanno iniziato da adolescenti. È stato osservato che la nicotina diminuisce il livello di attività nei ratti adulti, ma non in quelli giovani. Siccome i ratti tendono a ridurre l'attività quando percepiscono una minaccia o un pericolo, ne discende che gli animali adolescenti sentirebbero gli effetti negativi della nicotina meno degli adulti. Un'importante ricerca ha confermato questa interpretazione, dimostrando che i ratti adolescenti si autosomministrano più nicotina rispetto agli adulti. Forse agli adolescenti piace di più l'effetto della nicotina, o sentono meno gli effetti collaterali negativi, o entrambe le cose. Estendendo tali osservazioni all'uomo, si potrebbe concludere che nel momento in cui un ragazzo comincia a pensare al futuro o a sentire qualche effetto spiacevole la dipendenza da nicotina si sia già consolidata: smettere, allora, è un problema. Non insormontabile, ma di certo un bel problema.

Come si muove la nicotina nell'organismo

Come entra

La velocità e l'efficienza con cui la nicotina entra nel sangue e si trasferisce al cervello dipende molto da come viene somministrata. Quando si fuma tabacco, la nicotina passa molto rapidamente nel sangue e raggiunge il cervello nel giro di pochi secondi. La quantità di nicotina contenuta in una normale sigaretta è sufficiente a uccidere un bambino o a far stare molto male un adulto, ma siccome non tutta la nicotina fumata entra nel sangue (la maggior parte viene espirata o non è neanche inalata) non c'è alcun rischio di overdose.

Se si assume nicotina per bocca, in forma di tabacco da masticare, l'assorbimento può essere maggiore rispetto a quello che si ha con il fumo, ma si realizza in un tempo molto più lungo. Ad esempio, la quantità tipica di nicotina in una sigaretta è di circa 1 mg, mentre una presa di tabacco da masticare tenuta in bocca per mezz'ora fornisce da 3 a 5 mg. L'assorbimento attraverso le membrane mucose della bocca (che sono ben irrorate di sangue) è sicuramente buono, ma molto più lento rispetto a quello che si ha attraverso i polmoni. Quindi, anche se il tabacco masticato comporta l'assorbimento di più nicotina rispetto alla sigaretta, il picco della concentrazione ematica rimane simile.

I chewing-gum forniscono meno nicotina del tabacco da masticare: masticati ininterrottamente per 30 minuti ne danno solo 1,5 mg.

I sigari sono un caso interessante, perché normalmente il fumo non viene inalato. Anche se un po' di fumo va nei polmoni, la maggior parte entra in contatto con le mucose della bocca e delle vie aeree superiori, attraverso le quali la nicotina viene assorbita. La quantità che viene assorbita attraverso il contatto diretto del tabacco del sigaro con la bocca dipende principalmente dalla "tecnica" del fumatore: quelli che si mettono il sigaro tra le labbra e non se lo tolgono finché non è finito assorbono molta più nicotina attraverso la bocca di quelli che tengono il sigaro in mano e tirano qualche boccata ogni tanto.

Come gira

Una volta assorbita, come si distribuisce la nicotina nell'organismo? Anche questo dipende da come la si assume. Fumando una sigaretta, si ha un picco di concentrazione nei polmoni, nel sangue e, nel giro di 10 minuti, nel cervello. Tuttavia, le concentrazioni in questi organi calano rapidamente, con la ridistribuzione verso altri tessuti: 20 minuti dopo aver fumato, la concentrazione di nicotina nel sangue e nel cervello è dimezzata rispetto a quella di 10 minuti prima. Col tabacco da masticare la distribuzione è più lenta, ma i picchi delle concentrazioni sono simili a quelli prodotti dalla sigaretta.

Come esce

Le concentrazioni della nicotina nel cervello raggiungono i livelli più elevati 5 minuti dopo la somministrazione, ma si riazzerano in circa 30 minuti. Il rapido assorbimento da parte dei polmoni, insieme a questo *pattern* di distribuzione al cervello, fa sì che il fumatore possa controllare molto bene i picchi e le cadute nelle concentrazioni di nicotina. In questo senso, la sigaretta rappresenta un sistema di somministrazione molto efficace.

Queste caratteristiche predispongono anche alla dipendenza, in due modi. Primo, il veloce raggiungimento del cervello procura un effetto rapido e potente. Secondo, la ridistribuzione rapida implica che le aree del cervello che controllano i comportamenti associati al fumo sono pronte per un'altra sigaretta poco dopo la fine di quella precedente. Dopo che la nicotina è stata assorbita e distribuita in tutto il corpo, il fegato la trasforma quasi tutta in due metaboliti inattivi, la cotinina e la nicotina N-ossido, e i reni eliminano questi metaboliti attraverso le urine. La conitina è il marker utilizzato negli esami delle urine dei fumatori, perché resta nell'organismo per diversi giorni.

La nicotina dà dipendenza?

Sì. Qualsiasi valutazione onesta e accurata della letteratura medica e scientifica sulla nicotina porta alla conclusione che questa sostanza provoca dipendenza fisica e psichica. Ci sono almeno tre tipi di evidenze a sostegno di questa affermazione.

Rinforzo

Nel linguaggio della psicologia, un rinforzo è qualcosa che motiva un individuo a impegnarsi "per averne di più". La nicotina promuove il rilascio del neurotrasmettitore dopamina nelle regioni del cervello che mediano il rinforzo (vedi i Capitoli "Tossicodipendenza" e "Stimolanti"). Non sorprende quindi che gli animali da laboratorio siano disposti a darsi da fare pur di ottenere nicotina: se possono autosomministrarsi piccole dosi premendo una leva, i ratti lo fanno e, come visto in precedenza, i ratti adolescenti lo fanno ancora più degli adulti.

Dopo aver fumato per un po' di tempo, anche gli esseri umani sono disposti a lavorare per la nicotina: in pratica, è esattamente quello che fanno tutti i fumatori, dato che spendono i loro soldi per le sigarette.

Tolleranza

Alcuni studi hanno dimostrato il rapido sviluppo di tolleranza agli effetti della nicotina. Quando si inizia a fumare si provano sensazioni piuttosto spiacevoli, come capogiri o nausea, ma se si continua questi effetti spariscono nell'arco di alcuni giorni o settimane. La tolleranza ad altri effetti della nicotina si sviluppa ancora più velocemente. Per esempio, se a un gruppo di fumatori vengono date due dosi di nicotina identiche a 60 minuti l'una dall'altra, la prima provoca un maggiore innalzamento della frequenza cardiaca ed effetti soggettivi più intensi rispetto alla seconda.

Astinenza

Alla fine del primo giorno senza sigarette, nell'ambito di un trattamento per l'interruzione del fumo, uno dei miei pazienti ha detto (riuscendo quasi a spaventarmi): "Ho voglia di rompere qualcosa". Evidentemente era in astinenza da nicotina. Non tutti i fumatori sono così estremi (e onesti) nel riferire le sensazioni che hanno provato quando hanno smesso. Tuttavia, quasi tutti dicono di aver avuto una fortissima voglia di fumare e di essere stati molto irritabili per almeno due-tre settimane. Questi sono chiari sintomi di astinenza.

Come la tolleranza, anche alcuni aspetti dell'astinenza da nicotina si possono manifestare nel breve periodo. Per esempio, la maggior parte dei fumatori dice che la prima sigaretta del giorno è quella che li fa sentire meglio: forse perché pone fine alla mini-astinenza notturna.

Effetti soggettivi

È chiaro che la nicotina dà dipendenza, soprattutto se somministrata attraverso il fumo, ma è altrettanto chiaro che è diversa da molte altre sostanze che danno dipendenza. Non produce le grossolane alterazioni psichiche indotte da alcol, stimolanti e oppiacei. La gente non consuma la nicotina perché porta allo sballo o dà euforia. Al contrario, i più dicono che fumare una sigaretta calma e riduce l'ansia (anche se questi effetti sono più complessi di quanto possa sembrare).

Dato che la maggior parte dei consumatori assume la nicotina fumando, è utile soffermarsi su alcune particolarità del fumo come via di somministrazione. Per molte persone, le abitudini o i piccoli rituali, come ad esempio picchiettare ritmicamente col piede o parlare tra sé e sé, servono a rassicurarsi e a calmarsi. Quando si fuma, si associano con l'assunzione di nicotina molte abitudini: accendersi una sigaretta, tenerla in mano, muoverla su e giù dalla bocca, soffiare il fumo. Ciascuno di questi piccoli rituali può di per sé calmare il fumatore e associarsi agli effetti farmacologici. Con tutte queste abitudini associate al fumo, diventa difficile stabilire esattamente quale sia il contributo della nicotina all'effetto calmante. Un'altra considerazione da fare è che gli effetti antiansia e calmanti dicono di sentirli soprattutto quelli che fumano già da tempo. È perciò difficile capire se questi siano effetti primari della nicotina o, piuttosto, l'attenuazione dei sintomi iniziali di astinenza.

Un altro effetto molto comune è la riduzione dell'appetito. Anche in questo caso non è chiaro se l'effetto sia dovuto alla nicotina o al fumare, ma studi sugli animali hanno dimostrato che la nicotina riduce l'assunzione di cibo anche quando viene somministrata in assenza di fumo. Negli esseri umani, fumare una sigaretta diminuisce le contrazioni dello stomaco dovute alla fame, però è anche possibile che l'appetito si riduca perché il fumo compromette la funzione delle papille gustative, o perché altera il metabolismo energetico e i livelli di glucosio nel sangue. Fatto sta il meccanismo di tale effetto è sconosciuto. C'è ovviamente il rovescio della medaglia: quando si smette l'appetito aumenta, e c'è il rischio di ingrassare. Anche questo potrebbe dipendere dagli effetti fisici dell'astinenza da nicotina o dalla necessità di sostituire le abitudini orali associate al gesto di fumare.

Effetti sul cervello e sulle altre funzioni mentali

Prima del 1980 non era affatto chiaro come la nicotina agisse sul cervello. Ora sappiamo che stimola uno specifico sottotipo di recettori del neurotrasmettitore acetilcolina, che per l'appunto sono stati chiamati "nicotinici". Questi recettori sono distribuiti piuttosto diffusamente in tutto il cervello, ragione per cui la nicotina ha effetti su molte funzioni. In generale, i recettori nicotinici eccitano i neuroni e aumentano la comunicazione tra le cellule nervose, soprattutto nelle regioni associate con la memoria e in quelle che presiedono al movimento.

Quando i recettori cerebrali dell'acetilcolina vengono bloccati, gli animali (e gli uomini) fanno fatica a memorizzare nuove informazioni. Di contro, la loro stimolazione sembrerebbe migliorare un po' la memoria. La nicotina, che attiva questi recettori, potrebbe quindi migliorare la memoria. In effetti, sembra che questo negli animali succeda, per cui sono stati intrapresi vari studi clinici per valutare se la nicotina può aiutare pazienti con deficit della memoria, per esempio nelle fasi iniziali di Alzheimer. In questi studi la nicotina è in genere iniettata o somministrata mediante cerotti che ne permettono un lento assorbimento attraverso la pelle. I risultati sull'Alzheimer sono ancora incerti, ma c'è già un dato incoraggiante: la nicotina sembra migliorare certe funzioni cerebrali, almeno per un breve periodo. Per esempio, si è osservato un miglioramento del livello di attenzione in pazienti con Alzheimer leggero o moderato.

Tuttavia, questo non significa che convenga fumare sigarette o masticare gomme alla nicotina mentre si studia, o durante un esame, o in generale quando si è impegnati in attività che richiedono concentrazione o memoria. Il monossido di carbonio della sigaretta, combinato con la riduzione dello scambio di ossigeno nei polmoni, causerebbe effetti collaterali, come capogiri, che annullerebbero gli effetti positivi sulla memoria o sull'attenzione. Inoltre, a causa dell'elevata quantità di nicotina che contengono, i chewing-gum possono dare la nausea anche a fumatori esperti.

Un altro potenziale uso medico della nicotina è nel trattamento del deficit di attenzione e iperattività (*Attention Deficit/Hyperactivity Disorder*, ADHD) dell'adulto. Anche se le ricerche su questo problema sono ancora relativamente scarse, il trattamento con i cerotti alla nicotina sembra ridurre i sintomi di ADHD sia nei fumatori che nei non fumatori. Quando i cerotti sono utilizzati per quattro settimane, si osserva un miglioramento dell'attenzione sia dei bambini che degli adulti con ADHD.

La nicotina potrebbe anche essere utile nei pazienti schizofrenici, non come trattamento dei sintomi psicotici, ma come sostegno alle funzioni cognitive. Spesso gli schizofrenici soffrono di deficit nell'apprendimento e in altre funzioni cognitive, e questi deficit potrebbero dipendere da un malfunzionamento dei recettori nicotinici dell'ippocampo. L'ipotesi è che la nicotina possa correggere il problema, almeno in parte. Questa linea di ricerca è appena avviata, ma sembra che la nicotina possa realmente attenuare alcuni dei deficit cognitivi degli schizofrenici adulti.

Insomma, i dati sembrano promettenti e potrebbero portare a trattamenti efficaci, ma occorre tener ben presenti tre punti. Primo, si tratta di studi recenti, che non hanno ancora portato a nessun uso medico approvato. Secondo, molti di questi studi prevedevano l'iniezione di nicotina, cosa che, ovviamente, non andrebbe mai fatta senza la supervisione di un medico. Terzo, questi risultati non dovrebbero essere in alcun modo interpretati come un motivo per fumare: per la salute, il prezzo del fumo è di gran lunga superiore ai vantaggi della nicotina.

Fumo e funzioni emotive

La depressione è un problema comune durante l'adolescenza: il 15-20% degli adolescenti manifesta almeno occasionali sintomi di depressione. In genere si pensa che fumare sia una conseguenza della depressione nei giovani ma, per alcuni, il fumo può essere invece la causa scatenate. Gli adolescenti che fumano hanno il doppio delle probabilità di andare incontro a episodi di depressione maggiore rispetto a quelli che non fumano. Inoltre, la percentuale di fumatori è più elevata tra i ragazzi affetti da sindromi depressive che fra i non depressi. Queste scoperte non ci dicono perché un ragazzo che fuma diventa più facilmente depresso, ma rappresentano un chiaro segnale d'allarme. I giovani che hanno problemi di depressione sarebbero a rischio e farebbero bene a evitare ambienti e situazioni nelle quali il fumo è diffuso. Inoltre, gli adolescenti che fumano potrebbero essere più esposti alla depressione: dovrebbero fare attenzione ai primi sintomi e, se necessario, intraprendere una terapia.

Effetti sul cuore

È risaputo che il fumo provoca cancro al polmone e altre malattie croniche respiratorie. Meno noto è l'aumento del rischio di malattie cardiache e del sistema circolatorio, patologie che causano più decessi dei tumori. La nicotina danneggia il cuore in molti modi. Il cuore è un grosso muscolo, e come tutti i muscoli ha bisogno di un importante apporto di ossigeno per eseguire il suo lavoro (pompare il sangue in tutto il corpo). La nicotina aumenta il rilascio di adrenalina, che a sua volta aumenta la frequenza cardiaca e la pressione arteriosa. Il cuore, pertanto, ha bisogno di ossigeno in più per far fronte all'aumento del carico di lavoro, ma poiché l'approvvigionamento di ossigeno non aumenta, si trova a dover lavorare di più senza alcun aiuto.

Quel che è peggio è che il monossido di carbonio contenuto nel fumo diminuisce la capacità di trasporto di ossigeno da parte del sangue, rendendo la situazione ancora più stressante per il cuore. Stress ripetuti danneggiano il cuore e ne compromettono il buon funzionamento. Come se non bastasse, il fumo di sigaretta ha effetti tossici sulla parete interna dei vasi sanguigni: li rende rigidi, meno flessibili. Conclusione: si stima che il 30% delle morti da patologie cardiache e circolatorie siano da attribuire al fumo.

Tutti questi effetti negativi sul cuore e sul circolo possono avere un'altra conseguenza, meno pericolosa ma sicuramente indesiderata: la pelle dei fumatori diventa più sottile. Uno studio del 1997 su gemelli identici, uno fumatore e l'altro no, ha dimostrato che i fumatori avevano una pelle più sottile. Ecco perché alcuni fumatori hanno una pelle più rugosa e spesso sembrano più vecchi di quanto sono. Questo spiacevole effetto sarebbe dovuto al fatto che il fumo può ridurre l'apporto di sangue agli strati più superficiali della pelle, danneggiandoli.

Fumo passivo

Un fumatore produce due tipi di fumo: il fumo espirato ("di seconda mano") e il fumo che sale dalla sigaretta, dal sigaro o dalla pipa (fumo "laterale"). Il fumo laterale ha una concentrazione di cancerogeni più elevata sia rispetto al fumo espirato, sia rispetto a quello che il fumatore inala nei polmoni attraverso il filtro della sigaretta. Qualsiasi sia l'origine, il fumo può causare malattie. La *Environmental Protection Agency*[1], dopo vari studi su questo argomento, ha concluso che il fumo espirato è cancerogeno ed è responsabile di molti decessi per cancro al polmone. Ovviamente, il livello di esposizione al fumo passivo è il fattore critico per il rischio di sviluppo di patologie polmonari. Non è quindi il caso di cadere in eccessi: qualche fumatore in sala non uccide nessuno. Tuttavia, chi passa molto tempo in posti fumosi come i bar, o vive con forti fumatori, si espone al rischio di patologie polmonari.

Gli effetti del fumo passivo sullo sviluppo di patologie cardiache sono anche più allarmanti. Uno studio durato dieci anni e pubblicato nel 1997 ha dimostrato che l'esposizione regolare al fumo passivo può raddoppiare il rischio di cardiopatie. In base a questo studio, che è stato condotto su più di 30.000 donne, è stato calcolato che, solo negli Stati Uniti, ogni anno muoiono più di 50.000 persone per infarto cardiaco dovuto a fumo passivo.

Effetti prenatali e postnatali

Come la maggior parte delle sostanze, anche la nicotina attraversa la placenta ed entra nel sangue del feto. È stato dimostrato che i bambini che nascono da madri fumatrici hanno livelli di nicotina nelle urine molto elevati, vicini a quelli che si ritrovano nelle urine dei normali fumatori. Dopo il parto, man mano che i livelli di nicotina decadono, questi bambini manifestano sintomi di astinenza. Le fumatrici incinte passano al bambino anche cianuri e monossido di carbonio, due sostanze molto tossiche per lo sviluppo del feto. Il monossido di carbonio, come si è visto, riduce la capacità del sangue di trasportare l'ossigeno ai tessuti, mentre la nicotina restringe i vasi sanguigni che portano il sangue al feto, limitando ulteriormente l'apporto di ossigeno. La carenza di ossigeno nel feto si renderebbe responsabile del fatto che i bambini nati da madri fumatrici sono più piccoli, più leggeri, e hanno una minor circonferenza cranica rispetto ai bambini nati da madri non fumatrici. Inoltre, fumare durante la gravidanza può comportare effetti a lungo termine (se non addirittura permanenti) sulle funzioni cerebrali e mentali. Ci sono studi che mettono in relazione il fumo materno con difficoltà nell'apprendimento del linguaggio e della matematica, e con l'iperattività infantile. I figli di madri che fumavano durante la gravidanza avrebbero anche maggiori probabilità di diventare a loro volta dipendenti dalla nicotina: è interessante che il fumo nella madre non cambia la probabilità di provare a fumare, ma aumenta significativamente il rischio di diventare dipendenti

---

[1] L'agenzia che si occupa di ambiente negli Stati Uniti [NdT].

una volta iniziato a fumare. Questa osservazione suggerisce che, mentre provare a fumare dipende prevalentemente da spinte sociali, la disposizione alla dipendenza potrebbe avere a che fare con precise caratteristiche biologiche.

Lo sviluppo del cervello continua dopo la nascita, e quindi l'esposizione al fumo passivo di neonati o bambini piccoli dovrebbe essere evitata. Alcuni studi suggeriscono che ci possa essere un aumento del rischio di morte improvvisa (la "morte nella culla" o "morte bianca", chiamata tecnicamente *Sudden Infant Death Syndrome* o SIDS) in bambini di madri fumatrici, e che questo sia dovuto al fumo nell'ambiente (ma è anche possibile che dipenda dagli effetti del fumo in gravidanza o dalla combinazione degli effetti dell'esposizione prenatale con quelli dell'esposizione postnatale).

Alcuni studi indicano che i bambini di padri fumatori hanno una maggior probabilità di sviluppare tumori infantili rispetto ai figli di non fumatori. Secondo l'*Oxford Survey of Childhood Cancers*, l'analisi di circa 3.000 genitori ha dimostrato che nei figli di padri che fumano 20 o più sigarette al giorno il rischio di ammalarsi di cancro aumenta del 42%, mentre in quelli i cui padri fumano da 10 a 20 sigarette al giorno il rischio aumenta del 31%, e in quelli in cui padri fumano meno di 10 sigarette al giorno aumenta solo del 3%. Questi risultati suggeriscono che fumare possa danneggiare il DNA degli spermatozoi favorendo la comparsa di tumori nei figli.

Insomma, il messaggio è molto chiaro: i bambini crescono meglio in un ambiente senza fumo.

Rischi per la salute del tabacco senza fumo

Va sottolineato il fatto che anche masticare o aspirare tabacco comporta un importante rischio per la salute. Oltre agli effetti della nicotina, il consumo prolungato di questi tipi di tabacco aumenta l'incidenza dei tumori della bocca e dell'esofago: si verifica un ispessimento della mucosa che può evolvere in cancro. Il tabacco non da fumo può inoltre causare infiammazione e retrazione delle gengive, predisponendo a malattie dei denti. Tra l'altro, questi prodotti contengono anche grosse quantità di zucchero, il che facilita lo sviluppo di carie. In breve, il tabacco per usi diversi dal fumo non è un'alternativa sicura.

Tantomento è un buon sistema per aumentare le prestazioni degli atleti, anche se un numero sconcertante di essi lo usa a questo scopo. Molti giovani credono che la nicotina del tabacco da fiuto o da masticare migliori i tempi di reazione e la forza dei movimenti in sport come il baseball o l'atletica leggera, e ciò non è vero: non c'è alcun miglioramento nei tempi di reazione, e la velocità e la forza dei movimenti delle gambe sembrano addirittura peggiorate. I suoi effetti negativi sulla funzione cardiaca, inoltre, sconsigliano l'uso di nicotina durante l'attività sportiva.

Smettere

Non molti anni fa l'opinione prevalente era che smettere di fumare fosse solo una questione di forza di volontà. Secondo questo modo di pensare, fumare non è una dipendenza, non è necessaria nessuna metodica speciale per smettere e chi non riesce a smettere è solo privo della forza interiore per farlo. Adesso sappiamo che nessuna di queste affermazioni è vera: la nicotina è una droga che causa dipendenza, e smettere richiede un complesso cambiamento nei comportamenti a cui non è affatto facile adattarsi.

Molti ex-fumatori dicono di aver smesso da soli, ma ci sono trattamenti che possono essere di aiuto. Sfortunatamente non ne esiste uno che vada bene per tutti. Le abitudini comportamentali legate al fumo sono intimamente connesse con la dipendenza psicologica alla nicotina e quindi, in molti casi, bisogna ricorrere a strategie diversificate per risolvere il problema nella sua interezza. Dal punto di vista comportamentale, queste strategie includono i consultori educazionali, il training di gruppo o individuale, l'ipnosi e l'allenamento al controllo dello stress.

Dal punto di vista medico, la terapia può prevedere l'uso di chewing-gum o di cerotti alla nicotina. Esiste anche un farmaco, il bupropione, utilizzato anche come antidepressivo, che a volte viene inserito nei programmi di interruzione del fumo.

Il primo passo per smettere è consultare un medico, uno psicologo o un farmacista per farsi inserire in un programma di allontanamento dal fumo. Per lo più, questi programmi sono condotti in ospedali o cliniche, a volte in centri di salute mentale o in ambulatori privati. In ogni caso, le persone responsabili del programma dovrebbero essere specialisti preparati a discutere nel dettaglio le varie possibilità.[2]

La cattiva notizia è che, anche se la maggior parte di questi programmi aiuta i fumatori a smettere per un breve periodo, molti di essi ritornano a fumare nel giro di sei mesi. Nel lungo periodo, i programmi che utilizzano approcci multipli (come sostitutivi della nicotina, training comportamentale e ipnosi) sembrerebbero dare risultati migliori rispetto a quelli basati su un singolo approccio. Tuttavia, anche molti dei partecipanti ai programmi multipli riprendono lo stesso a fumare nel giro di un anno. Come mai? Non lo sappiamo con certezza, ma probabilmente pesa la misura in cui l'atto di fumare coinvolge abitudini comportamentali, e dipende anche da quanti luoghi, persone e cose del mondo reale sono associati con il fumo. Lo spiacevole desiderio di nicotina diminuisce rapidamente nel giro di pochi giorni dopo aver smesso, e le gomme o i cerotti possono essere d'aiuto in questo periodo. I primi giorni dopo l'interruzione sono chiaramente i peggiori, ma la maggior parte delle persone riporta che nel giro di un paio di settimane il desiderio di fumare scompare quasi completamente. Quello che resta sono le situazioni che accompagnavano il fumo: la tazza di caffè al mattino, la birra alla sera, la chiacchierata con gli amici durante una pausa al lavoro (e la lista può essere molto lunga).

Questi sono stimoli potenti, che possono esercitare un controllo considerevole sul comportamento. Molti raccontano di essere andati in crisi con la decisione di smettere quando un vecchio amico con cui erano abituati a fumare è venuto a trovarli, o quando sono tornati nel bar dove andavano di solito e quasi senza accorgersene si

---

[2] In Italia esistono centri antifumo in tutte le regioni. Si tratta di ambulatori delle strutture ospedaliere, delle unità sanitarie locali e della Lega Italiana per la Lotta contro i Tumori (LILT). L'elenco e le modalità operative sono disponibili nel sito dell'Istituto Superiore di Sanità (www.iss.it) [NdT].

sono ritrovati con una sigaretta in mano. Un programma di abbandono del fumo deve prevedere queste situazioni ed elaborare strategie per gestirle. È utile programmare sessioni di follow-up per parlare di queste cose. Il follow-up può essere molto importante anche per controllare lo stress, che è un'altra frequente causa di ricaduta.

Un ultimo punto: se il primo tentativo fallisce, bisogna riprovare. Ogni persona è diversa e ogni dipendenza è diversa. Se provarci in solitudine non ha funzionato, un trattamento potrebbe essere d'aiuto. Se un programma terapeutico non ha avuto successo, un altro potrebbe averlo. Una persona motivata a smettere di fumare ha ottime probabilità di trovare, fra i tanti disponibili, il tipo di aiuto che fa al caso suo.

8

Oppiacei

Classe farmacologia. Analgesici oppiacei.

Sostanze. Oppio, eroina, morfina, codeina, difenossilato, fentanyl, idrocodone, idrossimorfone, meperidina, ossicodone, propossifene.

Temini comuni. O (oppio); *brown sugar*, E, ero, gnugna, H, merda, pera (eroina); *speedball* (eroina e cocaina).

Lo sballo. Chi si inetta oppiacei prova una fiammata di piacere (*rush*, *flash*) e poi cade in uno stato sognante durante il quale si hanno ridotta sensibilità al dolore, rallentamento della respirazione e, in qualche caso, arrossamento della pelle. Il restringimento delle pupille "a punta di spillo" è un altro sintomo caratteristico. Questi stessi effetti sono osservabili in chi assume gli oppiacei per altre vie, con la differenza che, invece del *flash*, si ha una piacevole sonnolenza. Nausea, vomito e costipazione (stipsi) possono accompagnare questi sintomi. L'iniezione di eroina e cocaina insieme (*speedball*) provoca una intensa euforia, dove lo stato sognante dell'eroina si associa con la stimolazione da cocaina.

Overdose e altri effetti indesiderati. L'overdose da oppiacei può essere letale. Non è un effetto cumulativo di anni di abuso: può accadere già alla prima somministrazione. Il respiro rallenta fino a cessare. Per fortuna i servizi di pronto soccorso possono intervenire con un trattamento rapido e perfettamente efficace: il naloxone, un antagonista degli oppiacei. L'overdose da oppiacei è più frequente con le forme iniettabili ma, se la dose è sufficientemente elevata, si può verificare anche con le altre vie di somministrazione. L'intervento medico è essenziale.

Interazioni pericolose con altre sostanze. Gli oppiacei sono particolarmente pericolosi quando vengono assunti in combinazione con altre sostanze che deprimono il respiro, ovvero alcol, barbiturici (es. fenobarbital), metaqualone, e benzodiazepine.

In questo capitolo

Da cosa derivano

Perfino un'icona culturale come Dorothy del *Mago di Oz* (ricordate il campo dei papaveri?) ha provato gli effetti degli oppioidi. Come sappiamo dal *Mago di Oz*, bisognerebbe non avere un cervello per resistere agli oppioidi. Per quelli con un'inclinazione più classica, la morfina prende il nome da Morfeo, la divinità greca dei sogni, che veniva spesso rappresentata con papaveri da oppio in mano. L'uso dell'oppio risale alla preistoria, probabilmente in forma di infuso. Il riferimento storico più antico all'uso medico viene dalla cultura Sumera e Assiro-Babilonese (circa 5000 anni fa). Le pipe da oppio ritrovate in siti archeologici di Asia, Egitto e Europa ne documentano l'uso tra il 1000 e il 300 a.C. I commercianti arabi la introdussero in Cina tra il 600 e il 900 d.C. Anche qui, similmente a quanto stava accadendo in Europa, dall'uso medico si sviluppò gradualmente quello ricreazionale, con un conseguente aumento dei casi di dipendenza. L'esportazione verso la Cina divenne un'importante fonte di commercio per l'Inghilterra, il che contribuì a causare la guerra tra le due nazioni quando la Cina ne proibì l'importazione, all'inizio del 19° secolo.

Nel Medioevo, l'uso (e l'abuso) di oppio era molto comune in Europa. Un contributo alla sua diffusione venne da Paracelso, che coniò il termine *laudanum* (laudano, ovvero "da lodare") per una preparazione a base di oppio. Più tardi, molti poeti (Samuel Taylor Coleridge e Elizabeth Barret Browning tra gli altri) lo usarono e ne abusarono. Coleridge racconta un'esperienza con l'oppio nel suo famoso poema *Kubla Khan*.

Negli Stati Uniti si è sempre consumato oppio: era molto diffuso già prima dell'ondata migratoria dalla Cina che introdusse l'uso di fumarlo. Nel 19° secolo, prima dell'istituzione dell'FDA[1], l'oppio era l'ingrediente principale di molti farmaci e le casalinghe erano tra le principali consumatrici. Come per la cocaina, la crescente disponibilità di preparazioni sempre più potenti portò infine al pieno riconoscimento della tossicità e della capacità di indurre dipendenza.

La morfina, il principio attivo più importante del papavero da oppio, venne purificata nel 1805, e nel 1853 Alexander Wood inventò la siringa ipodermica. La prima grande ondata di dipendenza da narcotici iniettabili fu una conseguenza dell'esteso impiego della morfina durante la Guerra Civile americana. La "miglioria" finale si ebbe nel 1898 grazie a una multinazionale farmaceutica: i suoi ricercatori scoprirono il metodo per aggiungere alla molecola della morfina un gruppo chimico addizionale, che la rendeva più solubile nei grassi e quindi capace di accedere più rapidamente al cervello: questo prodotto fu commercializzato con il nome "eroina". L'eroina ha riguadagnato la nostra attenzione con la guerra in Afghanistan, nazione dove viene prodotta gran parte di quella destinata al mercato illegale mondiale: la sua produzione, crollata durante gli anni più duri del conflitto (2001-2002), è ora tornata ai livelli precedenti.

Cosa sono

Sono farmaci oppiacei tutti i composti naturali o di sintesi che provocano alcuni tipici effetti: stato sognante e insieme euforico; ridotta percezione del dolore; rallentamento del respiro; stipsi; pupille a capocchia di spillo. Talvolta gli scienziati usano il termine più generico di "oppioidi", che include sia le sostanze riconducibili a quelle presenti nel papavero da oppio che gli oppioidi endogeni, molecole che nel cervello svolgono funzioni di neurotrasmettitori.

Il termine oppio si riferisce a una specifica preparazione del papavero da oppio (*Papaver somniferum*) che si ottiene con metodiche poco "tecnologiche" e molto faticose. I coltivatori incidono la capsula dei semi e raccolgono per alcuni giorni il lattice gommoso che ne fuoriesce. Questo succo viene poi raffinato in vari modi: può essere essiccato in palle e usato direttamente (gomma di oppio), oppure seccato e macinato in polvere (polvere di oppio). In forma grezza appare come una sostanza catramosa, di colore marrone. L'oppio può essere ottenuto anche facendo un estratto idroalcolico, noto come tintura di oppio: il famoso laudano del tempo delle nostre bis-bisnonne, il calmante dei loro tempi. I papaveri da oppio che crescono nel Sud-Est asiatico (Birmania e Thailandia), in Afghanistan, in Sud America (Colombia) e in Messico, forniscono la materia prima per l'eroina illegale. La quantità prodotta in Afghanistan è molto superiore a quella proveniente da tutte le altre nazioni messe assieme: secondo una stima del 2005, rappresenterebbe il 90% della produzione mondiale (fonte: *U.S. Department of Justice Threat Association*).

---

[1] *Food and Drug Administration*, l'agenzia americana che si occupa della sicurezza e dell'efficacia dei farmaci [NdT].

La maniera più semplice per sviluppare un farmaco è quella di partire da sostanze presenti in natura che producono qualche particolare effetto. Con i papaveri da oppio i farmacologi hanno fatto proprio questo: ci sono almeno cinque analgesici oppiacei che sono o sostanze naturali contenute nella capsula dei semi o piccole modifiche chimiche delle stesse.

La morfina, uno dei costituenti principali della capsula, è un oppiaceo potente, somministrabile in forma di iniezioni o pillole per alleviare il dolore post-operatorio. La codeina è un oppioide molto meno potente, usato per lo più in pillole per manifestazioni dolorose più blande. Molti l'avranno presa per il mal di denti o per la tosse, come sciroppo contenente codeina e paracetamolo. Alcuni tossicodipendenti ne bevono intere bottiglie per compensare la minor potenza (una bottiglia da 100 ml contiene quantità "tossicologiche" di codeina). Da quando si è diffusa questa pratica, in molti stati degli USA è stata resa obbligatoria la ricetta medica per l'acquisto degli sciroppi contenenti codeina, che in passato erano venduti come prodotti da banco[2].

Attraverso modifiche chimiche delle sostanze naturali sono stati preparati altri composti: l'idrossimorfone, l'ossicodone e l'idrocodone. L'idrossimorfone, un oppioide molto potente, è un analgesico efficace e molto abusato. L'ossicodone viene sintetizzato da una sostanza non analgesica dell'oppio (la tebaina), e ha un'efficacia antidolorifica che si colloca tra quella della morfina e quella della codeina. Negli ultimi anni il suo utilizzo si è diffuso moltissimo negli Stati Uniti, in parte per il trattamento del dolore, e in parte per l'introduzione in commercio, nel 1996, di una preparazione a lento rilascio che è diventata oggetto di abuso. È venduto anche in associazione con l'aspirina. L'idrocodone è un oppiaceo di media potenza, anch'esso oggetto di abuso.

L'eroina è sicuramente il narcotico più abusato. Si tratta di una modificazione chimica della morfina. Viene sintetizzata, partendo da morfina parzialmente purificata, in "raffinerie" che in genere si trovano vicino ai luoghi di produzione dell'oppio, suddivisa in piccole quantità e poi venduta in strada come polvere sciolta, dentro sacchettini contenenti circa 100 mg. Il colore può variare dal bianco al marrone al nero, a seconda dell'origine e della qualità della tecnica di preparazione: l'eroina cloriodrato pura è una polvere bianca; all'altro estremo, l'eroina messicana ("catrame nero") si riconosce per il suo aspetto nerastro. Il consumatore può sia sniffare direttamente la polvere che scioglierla in soluzione e iniettarsela. La composizione effettiva della polvere dipende dal fornitore: il contenuto di eroina può variare dal 10 al 70%, e il resto sono contaminanti come talco, chinino e bicarbonato.

L'eroina ha contraddetto le regole dell'economia: è migliorata in qualità ma il prezzo è calato. Negli ultimi anni la purezza dell'eroina che si trova nel mercato illegale è aumentata a tal punto che i consumatori possono sballare anche senza iniettarsela: basta fumarla o sniffarla. Tra il 2003 e il 2005 l'eroina che proveniva dal sud-est asiatico aveva una purezza media del 65% e quella messicana del 37-40%. La maggiore purezza ha fatto emergere nuove modalità di dipendenza: molti consumatori adesso iniziano sniffandola, una modalità d'uso che sembra più accettabile so-

---

[2] In Italia i medicinali contenenti codeina sono dispensati con l'obbligo di ricetta medica [NdT].

cialmente. Sfortunatamente, è stato dimostrato che anche chi inizia così può diventare dipendente e spesso passa all'assunzione endovenosa.

Dunque l'eroina è solo una morfina leggermente modificata (tra l'altro, viene riconvertita in morfina poco dopo essere entrata nel cervello). Ma allora che vantaggi offre? Il punto è che la miglior solubilità nei grassi la fa entrare nel cervello più rapidamente. Molti medici spingono per l'utilizzo dell'eroina nei malati di cancro in fase terminale proprio in ragione di questa caratteristica, che assicura un effetto antidolorifico più rapido.

I ricercatori sono riusciti a migliorare i prodotti naturali? Probabilmente no, ma di sicuro hanno diversificato l'offerta. La speranza era di trovare un farmaco che eliminasse il dolore senza indurre tolleranza o dipendenza, ma la missione non ha avuto successo: tutti i farmaci analgesici oppiacei inducono anche dipendenza. Tuttavia, sono stati realizzati alcuni oppioidi sintetici con caratteristiche interessanti per particolari usi clinici.

La meperidina, per esempio, viene utilizzata come la morfina per il dolore postchirurgico, ma è efficace anche per via orale. Purtroppo, a alte dosi questo farmaco può causare attacchi epilettici, e quindi l'impiego in terapia si è molto ridotto negli ultimi anni. Il metadone è un oppiaceo a lunga durata d'azione che può essere somministrato per bocca. Queste caratteristiche lo rendono particolarmente utile per il trattamento della tossicodipendenza (e anche del dolore cronico): il graduale instaurarsi dell'effetto attenua i sintomi di astinenza ma non genera nessuno sballo. Il suo utilizzo per questa indicazione è criticato da alcuni ma, anche se è vero che induce tolleranza e dipendenza, garantisce anche un trattamento sicuro e efficace senza alcun importante rischio di abuso. Il fentanyl è un analgesico molto liposolubile e ad azione molto rapida che gli anestesiologi utilizzano quando devono addormentare il paziente. Viene anche utilizzato in cerotti a lento rilascio, che assicurano un effetto antidolorifico più prolungato. La formulazione più insolita è un lecca-lecca, pensato per somministrare il farmaco ai bambini prima di un'operazione chirurgica. Molti tossicodipendenti usano il fentanyl nella forma iniettabile, che è spesso causa di overdose. Lo sballo da fentanyl è rapido, intenso, breve e compare a dosi appena inferiori a quelle che bloccano il respiro e conducono a morte. Infine il propossifene, un oppioide così blando che la maggior parte dei medici neanche lo utilizza: studi clinici hanno dimostrato che non è più potente del placebo, ma alcuni credono fermamente nella sua efficacia.

Tutte le sostanze oppioidi si legano alla stessa molecola cerebrale, ma con diversi gradi di successo. Di seguito riportiamo una lista di molecole che si legano molto bene, abbastanza bene o scarsamente. L'uso clinico di queste sostanze è determinato in misura importante da questa caratteristica: una sostanza come la codeina non è abbastanza potente contro il dolore causato da un importante intervento chirurgico addominale e, al contrario, l'idromorfone sarebbe esagerato per trattare un semplice mal di testa.

FARMACI OPPIACEI

Efficacia elevata	*Efficacia media*	*Efficacia bassa*
Morfina	Idrocarbone	Codeina
Idromorfone	Ossicodone	Propossifene
Meperidina		
Fentanyl		

Come vengono assunti

Quasi tutti gli oppiacei si assorbono bene attraverso qualunque via di somministrazione perché, essendo solubili nei lipidi, attraversano le barriere cellulari. Eroina e fentanyl sono un caso estremo: sono talmente liposolubili che possono essere assorbiti attraverso la mucosa nasale. Molti altri oppiacei non lo sono così tanto, e quindi non sono assorbiti bene per via inalatoria. Alcuni, però, inclusi quelli naturali contenuti nel papavero, quando sono riscaldati generano un vapore che può essere assorbito: questa proprietà è alla base della "pipa da oppio", lo strumento più classico per il consumo di oppiacei. Quasi tutti possono essere assorbiti dallo stomaco, ma per alcune sostanze, come la morfina, l'assorbimento gastrico è poco efficiente ed è preferibile la somministrazione per iniezione.

Quella endovenosa è la via di somministrazione più rapida in assoluto ma, essendo anche la più difficile e rischiosa, molti consumatori alle prime armi preferiscono l'iniezione sottocutanea (*skin-popping*). La polvere di eroina viene sciolta e iniettata, mentre morfina, fentanyl e meperidina sono spesso già in forma di soluzioni iniettabili (quelle sottratte all'uso medico). Di recente si è diffusa nel mercato illegale una pericolosa combinazione di eroina e fentanyl: i consumatori, aspettandosi solo eroina e non fentanyl, si possono accidentalmente iniettare dosi mortali.

All'inizio i nuovi consumatori preferiscono sniffare l'eroina. Un motivo per questa preferenza è che in questo modo evitano la disapprovazione sociale e non rischiano di contrarre malattie infettive come epatite e AIDS; un altro motivo è che molti credono, erroneamente, che non iniettandosi eroina non diventeranno mai dipendenti. La codeina e il propossifene sono le sostanze più usate per via orale. Tra gli oppioidi più potenti sono disponibili in pillole ossimorfone, ossicodone, meperidina e metadone. A volte i tossicodipendenti, quando non riescono a trovare nient'altro, riducono in polvere pastiglie di codeina, di idrocodone o di metadone e ne fanno una sospensione da iniettarsi: una pratica molto pericolosa perché alcune componenti della pastiglia non si sciolgono, possono irritare la vena e dare inizio a una reazione a catena che porta all'infiammazione del vaso e a danno permanente; inoltre, le particelle non sciolte possono occludere qualche piccolo vaso, bloccando l'afflusso di sangue verso una determinata area dell'organismo.

Come si muovono nell'organismo

La velocità di accesso degli oppioidi al cervello dipende principalmente dalla via di somministrazione. Il modo più veloce per raggiungere lo sballo è iniettarsi la droga direttamente nel sangue; il secondo è fumarla. Quando gli oppiacei vengono fumati o iniettati, i livelli di picco nel cervello si raggiungono nel giro di pochi minuti. Il fentanyl è il composto più liposolubile, e raggiunge la massima concentrazione cerebrale in qualche secondo; l'eroina è leggermente più lenta: ci mette un paio di minuti; la morfina è ancora più lenta, ma non di molto (5 minuti). Più veloce è lo sballo, maggiore è il pericolo di morte per overdose, perché i livelli della sostanza nel cervello aumentano più rapidamente. Sniffare eroina provoca un assorbimento più lento, perché la droga deve passare attraverso la mucosa del naso fino ai capillari sanguigni sottostanti.

L'assunzione per bocca porta allo sballo molto più lentamente, perché la sostanza deve essere assorbita dall'intestino tenue e poi passare attraverso il fegato (che può distruggerne una parte), prima di raggiungere la circolazione generale. Questo processo richiede circa 30 minuti, un tempo troppo lungo per produrre un *flash*. La mancanza del *flash* è la ragione per cui il metadone è così utile sia nel trattamento della dipendenza che come farmaco contro il dolore. A volte i tossici trovano il modo di aggirare le preparazioni progettate per instaurare l'effetto lentamente. La formulazione a lento rilascio dell'ossicodone offre un esempio ormai ben noto. Obiettivo di questa formulazione è assicurare un effetto antidolorifico prolungato (diverse ore). Chi ne abusa ha scoperto che sbriciolando la pillola si ottiene un rilascio molto rapido della sostanza, il che produce uno sballo non previsto dal produttore. Dopo la sua introduzione nel mercato americano (nel 1996), questa preparazione si è guadagnata rapidamente la reputazione di droga alla moda, ed è stato necessario riformularla per rendere più difficile il suo uso improprio.

Dato che la durata dell'effetto dipende da quanto velocemente gli enzimi epatici degradano le varie molecole, le differenze nella durata degli effetti sono molto minori rispetto a quelle che si osservano nella velocità di comparsa. La maggior parte delle sostanze che abbiamo citato ha effetti che durano dalle 4 alle 6 ore. Il tempo preciso può variare da 2 (morfina) fino a 6 ore circa (propossifene), ma i valori sono abbastanza simili per tutti gli oppiacei. Ci sono solo due eccezioni importanti: il metadone, i cui effetti durano 20-24 ore, per cui può essere somministrato in una singola dose giornaliera, e il fentanyl, che si colloca all'estremo opposto, visto che i suoi effetti scompaiono nel giro di un'ora.

Gli effetti sul cervello e sul resto dell'organismo

La morfina colpisce prima dietro alle gambe, poi dietro alla nuca, un'onda di rilassamento che si diffonde allentando i muscoli dalle ossa, tanto che ti sembra di fluttuare senza contorni, disteso in tiepida acqua salata. Quando quest'onda rilassante si diffuse in tutti i miei tessuti, provai una forte sensazione di paura. Avevo la sensazione che qualche immagine orribile fosse appena dietro il campo visivo, in movimento, perché voltai la testa per evitare di vederla. Avevo la nausea. Passava una serie di immagini, come in un film: un gigantesco bar illuminato da luci al neon che diventava via via più grande, tanto da includere le strade, il traffico e anche i cantieri della strada; una cameriera che portava un teschio su un vassoio; le stelle nel cielo limpido. L'impatto fisico della paura della morte; l'interruzione del respiro; il fermarsi del sangue. Mi sono appisolato e poi svegliato ancora impaurito. La mattina dopo ho vomitato e mi sono sentito male fino a mezzogiorno.

Il personaggio del racconto di William Borroughs *Junkie* (in Italia: *La scimmia sulla schiena*), descrive abbastanza bene la sua prima esperienza con la morfina. La sola cosa che manca è il *rush* (o *flash*) che si ha con l'iniezione endovena e che la maggior parte dei consumatori paragona all'orgasmo.

Tutti gli oppiacei provocano un piacevole stato di sonnolenza, nel quale le preoccupazioni sono dimenticate e c'è una minor percezione del dolore (analgesia). Le sensazioni più intense si hanno con l'iniezione, che procura il *flash*. Dopo questa sensazione simile all'orgasmo l'interesse per il sesso si riduce, e si ha diminuzione del desiderio e della *performance* sessuale: ciò dipende dal fatto che gli oppioidi riducono il rilascio di molti ormoni e neurotrasmettitori, inclusi quelli coinvolti nella regolazione del desiderio sessuale. Spesso, sotto l'effetto degli oppioidi, le persone dicono di non pensare più ai propri problemi: si trovano in un posto speciale e sicuro dove si dimenticano le preoccupazioni. Il fascino di questa situazione è ben comprensibile anche perché, all'inizio, è impossibile avere un'idea dell'estremo disagio che interverrà più avanti, con lo sviluppo di dipendenza e con l'astinenza.

Mentre il consumatore di oppio si trova in questo stato sognate e piacevole, il respiro rallenta, le pupille si restringono, ci può essere nausea e anche vomito. Se l'effetto sul respiro può essere pericoloso, gli altri effetti sull'organismo sono abbastanza innocui: per esempio, gli oppioidi non producono grandi cambiamenti della pressione arteriosa in soggetti sani. La maggior parte degli effetti dei narcotici sono causati dall'interazione con recettori specifici, che si trovano nelle aree cerebrali preposte nel controllo della respirazione e di altre funzioni involontarie: per esempio, i consumatori di oppioidi vomitano perché la morfina stimola un centro cerebrale (la *chemoreceptor trigger zone*) la cui funzione è quella di causare il vomito in risposta all'ingestione di sostanze tossiche. Quindi l'iniezione di adrenalina nel cuore, fatta per revertire un'overdose da oppioidi nel film *Pulp Fiction*, è un intervento sbagliato: il blocco della respirazione ha origine nel cervello, e l'iniezione nel cuore è un bel colpo di scena, ma non un intervento farmacologicamente corretto. La cosa giusta sarebbe stata l'iniezione in vena di un farmaco che blocca i recettori agli oppioidi (naloxone): questo sì che avrebbe trattato efficacemente l'overdose. Il film *Trainspotting* rappresenta bene la reversione dell'effetto degli oppioidi con il naloxone. Il protagonista viene scaricato sulla porta del pronto soccorso di un ospedale, portato in un ambulatorio e trattato con l'antagonista (il naloxone): in una manciata di secondi si alza dalla barella. Un altro importante effetto degli oppiacei ha reso più facile la vita dei viaggiatori. Gli oppioidi aumentano la tensione della muscolatura dell'intestino, cosicché i movimenti propulsivi che fanno muovere il cibo non funzionano correttamente: di qui, il ben noto effetto "costipante" (antidiarroico). Ottima cosa, se sei in Messico e ti sei preso la diarrea del viaggiatore. Il difenossilato sfrutta una semplice proprietà chimica per fermare la diarrea senza aver effetti sul cervello: la molecola oppioide viene leggermente modificata in modo da non essere abbastanza liposolubile per accedere al cervello. Insomma, si ottiene un farmaco molto sicuro e efficace per il trattamento della diarrea, senza alcun rischio di dipendenza. Con un'azione simile gli oppioidi fanno contrarre i muscoli della vescica urinaria, e possono quindi causare difficoltà a urinare.

Sono in corso ricerche volte a sfruttare strategie analoghe per sviluppare farmaci che si leghino a una popolazione particolare dei recettori *mu* che non si trovano nel cervello, oltre la barriera ematoencefalica, ma sono comunque coinvolti nella soppressione del dolore. Questo potrebbe essere il Sacro Graal della ricerca sui narcotici: un narcotico che non dà dipendenza.

Come agiscono sul cervello

Probabilmente la produzione degli alcaloidi da parte del papavero da oppio riflette lo sforzo evolutivo di corrispondere alla biologia dei predatori/impollinatori: la pianta di papavero ha trovato il modo di produrre un composto che agisce sui loro cervelli. E non è la sola, perché sono molte le piante che danno origine a composti psicoattivi: anche la pianta della marijuana, molte specie di funghi allucingeni e l'arbusto della coca, giusto per citarne alcuni, influenzano il comportamento e la fisiologia degli animali che le ingeriscono. Inoltre, la produzione di oppioidi non è limitata alle piante: alcune rane producono composti simil-oppioidi nella pelle, forse con le stesse finalità.

Gli oppiacei agiscono su recettori specifici per i neurotrasmettitori cerebrali del gruppo endorfine/enkefaline. Questi neurotrasmettitori (detti "oppioidi endogeni") controllano il movimento, gli stati d'animo e varie funzioni fisiologiche: collaborano alla regolazione della digestione, della temperatura corporea e della respirazione. Inoltre partecipano all'elaborazione delle sensazioni dolorose e attivano i circuiti della ricompensa (vedi il capitolo "Tossicodipendenza"), il che spiega perché la loro stimolazione procura uno sballo. Questi effetti si hanno quando i neuroni delle diverse aree cerebrali rilasciano endorfine e enkefaline. Tuttavia, ogni neurone svolge la sua funzione solo quando viene richiesta, ovvero l'attivazione contemporanea di tutti i neuroni oppioidi endogeni non capita praticamente mai. Al contrario, assumendo eroina è come se si attivassero tutti insieme.

Quali sono, tra i tanti neuroni a oppioidi endogeni, quelli responsabili dello sballo? Il primo è un piccolo gruppo che si trova nell'ipotalamo: tutti i neuroni che utilizzano come neurotrasmettitore la beta-endorfina hanno origine in questa zona, e da qui si connettono con il resto del cervello. Queste cellule si attivano durante periodi di stress intenso, forse per aiutarci a mantenere la calma. C'è chi teorizza che nei periodi di stress fisico estremo, quando si è in punto di morte, mantenere la calma aiuta: sarebbe allora che i neuroni a beta-endorfina sparano come pazzi, inducendo uno stato più tranquillo. Gli scienziati sono vicini a provare questa ipotesi: per esempio, è ben noto che iniettando beta-endorfina nel cervello si ricreano molte delle condizioni tipiche di questo stato, inclusi il rallentamento del respiro, l'analgesia e la sonnolenza.

Per le enkefaline la questione è diversa. Vari tipi di neuroni usano le enkefaline per comunicare con altri neuroni in zone del cervello coinvolte nell'elaborazione delle sensazioni dolorose, nel controllo della respirazione e anche in altre attività. Sono state identificate enkefaline anche nel tratto gastrointestinale, dove regolano la funzione digestiva. Ma ciò che più importa è che si trovano anche in aree coinvolte nel sistema della ricompensa. Probabilmente, però, a differenza dei neuroni a endorfina, non agiscono come un'unità coesa.

Endorfine ed enkefaline sono membri della stessa "famiglia" di neurotrasmettitori. La dinorfina, il terzo membro della famiglia, ne condivide alcune attività, come l'analgesia, ma induce sensazioni sgradevoli e non piacevoli. Questi tre neurotrasmettitori condividono gli stessi recettori, e probabilmente questo è un ingegnoso trucco evoluzionistico elaborato dal cervello per ottenere il massimo con il minor sforzo da neurotrasmettitori e recettori: con le molte combinazioni possibili fra i diversi peptidi oppioidi e i relativi recettori, si possono ottenere una grande varietà di effetti.

Il recettore principale (chiamato con la lettera greca *mu*) è quello che induce praticamente tutti gli effetti tipici degli oppioidi: analgesia, euforia, depressione del respiro. Il secondo recettore (*delta*) coopera con il *mu* in alcune zone per produrre questi stessi effetti. Il terzo (*kappa*) è un pò strano, perché i farmaci specifici per questo recettore causano analgesia ma non inducono lo sballo: apparentemente, quindi, dovrebbero essere splendidi analgesici che non provocano dipendenza. C'è solo un problema: stimolando unicamente questo recettore si ha l'opposto dell'euforia, ovvero la disforia. Sfortunatamente, tutti gli altri farmaci oggi disponibili per la clinica sono specifici per il recettore *mu,* e danno tutti dipendenza: in altre parole, la caratteristica di dare dipendenza non può essere disgiunta dalle proprietà antidolorifiche.

Lo sballo naturale: le endorfine endogene

I piaceri naturali (musica, sesso, meditazione o altro) sono intensi come le droghe? Forse sì. Il cervello produce i propri oppioidi: le enkefaline e le endorfine. Se queste sostanze vengono iniettate in animali, provocano gli stessi effetti di morfina e eroina. Ma allora la domanda è: enkefaline e endorfina vengono rilasciate in quelle circostanze nelle quali ci sentiamo proprio bene? E possiamo imparare a rilasciarcele da soli, volontariamente? Quest'ultima domanda è la premessa al libro di fantascienza *Earth (Terra,* in Italia) di David Brin, che racconta di un mondo futuro dove non esiste più l'abuso di droghe: i nuovi reietti della società sono i "tossicomani cerebrali", che hanno imparato a controllare volontariamente il rilascio dei loro oppioidi endogeni.

Le endorfine influenzano il comportamento. Per esempio, il loro rilascio aumenta in animali sottoposti a agopuntura (il che conferisce credibilità scientifica a questa antica tecnica terapeutica cinese). Ma possiamo stabilire con certezza quando le endorfine vengono rilasciate? Un approccio è assumere un antagonista come il naloxone e osservare l'eventuale interruzione dell'effetto piacevole prodotto dall'endorfina. Questo approccio è stato utilizzato in soggetti che stavano ascoltando la loro musica preferita: dopo il trattamento con l'antagonista non riuscivano più a godersi la musica (non sappiamo se questo si applichi sia a Beethoven che ai Led Zeppelin). L'alternativa è raccogliere il liquido cerebrospinale da soggetti impegnati in una qualche attività che dovrebbe rilasciare endorfine, e poi misurare in che quantità si ritrovano nel campione. Questa, ovviamente, non è una strategia che si possa usare sull'uomo. Insomma, non è stato fatto molto con nessuno dei due metodi di ricerca, e quindi la risposta onesta alla domanda rimane "non lo sappiamo".

E l'esaltazione di quelli che vanno a correre? Davvero le endorfine aumentano molto al termine di una maratona? Il solo modo di saperlo, come abbiamo detto sopra, sarebbe raccogliere il liquido cerebrospinale alla fine di una maratona, oppure somministrare al corridore l'antagonista degli oppioidi (il naloxone) durante la gara. Non sarebbero molti gli atleti disposti a prestarsi volontariamente a questi esperimenti… Quindi tutto questo speculare sulle endorfine non è altro che mitologia? Assolutamente no! Gli oppioidi endogeni hanno un ruolo fondamentale nel controllo del dolore e nella gratificazione. Studi recenti hanno dimostrato che animali senza beta-endorfina non si prendono cura dei loro piccoli, il che implica che l'endorfina è un elemento critico anche nell'accudimento dei neonati. Insomma, questi neurotrasmettitori sono cruciali per un insieme di comportamenti essenziali per la sopravvivenza. Le stesse dinorfine svolgono un ruolo importante: ci avvertono che le esperienze stressanti fanno star male, e ci insegnano a evitarle.

Tossicodipendenza, tolleranza e dipendenza

Lo sballo da oppiacei può anche sembrare intrigante, ma ha un prezzo. Le sostanze di tipo oppiaceo stimolano contemporaneamente tutti i sistemi oppioidi e quindi causano, insieme a quelli piacevoli, molti effetti indesiderati: in primo luogo l'astinenza. Chi assume oppioidi per un certo periodo (qualche settimana) può sviluppare un'importante dipendenza fisica e psichica, e andare incontro ad astinenza nel momento in cui ne interrompe l'assunzione. La maggior parte dei dipendenti usa eroina o altri oppioidi diverse volte al giorno. Con questa modalità di consumo si instaura tolleranza, ma in modo più o meno veloce per i diversi effetti. In studi sperimentali è stato osservato che la tolleranza all'effetto antidolorifico si instaura rapidamente; tuttavia, i pazienti che soffrono per un dolore cronico e intenso, come quello associato a tumori in fase terminale, non sviluppano una tolleranza elevata. Anche la tolleranza alla depressione del respiro si instaura abbastanza in fretta (e questa è la ragione per cui i consumatori abituali possono assumere dosi sempre più elevate). La stipsi, invece, persiste anche con l'uso cronico. Anche la miosi (pupille a capocchia di spillo) si attenua molto lentamente: in un certo senso questa è una fortuna, perché fornisce un utile segno per la diagnosi di overdose in un paziente in coma, anche se si tratta di un consumatore cronico. Si instaura tolleranza anche per l'euforia, ma la droga continua a dare al consumatore abbastanza piacere da farlo sballare.

Parte della tolleranza deriva da alterazioni nella risposta cellulare agli oppioidi.

La catena di eventi messa in moto dall'eroina si adatta alla sua presenza continua, e l'adattamento arriva a essere così preciso che le cellule funzionano normalmente anche in presenza della droga. L'altro aspetto della tolleranza è la risposta condizionata. I farmacologi hanno scoperto che, somministrando eroina tutti i giorni e nella stessa stanza, gli animali arrivano a tollerare dosi sempre più elevate; se, diversamente, li si sposta in un ambiente a loro sconosciuto, la dose che prima tolleravano è in grado di ucciderli: la conclusione è che le risposte condizionate consentono di anticipare e contrastare gli effetti della droga. Probabilmente questi condizionamenti si hanno anche negli esseri umani: spesso consumatori esperti vanno in overdose quando si "fanno" in un ambiente diverso dal solito.

L'astinenza da oppiacei è brutta ma non mette in pericolo di vita (diversamente dall'astinenza da alcol). Una buona descrizione dell'astinenza si trova in *Junkie* di William Borroughs: *Era finita l'ultima codeina. Il naso e i gli occhi cominciarono a gocciolare, il sudore mi bagnava i vestiti. Vampate di caldo e freddo mi colpivano come se fossi stato davanti alla porta di una fornace che si apriva e chiudeva. Stavo steso sul lettino, troppo debole per muovermi. Le gambe mi facevano male e si contraevano, qualsiasi posizione mi era intollerabile, e mi muovevo da una parte all'altra agitandomi nei miei vestiti bagnati... Quasi peggio del malessere è la depressione che lo accompagna. Un pomeriggio chiusi gli occhi e vidi New York in rovina. Giganteschi millepiedi e scorpioni strisciavano dentro e fuori dai bar, dalle caffetterie e dalle drogherie della 42ma strada. Erbacce crescevano da crepe e buchi nel marciapiede. Non si vedeva nessuno. Dopo cinque giorni incominciai a sentirmi un po' meglio*. I primi segni dell'astinenza sono le lacrime agli occhi, il naso che gocciola, sbadigli e sudorazione. A seguito di un consumo intenso si prova una leggera astinenza appena terminato l'effetto dell'ultima dose; subito dopo, il drogato si sente irrequieto e irritabile e perde l'appetito: insomma, si sente come se avesse l'influenza. Al picco dell'astinenza compaiono diarrea, tremori, sudorazione, malessere generale, crampi addominali, dolori muscolari e, in genere, aumento della sensibilità al dolore. Nel giro di pochi giorni sbadigli e difficoltà a dormire diventano intensi. La fase peggiore dei sintomi fisici si esaurisce in qualche giorno.

Se i sintomi simil-influenzali fossero tutto quello che accade nel momento in cui il tossico smette di farsi, il trattamento della dipendenza da eroina sarebbe semplice. Sfortunatamente c'è un'altro sintomo che non è obiettivabile, ma che probabilmente dura più a lungo: la disforia (la sensazione di sentirsi uno schifo), che può essere intesa come il contrario dell'euforia indotta dall'assunzione di oppioidi. Il desiderio di procurarsi la droga può essere talmente forte da diventare la sola cosa alla quale il soggetto riesce a pensare. Questa smania per la droga (*craving* in inglese) può durare per mesi, molto oltre la scomparsa dei sintomi fisici.

Quasi tutti i sintomi dell'astinenza sono l'opposto degli effetti acuti della droga. Per esempio, gli oppioidi causano costipazione (stipsi), e in astinenza si ha diarrea. L'organismo dei tossicodipendenti si adatta per mantenere un certo livello di mobilità intestinale, nonostante l'azione opposta prodotta dall'oppiaceo; quando si interrompe l'assunzione di droga i processi che ne contrastavano l'azione improvvisamente si trovano senza ostacoli. Il personaggio del film *Trainspotting* subisce questo effetto nella scena in cui deve correre disperatamente in bagno. In fondo, tutto questo non è altro che una delle risposte tipo *yin-yang* che il corpo instaura di fronte a qualsiasi disturbo (ma se in astinenza si trema e si ha freddo, cosa fanno gli oppioidi alla temperatura corporea?).

Molti ricercatori ritengono che, una volta che si è instaurata la dipendenza, il desiderio di evitare l'astinenza motiva a continuare con la droga più dell'effetto gratificante. All'inizio l'astinenza non è molto intensa; dopo alcuni mesi o anni, però, diventa più forte e spinge il consumatore a continuare a drogarsi. Se sai che l'eroina risolverà i problemi, la soluzione è semplice, no? Quello che crea l'irrefrenabile pulsione a continuare a usare i narcotici (o qualsiasi altra droga che dia dipendenza) è, alla fine, una combinazione di alterazioni cerebrali. I ricercatori pensano che il *craving* sia il risultato di modificazioni in due zone del cervello che, sfortunatamente, interagiscono tra di loro: quelle preposte alla gratificazione vengono modificate per rispondere con forza a qualsiasi cosa ricordi la droga, e quelle che generano l'ansia e le cattive sensazioni si attivano appena la droga scompare.

Modalità di consumo: sei un tossico?

Molti prendono oppiacei solo occasionalmente, per sballare: prendono una pillola, bevono lo sciroppo per la tosse o si iniettano eroina o fentanyl. Altri sviluppano uno schema di consumo quotidiano che si accelera nel tempo, fino a stabilizzarsi a un certo livello. Questi ultimi assumono oppiacei ogni poche ore e, dopo una settimana o due, diventano tolleranti a molti degli effetti: ogni volta che l'effetto svanisce iniziano i segni dell'astinenza e il ciclo di abuso ricomincia.

Qual è la modalità di consumo che definisce un tossicodipendente? Si può essere tossicodipendenti dopo la prima dose? La risposta per gli oppiacei non è diversa da quella per tutte le altre sostanze di cui abbiamo discusso e non è determinata da fattori come iniettarsi la droga, o prenderla solo nei fine settimana, o scambiarsi le siringhe, o finire in coma. La risposta è che si è tossicodipendenti quando si è perso il controllo, quando si deve per forza continuare a seguire la modalità di consumo che si è instaurata. Per alcuni questa perdita di controllo può arrivare fumando eroina; per altri, iniettandola o sniffandola; per altri ancora, addirittura bevendo sciroppo per la tosse.

Chi va in astinenza è un tossicodipendente? O, viceversa, se non si va in astinenza, non si è tossici? Questa è una regola seguita da molti. Come abbiamo detto, un consumatore di oppiacei va incontro all'astinenza se ha assunto droga in modo talmente regolare che il suo organismo vi si è adattato. Questa è una chiara indicazione di tolleranza. In genere, un tale adattamento implica una modalità di consumo regolare, ma un consumatore può diventare dipendente già prima di aver preso droga tanto a lungo da mostrare forti segni di astinenza. D'altra parte, esistono modalità di consumo compulsive ma non "drammatiche" (bere sciroppo per la tosse), in cui l'astinenza può essere così contenuta da non risultare evidente. L'astinenza ha luogo anche in pazienti che assumono oppiacei per il dolore se il trattamento continua per giorni o settimane, ma questo non significa che siano tossicodipendenti: significa solo che il loro organismo si è adattato agli oppiacei.

Il *National Institute on Drug Abuse*[3] ha raccolto statistiche sulle "carriere di tossicodipendenza", ovvero sulle modalità di consumo nei tossicodipendenti da oppiacei. In genere, si incomincia con la sperimentazione occasionale, spesso per inalazione o via sottocutanea (*skin-popping*) e nei fine settimana, e poi si accelera gradualmente, nell'arco di diversi mesi, fino a assunzioni regolari a intervalli di 4-6 ore. La cosa sorprendente di questa carriera è che si smette spesso: molti consumatori vanno avanti per 10-15 anni e poi smettono, spesso senza necessità di trattamenti prolungati. Le ragioni non sono del tutto chiare, ma è probabile che siano in gioco molti fattori, sia fisiologici che sociali.

Overdose da oppiacei e tossicità

Effetti a breve termine

L'altro aspetto negativo dell'assunzione di oppiacei è che, stimolando in contemporanea tutti i recettori, si alterano svariate funzioni fisiologiche, e che la morte per overdose è un eventualità molto probabile. L'effetto più pericoloso, e la principale causa di morte, è il blocco della respirazione, che può essere fatale nel giro di pochi minuti dall'iniezione. Non è il risultato di una tossicità cumulativa, si può verificare anche dopo una singola dose. In questa fase il paziente è sedato e addormentato, e ha pupille a capocchia di spillo. La causa più comune di overdose è l'assunzione di una quantità di droga molto più elevata di quella presunta. La composizione dell'eroina di strada varia moltissimo, tanto che l'acquirente non sa mai realmente cosa sta comprando: la purezza può oscillare dal 70 al 10%, e non sempre la tolleranza riesce a compensare queste ampie variazioni. Con dosi estremamente elevate possono verificarsi crisi epilettiche, specialmente in bambini andati in overdose a causa dell'ingestione accidentale di eroina destinata a un adulto. Le convulsioni sono invece molto più rare nei consumatori adulti anche se, ovviamente, possono essere pericolose. L'uso di narcotici in combinazione con sedativi come l'alcol aumenta il rischio di morte. Un'ondata di decessi avvenuta in Texas tra il 2005 e il 2007 fu causata da una combinazione di eroina e un farmaco contro il raffreddore contenente l'antistaminico difenilidramina: l'associazione di narcotici e antistaminici è un classico per i tossici, perché aumenta lo sballo. Purtroppo, il mix è stato fatale per ragazzi che erano alle prime esperienze con l'eroina.

Se il respiro si mantiene normale, non c'è molto altro di cui preoccuparsi. Gli altri effetti collaterali sono spiacevoli ma non pericolosi: nausea e vomito, stipsi e difficoltà nell'urinare, in certi casi anche arrossamento della pelle e prurito (sembra che la morfina causi il rilascio di istamina, una delle molecole che mediano le reazioni allergiche della pelle).

Se i tossicodipendenti fossero sempre in salute, ci sarebbe poco di cui preoccuparsi. Sfortunatamente questo capita di rado: i tossici sono spesso malnutriti, in uno

---

[3] L'istituzione americana che si occupa della ricerca e della divulgazione della ricerca sulle sostanze di abuso [NdT].

stato di salute precaria, dipendenti dall'alcol o da altre droghe, e sieropositivi per HIV o epatite. Nella maggior parte delle persone, per esempio, gli effetti sulla pressione arteriosa sono di scarsa entità, ma possono aggravarsi se il sistema cardiovascolare è già compromesso. Similmente, la costrizione dei dotti biliari può causare spasmo, un evento estremamente doloroso in consumatori che soffrono di patologie delle vie biliari.

Un altro grosso rischio nelle preparazioni illegali di eroina per iniezione è la presenza di contaminanti. A seconda dell'origine (che è quasi sempre ignota), l'eroina può essere tagliata con chinino o con altri ingredienti inerti, come il talco. Alcuni episodi presunti di overdose sono in realtà dipendenti da queste contaminazioni.

Effetti a lungo termine

Quali sono gli effetti a lungo termine e quali sono pericolosi? La risposta potrebbe sorprendervi. Uno dei nostri insegnanti, un farmacologo inglese saggio e anziano di nome Frederick Bernheim, amava dire agli studenti di medicina che, se non ti importa diventare impotente e stitico, la dipendenza da eroina non è poi così male. Probabilmente, su questa cosa oggi non sarebbe più così scherzoso, ma nella sua affermazione c'è un fondo di verità.

Le conseguenze a lungo termine dell'assunzione quotidiana di oppioidi sulle funzionalità più importanti dell'organismo sono, come sottinteso dal nostro insegnante, abbastanza benigne. Sì, i tossicodipendenti maschi possono diventare impotenti, e le funzioni sessuali e riproduttive possono essere compromesse sia negli uomini che nelle donne: le donne hanno spesso l'interruzione del ciclo mestruale e negli uomini si riduce notevolmente la produzione di spermatozoi. Inoltre, chi consuma oppioidi da tempo è cronicamente stitico, come diceva quel docente. Si ha anche perdita di peso: nella costante ricerca della "roba", i consumatori non curano l'alimentazione. Per il resto, gli oppioidi di per se stessi non danneggiano i vari organi, al contrario di quanto fa l'alcol. La morte di Jerry Garcia del gruppo rock dei Grateful Death è un caso rappresentativo: era dipendente da oppioidi da molto tempo, ma è morto per le complicanze del diabete, non per l'eroina. Ancora più sensazionale fu la vita sorprendentemente lunga di William Borroughs, di cui abbiamo citato alcuni libri: è morto all'età di 83 anni, per cause naturali, nonostante avesse vissuto gran parte della vita come dipendente da oppiacei.

Fin qui non va poi male. Ci sono però altre importanti considerazioni da fare. Innanzitutto, qualsiasi sia la modalità di uso compulsivo, il consumatore tende a ignorare tutto eccetto il procurarsi la droga, per cui tende a trascurare la propria salute, in genere mangia male e soffre di tutti i problemi legati alla mancanza di cura della persona. Per procurarsi e consumare la droga, inoltre, i tossicodipendenti tengono comportamenti a rischio. Molte donne fanno sesso non protetto per procurarsi il denaro necessario a soddisfare la dipendenza, correndo il rischio di contrarre malattie sessualmente trasmissibili. Molti si scambiano le siringhe, aumentando enormemente il rischio di contrarre HIV ed epatite (una percentuale elevata degli eroinomani "da iniezione" è sieropositiva). L'alternativa di sniffare l'eroina, che ultimamente si è molto diffusa, è in parte motivata dal desiderio di evitare la siringa:

non salva dalla dipendenza, ma di certo evita il rischio, potenzialmente letale, di contrarre patologie con l'uso di aghi infetti. A proposito di AIDS e di altre malattie sessualmente trasmesse, sono motivo di preoccupazione i possibili effetti degli oppiacei sul sistema immunitario: molte cellule immunitarie contengono recettori agli oppioidi che, secondo ricerche recenti, deprimono le loro funzioni. Esistono altre tossicità associate all'uso a lungo termine: come abbiamo già detto, l'iniezione di particelle solide o l'uso di aghi non sterili può causare infiammazione dei vasi venosi, cui può conseguire un danno serio.

Ricerche recenti suggeriscono che il cervello dei consumatori cronici non funziona proprio bene. Prima di tutto, molti tossicodipendenti da narcotici hanno difficoltà nel prendere decisioni complesse: tendono a fare scelte inadeguate e non riescono ad apprendere nuove informazioni. Non sappiamo ancora se questo sia una causa o un effetto dell'assunzione di droga, ma questi problemi sono più gravi nei consumatori di più lunga data, il che fa pensare che la causa sia la droga. Siccome chi abusa di stimolanti ha gli stessi problemi, si può ipotizzare che alla base di questo fenomeno ci siano alterazioni nel sistema della ricompensa, che è attivata da entrambi i tipi di droga.

In secondo luogo, anche se gli oppiacei di per se stessi non sono particolarmente tossici per i neuroni (diversamente dall'alcol), le ripetute compromissioni nell'attività respiratoria possono indurre alterazioni cerebrali associate all'ipossia (carenza di ossigeno nel sangue). Questo non è un problema legato esclusivamente agli oppiacei, ma può essere un potenziale effetto collaterale con conseguenze a lungo termine.

Trattamento dell'overdose e della dipendenza

La pericolosa depressione della respirazione che si verifica in overdose viene quasi immediatamente corretta dal naloxone, un antagonista degli oppioidi. Trattare la dipendenza, invece, è tutt'altra questione: non esiste nessuna soluzione semplice. Sono state tentate molte delle strategie utilizzate per gli alcolisti, e diversi gruppi, come i *Narcotics Anonymous*, danno enfasi all'astensione, alla presenza agli incontri, ecc.

Inoltre, esistono due farmaci di provata efficacia. Il metadone è un oppiaceo a effetto prolungato che può essere somministrato ambulatorialmente. L'idea è quella di evitare sia l'astinenza che la costante necessità di procurarsi la droga. Gli altri vantaggi del metadone sono che si può assumere per via orale, evitando i rischi della somministrazione endovenosa, e che il dosaggio può essere controllato e gradualmente ridotto. Alcuni contestano il fatto che con questo metodo si sostituisce una dipendenza con un'altra senza risolvere i problemi sociali e psicologici, ma di certo la qualità della vita dei pazienti migliora. Insomma, il metadone funziona e migliora le condizioni di vita. Recentemente è stato approvato un altro oppiaceo per il trattamento della dipendenza: la buprenorfina. Questo farmaco è diverso dal metadone: anch'esso stimola i recettori e persegue una strategia "sostitutiva" ma, oltre a questo, impedisce all'eroina di legarsi ai suoi recettori. In pratica, la buprenorfina è abbastanza attiva per prevenire l'astinenza ma non per produrre lo sballo, e nel contempo previene il *flash* da eroina.

Altri nuovi trattamenti, oggi in fase sperimentale, non sono altrettanto credibili. Un esempio è l'impianto sottocutaneo di pastiglie contenenti preparati a lento rilascio dell'antagonista naltrexone. Il naltrexone impedisce al soggetto di sballarsi fino a quando non si esaurisce il suo effetto, ed è proprio questo il problema: appena terminata l'efficacia dell'impianto, il tossico torna a farsi. Un'altra strategia che ha ricevuto una certa (immeritata) attenzione si basava sull'idea di sottoporre il paziente ad anestesia generale per le prime 18-24 ore di astinenza, somministrandogli nel contempo un antagonista degli oppioidi per velocizzare la normalizzazione della funzionalità recettoriale. Anche in questo caso l'approccio era corretto dal punto di vista farmacologico: l'antagonista potrebbe rimuovere dai siti d'azione tutti gli oppioidi ancora presenti. Tuttavia, è molto pericoloso mantenere un'anestesia generale così a lungo; inoltre, i pazienti che hanno partecipato a questi programmi non sono stati seguiti dopo la fine del trattamento, ed è probabile che molti abbiano ricominciato a drogarsi. In conclusione, i medici più stimati hanno bocciato questa terapia. Infine, alcuni scienziati stanno studiando l'ibogaina, una sostanza chimica contenuta in un arbusto africano. Ci sono stati articoli sensazionalistici provenienti dal sottobosco delle tossicodipendenze, in cui si raccontava che un singolo trattamento con ibogaina conducesse al definitivo abbandono degli oppioidi. L'ibogaina è un allucinogeno e, anche se la ricerca sta proseguendo, il suo successo come terapia d'elezione per il trattamento della dipendenza da oppioidi sembra improbabile: questa sostanza ha effetti psicoattivi potenti e imprevedibili.

9

Prodotti naturali

Classe farmacologica. Prodotti naturali (estratti da piante o da tessuti animali).

Singoli composti (solo qualche esempio). Efedrina, *smart drugs*, ginseng, melatonina.

Lo sballo. La maggior parte di queste sostanze rientra in altre classi discusse altrove o non dà alcuno "sballo" perché inefficace o utilizzata per "migliorare" le funzioni cerebrali, non per drogarsi.

Overdose e altri effetti negativi. Il principale pericolo legato a queste sostanze è che molte non sono state scientificamente testate né sono regolamentate. A sostegno dell'efficacia e della sicurezza di alcune possono esserci studi clinici o l'evidenza che deriva dall'uso secolare in altre civiltà. Per la maggior parte dei prodotti naturali, però, la pretesa efficacia si basa su ricerche superficiali, spesso poco attendibili. Inoltre, non è mai ben nota l'effettiva concentrazione nei preparati di molecole efficaci, come l'efedrina. Di conseguenza, l'utilizzatore non può considerare le istruzioni che riceve come una guida affidabile per un uso efficace e sicuro. Nel peggiore dei casi, le istruzioni suggeriscono l'uso di dosi pericolose; nel migliore, i dosaggi sono proposti in base a ricerche disorganiche.

Interazioni pericolose con altre sostanze. L'efedrina può essere pericolosa quando viene presa assieme agli inibitori delle mono-amino ossidasi, una categoria di farmaci antidepressivi. Questa combinazione causa un aumento della pressione sanguigna o della frequenza cardiaca che può essere fatale. L'associazione dell'efedrina con la caffeina causa sintomi di attivazione cardiovascolare, agitazione, ansia ed eccitazione più spesso di quanto accada quando ciascuna è assunta da sola.

In questo capitolo

Cos'è un prodotto naturale?

I prodotti naturali non sono altro che sostanze estratte direttamente dalle piante o da tessuti animali. In questa ampia definizione rientrano molte delle sostanze descritte in questo libro. Pensateci: in ultima analisi, molte delle sostanze tossiche più comuni si ottengono da prodotti vegetali. La nicotina proviene dalla pianta del tabacco e diverse forme di alcol derivano dalla fermentazione del lievito in presenza di cereali. La maggior parte degli allucinogeni, dalla psilocibina dei funghi agli alcaloidi della belladonna, potrebbero essere descritti come prodotti naturali, così come molti stimolanti naturali, per esempio la caffeina, l'efedrina e la cocaina. Ci sono perfino dei sedativi-ipnotici vegetali, come la kava, che agiscono in modo simile all'alcol.

I prodotti naturali vengono percepiti come sicuri ed efficaci appunto perché "naturali", o perché "fanno normalmente parte dell'organismo". Questa è solo una strategia di marketing. Una strategia molto efficace, però: solo negli Stati Uniti, il mercato di queste sostanze vale vari milioni di dollari. Per lo più, queste preparazioni sono in commercio come integratori alimentari e non sono quindi soggette al controllo delle agenzie che si occupano dei farmaci. Dunque, né la sicurezza né l'efficacia sono stati verificati in studi scientifici accurati. Ciò non significa che nessuna di queste sostanze sia attiva: sicuramente alcune lo sono. Infine, non va sottovalutato l'effetto placebo: la promessa di una cura può avere un potente effetto terapeutico.

I prodotti naturali non sono regolamentati come i farmaci classici

Non tutti questi prodotti, quindi, sono inefficaci o pericolosi, ma chi li acquista dovrebbe tenere presenti alcune questioni. Innanzitutto, su quali fonti si basa la presunta efficacia? Alcuni prodotti naturali sono stati testati in ricerche scientifiche credibili e controllate, alcuni sono stati utilizzati per secoli in altre culture in modo accuratamente documentato. Per molti altri, però, non si hanno informazioni affidabili. Tra l'altro, l'interesse crescente per la medicina orientale può portare a una accettazione acritica di tecniche terapeutiche di tipo erboristico. La seconda questione da tenere in considerazione è la sicurezza e affidabilità della formulazione. Un caso allarmante è capitato all'inizio degli anni '90, nell'ambito della commercializzazione dell'amminoacido triptofano. Il triptofano è un costituente base dell'organismo che alcuni usano come una *smart drug* ("droga furba", vedi più avanti) per migliorare le funzioni cerebrali e facilitare il sonno. È contenuto in molti cibi e non ci sono rischi quando viene assunto come integratore alimentare: è stato un contaminante ancora ignoto, presente nella preparazione del triptofano di un particolare produttore, a provocare una patologia seria e mortale, la sindrome mialgia-eosinofilia. Ormai episodi di contaminazione del cibo sono cronaca quasi quotidiana, e questo dovrebbe suggerire una particolare cautela con le preparazioni erboristiche. Una ricerca recente sui prodotti a base di melatonina ha dimostrato che in alcune preparazioni il contenuto in melatonina poteva essere il doppio o la metà di quello indicato in etichetta. Infine, non sempre i rivenditori sanno fornire informazioni sufficientemente accurate, e chi usa prodotti naturali deve spesso basarsi sull'autosperimentazione per individuare la dose corretta che non induce effetti collaterali.

Efedrina (ecstasy vegetale)

L'efedrina è descritta in dettaglio nel capitolo "Stimolanti", ma viene nuovamente citata in quanto commercializzata, a volte, come sostituto erboristico (e quindi più sicuro!?) dell'ecstasy (metilenediossimetamfetamina, MDMA). La sua vendita come integratore dietetico è stata proibita in USA fin dal 2004, un divieto molto contestato ma riaffermato nel 2007[1]. Negli Stati Uniti, l'efedrina si trova ancora in tisane vegetali, in rimedi erboristici cinesi e, in forma sintetica, come farmaco per il trattamento dell'asma[2]. Il principio attivo è lo stesso in tutti questi preparati. L'efedrina è un farmaco efficace per il trattamento dell'asma, e a questo scopo è stata usata per millenni a dosi appropriate: essendo un debole stimolante delle terminazioni nervose del sistema simpatico, provoca dilatazione dei bronchioli, aumenta la frequenza cardiaca e la pressione arteriosa e innalza la glicemia. Non penetra nel cervello in quantità sufficienti a produrre effetti significativi: al massimo provoca un senso di irritabilità che

---

[1] Questo divieto esiste anche in Italia [NdT].

[2] In Italia l'efedrina è in commercio in farmacia come preparato iniettabile per il trattamento dell'ipotensione e si trova anche in alcuni spray decongestionanti nasali. Prodotti contenenti efedrina (sia di tipo farmaceutico che erboristico), per quanto proibiti, sono acquistabili via internet [NdT].

alcuni trovano spiacevole (un inconveniente che emerge anche quando viene utilizzata come antiasmatico ai dosaggi corretti). A dosi più elevate, l'efedrina causa uno stato di agitazione e ansia che risulta sgradevole alla maggior parte delle persone (anche se qualcuno interpreta queste sensazioni come una piacevole eccitazione). Rispetto a quelli indotti da altri stimolanti, gli effetti sono comunque di modesta entità.

Queste caratteristiche spiegano sia perché l'efedrina, specialmente a dosi molto elevate, possa essere scambiata per MDMA, sia perché venga presa per migliorare le performance atletiche: può riprodurre alcuni dei sintomi dell'intossicazione da MDMA e dell'impegno sportivo (aumento della frequenza cardiaca, della pressione sanguigna, ecc.). In realtà, dà solo la sensazione di una più intensa attivazione fisica, una sensazione che alcuni percepiscono come un miglioramento delle prestazioni. A dosi elevate, a questi effetti si associa un po' di eccitazione e di ansia, per cui l'utilizzatore "sente" che la sostanza sta facendo effetto quando invece non fa proprio niente che migliori la forma muscolare.

Forse l'efedrina può davvero contribuire alla perdita di peso, visto che facilita il consumo dei grassi e aumenta la produzione di energia, ma questi effetti sono molto modesti. Preparazioni di efedrina e di efedrina/caffeina sono state testate su persone obese, che però hanno ottenuto solo benefici di scarsa entità: in uno studio controllato si è registrata una perdita di poco più di 2 kg in due mesi e di 4-5 kg in 5 mesi.

Qual è il pericolo dell'efedrina? L'analisi della banca dati dell'FDA sugli effetti indesiderati dimostra che l'uso di efedrina si può correlare con aumento della pressione arteriosa, con ictus e, sia pur raramente, con la morte (in genere causata da infarto o da ictus). Si stima che, fino al 2001, negli USA ci siano stati circa 80 decessi connessi all'uso di efedrina. Gli effetti indesiderati sarebbero molto più frequenti. Il database dell'FDA riporta 16.000 casi di effetti avversi verificatisi nel 2000, inclusi eventi di lieve entità come tremori, cefalea, insonnia, nausea, vomito, affaticamento e confusione mentale. Soggetti che avevano assunto dosi eccessive rispetto a quelle terapeutiche o a quelle indicate in etichetta hanno lamentato dolore toracico, palpitazioni e attacchi epilettici.

Anche le interazioni dell'efedrina con altri farmaci possono essere pericolose. I sollevatori di pesi spesso assumono combinazioni di efedrina, caffeina e aspirina per dimagrire. La combinazione dell'efedrina e della caffeina causa effetti su cuore e circolazione, irritabilità, ansia e agitazione più marcati di quelli dell'efedrina o della caffeina da sole. L'efedrina induce il rilascio delle monoamine e quindi i suoi effetti possono essere letali in pazienti che assumono antidepressivi della categoria degli inibitori delle mono-amino ossidasi.

Esistono in commercio vari analoghi dell'efedrina. Alcuni di questi sono composti chimicamente simili (sinefrina), altri sono prodotti erboristici la cui composizione non è ben nota (*Hoodia, Cha de Bugre*).

Iperico

L'erba di San Giovanni (o iperico, o scacciadiavoli) è probabilmente il preparato erboristico attualmente più venduto. È un estratto della pianta *Hypericum perforatum* che, secondo alcuni studi clinici condotti in Europa, può attenuare stati depressivi di lieve entità. Siccome per l'iperico valgono le leggi che si applicano alle sostanze naturali, chi lo produce può rivenderlo senza che sia necessaria alcuna dimostrazione di efficacia. Molti ne fanno uso per lenire la depressione o anche solo per migliorare il proprio stato mentale. Alcuni ricercatori hanno confrontato gli effetti dell'iperico con quelli dei farmaci antidepressivi, ottenendo risultati contrastanti: alcuni studi hanno dimostrato un'efficacia simile sulla depressione lieve, altri hanno dimostrato che i farmaci hanno un effetto superiore. Ancora non è noto come funzioni l'iperico, ma sono in corso studi su diverse sostanze chimiche contenute nella pianta (in particolare due: l'iperforina e l'ipericina).

E allora, perché non prendersene un po', di questo iperico? Di per sé non è particolarmente pericoloso, ma ha molte interazioni rischiose con farmaci importanti. L'iperico può stimolare la produzione di enzimi epatici responsabili della degradazione di alcuni farmaci per cui questi, se assunti alle dosi usuali, diventano inefficaci. Per esempio, ci sono stati casi di donne rimaste incinte perché la pillola anticoncezionale, presa contemporaneamente all'iperico, era metabolizzata troppo rapidamente e non faceva più effetto. Ma possono esserci anche conseguenze più gravi: alcuni pazienti trapiantati hanno avuto un rigetto dopo aver iniziato ad assumere iperico, perché questo aveva fatto precipitare i livelli plasmatici dei farmaci immunosoppressori.

Infine, l'iperico può interagire pericolosamente con una classe di antidepressivi, gli inibitori selettivi del *reuptake* della serotonina (*serotonin secretion reuptake inhibitors*, SSRI): si può andare incontro alla "sindrome da serotonina", perché il neurotrasmettitore serotonina viene inattivato troppo lentamente e la sua concentrazione nelle sinapsi diventa eccessiva. Quando l'effetto è modesto si hanno solo vampate e irritabilità, quando è più grave si hanno febbre, tachicardia, aumento della pressione, a volte perfino la morte.

Melatonina

La melatonina, in capsule o compresse, si vende principalmente nei negozi di integratori alimentari per il trattamento del *jet lag* e di altri disturbi del sonno, o anche come una specie di panacea che può prevenire l'invecchiamento e trattare perfino il cancro. Potremmo considerare la melatonina come il prototipo del prodotto naturale: viene rilasciata dalla ghiandola pineale[3] ed è perciò una componente naturale del corpo umano. Alcuni studi scientifici hanno confermato alcuni suoi effetti, senza però stabilire una dose assolutamente sicura ed efficace né accertarne la sicurezza nell'uso prolungato. Tra l'altro, il contenuto di melatonina nelle varie preparazioni che si trovano in commercio varia notevolmente.

---

[3] Una piccola ghiandola endocrina che si trova nel cervello.

Cos'è la melatonina?

La melatonina è un neurotrasmettitore strutturalmente correlato alla serotonina. Viene prodotto principalmente dalla ghiandola pineale, dalla retina, dall'intestino e da alcune cellule immunitarie. La melatonina viene rilasciata solo di notte: i segnali visivi vanno dall'occhio a un'area del cervello che regola il ritmo circadiano e quindi alle fibre nervose che vanno alla ghiandola pineale, inducendo il rilascio di melatonina nel flusso ematico. Nel cervello, la melatonina interagisce con recettori che si trovano in aree specifiche: finora ne sono state caratterizzate due classi (MT1 e MT2), ma alcuni effetti potrebbero essere mediati da recettori del nucleo e dall'interazione con altri costituenti della cellula.

Melatonina e sonno

Il rilascio della melatonina è caratterizzato da un ritmo giorno-notte, e si associa al sonno: i circuiti nervosi che stimolano il suo rilascio si attivano quando cala il buio.

Un numero crescente di studi indica che la somministrazione di melatonina, anticipata rispetto al momento in cui si va a letto (quindi in prima serata o nel tardo pomeriggio), facilita l'addormentamento. La melatonina è stata anche studiata come rimedio per il *jet lag*, per i lavoratori che fanno turni di notte, per i sofferenti d'insonnia, perfino per gli astronauti dello *space shuttle*! In effetti, sembra che aiuti a recuperare il *jet lag* se assunta nel momento in cui si andrebbe a dormire nel luogo di arrivo. Per le altre situazioni, invece, i risultati sono più variabili.

Melatonina e fertilità

Può la melatonina generare i ritmi giorno-notte propri di altre funzioni dell'organismo? Di certo contribuisce alla diminuzione della temperatura corporea che si verifica di notte. Inoltre può indurre alcune specie animali all'accoppiamento. Le giornate invernali con giorni brevi e notti lunghe provocano un aumento del rilascio di melatonina: in alcune specie, come le pecore, il cui accoppiamento avviene in inverno, l'aumento della melatonina aumenta la fertilità; al contrario, la diminuisce nei criceti, che si accoppiano in estate. Il ruolo della melatonina sulla riproduzione umana è incerto. Noi non ci accoppiamo stagionalmente, e siamo fertili per tutto l'anno (e infatti il rilascio notturno di melatonina non è elevato nell'uomo come in altri animali). La riproduzione umana può essere influenzata aumentando il picco notturno della melatonina? Alcuni studi (ancora inconclusivi) indicano che potrebbe diminuire la fertilità negli esseri umani. In effetti, la melatonina è stata quindi testata come anticoncezionale (a dosi 10 volte superiori a quelle abituali) ma, a causa degli effetti collaterali sul sonno, non sembra offrire alcun reale vantaggio rispetto ad altri farmaci.

Melatonina e invecchiamento

La melatonina ha effetti antiossidanti in modelli sperimentali, ma non è affatto sicuro che sia in grado di esercitare questa azione anche in chi la assume come supplemento dietetico. Una grossa parte dei danni tissutali e delle malattie dovute all'invecchiamento potrebbero essere causati da sottoprodotti del metabolismo dell'ossigeno (i radicali liberi dell'ossigeno). È noto che alcune sostanze, come la vitamina E, possono eliminare questi sottoprodotti prima che interagiscano con le proteine o il DNA e causino danno. La melatonina agisce come "spazzino" dei radicali liberi, proteggendo dai loro effetti dannosi. Comunque queste ricerche sono ancora agli inizi e l'efficacia della melatonina non è stata ancora testata né nei primati né nell'uomo. In ogni caso, assumere per anni una sostanza psicoattiva, che forse rende anche infertili, al solo scopo di ritardare l'invecchiamento non sembra un'idea brillante.

Altri effetti della melatonina

Alla melatonina si attribuiscono anche le capacità di potenziare il sistema immunitario, di ridurre la pressione arteriosa, di prevenire l'osteoporosi, di influenzare la motilità dell'intestino e addirittura di far regredire l'ingrigirsi dei capelli! Su queste presunte proprietà esistono pochi studi, e anche le ricerche in corso scarseggiano.

La melatonina è sicura?

In determinate situazioni, quindi, la melatonina potrebbe essere efficace. Ma è anche sicura? Si è dimostrata abbastanza sicura negli studi di tossicità sugli animali, ma la dose efficace per l'uomo è ancora sconosciuta. Le dosi utilizzate nelle ricerche scientifiche variano da 0,1 a 5 mg; in erboristeria e nei negozi di integratori alimentari la melatonina è venduta in dosi che vanno da 1 a 5 mg. Poiché la melatonina non è un farmaco regolamentato, i produttori non sono tenuti a dichiarare in etichetta gli avvertimenti relativi ai pericoli di overdose e i consumatori possono acquistarla liberamente e assumerne la quantità desiderata, ma dosi eccessive possono influenzare le capacità riproduttive o altre funzioni biologiche. Inoltre, gli effetti a lungo termine non sono noti. Non si sa neanche se si mantenga efficace quando assunta per lunghi periodi. Molti farmaci contro l'insonnia perdono efficacia con il tempo, e non sarebbe sorprendente se questo succedesse anche con la melatonina: se così fosse, la situazione sarebbe potenzialmente pericolosa in quanto il consumatore potrebbe tendere ad aumentare progressivamente la dose per compensare la perdita di effetto.

Ginseng

La radice di ginseng è stata usata per millenni nella medicina cinese per la cura di varie affezioni come l'affaticamento, lo stress, l'ipertensione e perfino il cancro. Usata tradizionalmente come tonico quotidiano, è attualmente disponibile in un'ampia varietà di forme, che vanno dagli infusi alla radice (che è masticabile). Il ginseng si ricava da piante della famiglia delle *Araliaceae*. Le varianti di ginseng americano, coreano e giapponese fanno tutte parte del genere *Panax,* quello siberiano del genere *Eleutherococcus*. Viene utilizzato con finalità molto eterogenee: miglioramento delle prestazioni sportive, riduzione dell'ansia, aumento della resistenza allo stress.

Ma il ginseng ha un'effettiva attività biologica? Si direbbe di sì, stando alle testimonianze degli utilizzatori più soddisfatti. In effetti, gli ingredienti maggiormente attivi del ginseng (i ginsenosidi) esplicano qualche attività sul cervello. I ratti trattati con estratti di ginseng sembrano sapersi districare meglio nei labirinti. Le ricerche condotte sull'uomo per verificare gli effetti sulla memoria, invece, hanno dato risultati divergenti, sia perché il numero dei soggetti analizzati era molto piccolo sia per la variabilità dei risultati. Come per molti altri integratori, parte della confusione è dovuta ai diversi metodi utilizzati per testare il ginseng: mentre alcuni hanno studiato gli effetti di una dose singola in situazioni sperimentali molto rigorose, altri hanno condotto studi di popolazione su soggetti che si automedicano. Il secondo approccio potrebbe dare informazioni più rilevanti ma, sfortunatamente, non ha funzionato benissimo: l'interpretazione dei dati è complicata dal fatto che chi sceglie l'automedicazione con farmaci erboristici in genere è più attento degli altri alla propria salute e probabilmente fa molto altro per il proprio benessere e per il mantenimento delle funzioni cerebrali. Il ginseng ha dimostrato vari effetti in modelli cellulari semplici: per esempio, sulla proliferazione cellulare e sulle funzioni immunitarie. Anche la sua capacità di ridurre la glicemia in modelli animali di diabete ha destato un certo interesse, e sono in corso studi sull'uomo.

Le dosi raccomandate per le preparazioni vendute nei negozi di integratori e nelle erboristerie sono le stesse usate negli studi sperimentali (circa 700 mg per un adulto). Il contenuto esatto di queste formulazioni è però sconosciuto e non è controllato da nessun ente: di conseguenza, l'intensità degli effetti è spesso variabile. Non è chiaro neanche se una dose singola sia efficace: in alcuni studi non sono stati visti effetti se non dopo somministrazioni ripetute. Fortunatamente non sono stati segnalati effetti collaterali pericolosi per l'assunzione di dosi singole anche elevate, ma la sicurezza dell'assunzione a lungo termine non è stata ancora verificata. Si sono riscontrati casi di sanguinamento uterino in donne in menopausa, il che suggerisce che il ginseng possa avere effetti simili agli estrogeni. Come per molte antiche terapie erboristiche, sono in corso ricerche volte a verificare la sicurezza e l'efficacia nel trattamento di malattie. Il ginseng è un'altra sostanza potenzialmente utile in medicina ma, purtroppo, le informazioni disponibili non sono ancora sufficienti per esprimere un giudizio definitivo.

Ginkgo

L'estratto delle foglie dell'albero di *Ginkgo biloba* è noto nell'uso erboristico perché sarebbe in grado di aumentare la circolazione del sangue nei piccoli vasi del cervello, migliorando la memoria e l'attenzione. Come il ginseng, anche il ginkgo ha molti sostenitori. Sfortunatamente, gli studi scientifici a supporto delle dichiarazioni degli utilizzatori soddisfatti sono ancora meno di quelli del ginseng. Come per gli altri prodotti naturali, le ricerche affidabili sono per adesso sporadiche, ma stanno crescendo di numero. Recentemente, uno studio su pazienti affetti da Alzheimer ha suggerito che il ginkgo potrebbe avere qualche effetto positivo, e altri studi sono in corso per esaminare la sua efficacia sulla demenza e sull'invecchiamento. In altre ricerche, tuttavia, non è stato rilevato alcun effetto. Un potenziale problema è la capacità di rallentare la coagulazione del sangue: potrebbe provocare pericolose emorragie se utilizzato in combinazione con farmaci anticoagulanti. Il *ginkgo* spesso viene venduto in combinazione col *ginseng* per il trattamento dello stress, ma la sua efficacia in queste condizioni è ancora tutta da provare.

Smart drugs

Le cosiddette *smart drugs* potrebbero vincere il premio per il migliore marketing di sostanze poco efficaci. La loro popolarità è stata alimentata in parte dall'entusiasmo verso composti puliti e privi di tossicità in una cultura stanca dei farmaci. La recente esplosione degli *energy drinks* dimostra che questa idea continua ad aver seguito. Non ci sarebbe niente di male a prendere qualcosa (che non sia alcol o droga) per migliorare la propria prontezza mentale, ma le dichiarazioni che si sentono su queste sostanze si affidano totalmente alla creduloneria della gente. In medicina esiste un bisogno disperato di farmaci di questo tipo, che ritardino la perdita di memoria causata dall'Alzheimer e da altre forme di demenza. Nonostante anni di sforzi, sono state sviluppate solo poche molecole, peraltro di scarsa efficacia (questo tema è discusso nel capitolo "Nicotina").

In genere, le *smart drugs* erboristiche non sono altro che un miscuglio di vari aminoacidi e di composti simili. La componente più comune degli *energy drinks* e degli integratori *smart* sono gli aminoacidi solforati taurina e carnitina, e i precursori di alcuni neurotrasmettitori come la tirosina, la fenilalanina e la colina. Ma serve a qualcosa prendere questi integratori? Primo, la tipica dieta occidentale, con il suo caratteristico eccesso di proteine, contiene quantità di micronutrienti più che sufficienti per raggiungere livelli ottimali sia nel sangue che nel cervello. Secondo, queste sostanze fanno effetto dopo ore o giorni, e quindi non producono affatto l'immediato e tanto reclamizzato *energy boost*. Infine, anche se un amminoacido venisse preso in quantità tali da "pompare" la produzione di un neurotrasmettitore, questo non vorrebbe dire che il neurone si metterebbe subito a rilasciarne di più per produrre effetti più marcati: il neurotrasmettitore di nuova produzione viene semplicemente immagazzinato, in attesa che arrivi l'impulso nervoso che comanda il suo rilascio. Quindi, produrne di più aumenta solo le riserve. Creare delle aggiunte potrebbe avere senso solo se le riserve fossero vuote, come accade in seguito a stress così violenti da mettere a rischio la vita (e non dopo una comune giornataccia).

Vediamo qualche esempio. La fenilalanina è considerata "il precursore dell'L-tirosina, dell'L-dopa e dell'L-dopamina, la sostanza che regola il piacere e il buon umore". In questa frase c'è qualcosa di vero. Tirosina e fenilalanina sono aminoacidi necessari per la sintesi delle proteine: la tirosina è il mattone principale per la costruzione dei neurotrasmettitori dopamina e noradrenalina, e sarebbe quindi logico ipotizzare che aumentando la tirosina l'umore migliori. L'uomo occidentale medio però mangia più proteine di quanto necessario per assicurarsi un'adeguata quantità di questi aminoacidi. In una persona già ben nutrita, un'ulteriore aggiunta non spinge oltre la produzione di questi due neurotrasmettitori.

Forse l'affermazione che prendendo grosse quantità di precursori si possa influenzare la produzione di un neurotrasmettitore è più veritiera in altri casi. La supplementazione di colina, infatti, può aumentare la produzione del neurotrasmettitore acetilcolina, che è importante per molte funzioni cerebrali e soprattutto per la memoria. La morte dei neuroni colinergici nei malati di Alzheimer contribuisce alla perdita di memoria, e fornendo un supplemento di colina attraverso la dieta si può ottenere un miglioramento, anche se debole e temporaneo. Sfortunatamente, chi assume colina in misura sufficiente per aumentare la produzione di acetilcolina puzza di pesce, perché i batteri dell'intestino convertono la colina non assorbita in una sostanza che ha questo odore.

Il triptofano, che si trova in cibi ad alto contenuto proteico come il latte, può aumentare la produzione di un altro neurotrasmettitore ancora: la serotonina. Siccome sembra che l'aumento dei livelli di serotonina possa migliorare il sonno, ci può essere del vero nell'idea della nonna che un bicchiere di latte caldo fa dormire meglio. Un'altra affermazione che potrebbe essere vera è che ingerendo triptofano in eccesso si possa evitare la perdita di serotonina causata dall'ecstasy. Sfortunatamente, però, questo effetto non elimina affatto i pericolosi effetti collaterali dell'MDMA.

La taurina e la carnitina sono le sostanze più spesso contenute negli *energy drinks*. La taurina è un aminoacido contenente zolfo, molto abbondante nell'organismo e anche nel cervello. Può fare da neuromodulatore inibitorio, specialmente in situazioni come l'ischemia o l'ictus, durante le quali contrasterebbe il rilascio di neurotrasmettitori eccitatori, e avrebbe anche un effetto importante durante lo sviluppo del sistema nervoso. Ma questo cosa c'entra con la piccola quantità presente in un *energy drink*? Non lo sappiamo: gli effetti della supplementazione alimentare nei giovani adulti sono del tutto sconosciuti. Anche la carnitina è un normale costituente dell'organismo, necessario per la produzione di energia da parte dei mitocondri. La perdita di carnitina causata da un deficit genetico può avere effetti devastanti sul cervello. Sono stati pubblicati diversi studi riguardanti la supplementazione di carnitina in disordini neurologici come l'Alzheimer e il Parkinson, ma i risultati sono contrastanti e inconclusivi. E negli adolescenti che prendono supplementi alimentari la memoria migliora o no? Di nuovo: non c'è nessuna evidenza scientifica e, tra l'altro, sostanze che producono effetti marginali nelle persone ammalate in genere danno risultati ancor meno evidenti nei soggetti sani. Ma questi *energy drinks* possono almeno aiutare a preparare un esame? Forse, ma più che altro perché contengono da 100 a 280 milligrammi di caffeina!

Comunque la speranza di trovare il prodotto naturale che ottimizzi le funzioni mentali o che allontani gli effetti dell'invecchiamento è l'ultima a morire. La recente scoperta che il resveratrolo, una molecola che si trova nel vino rosso, prolunga la vita dei topi anziani e ne migliora le funzioni vitali ha riacceso le speranze. Ma anche stavolta c'è la fregatura. Le quantità necessarie sono "eroiche": bisognerebbe bere da 750 a 1500 bottiglie di vino al giorno!

Pericoli dei prodotti naturali

La maggior parte dei prodotti naturali sono innocui e alcuni sono efficaci. Altri, però, possono essere pericolosi. Fra quelli che abbiamo descritto in questo capitolo la più pericolosa è l'efedrina, perché è facile assumerne quantità sufficienti a provocare ipertensione arteriosa, ictus o infarto cardiaco (peraltro i commercianti spesso raccomandano di assumere dosi eccessive). L'efedrina quindi è molto pericolosa per chi soffre di ipertensione o di qualsiasi altra patologia cardiovascolare.

Alcuni integratori alimentari possono essere pericolosi in pazienti che soffrono di determinate malattie o che assumono determinati farmaci. Qualunque sostanza che aumenta la produzione di neurotrasmettitori a monoamine (es. la fenilalanina o la tirosina) è rischiosa per chi è in terapia con certi farmaci antidepressivi (gli inibitori delle mono-amino ossidasi): questi farmaci prevengono la degradazione dei neurotrasmettitori monoaminergici, e se vengono assunti in combinazione con integratori che aumentano la produzione degli stessi neurotrasmettitori possono causare un forte aumento della pressione arteriosa. La fenilalanina, invece, può essere pericolosa per chi soffre di fenilchetonuria, una malattia in cui il normale metabolismo della fenilalanina è ridotto: in queste condizioni, il composto si accumula nel sangue fino a livelli potenzialmente rischiosi. Infine, gli effetti a lungo termine dell'assunzione di dosi elevate di prodotti naturali in soggetti sani sono ignoti.

L'entusiasmo odierno per le terapie erboristiche potrà fornirci i dati tossicologici che oggi non abbiamo (anche se, purtroppo, a spese degli utilizzatori più incauti). Il nostro consiglio è di tenere d'occhio la ricerca scientifica su integratori alimentari e funzioni cerebrali, perché la scienza sta rapidamente recuperando terreno anche su questo argomento.

10

Sedativi

Classe farmacologica. Sedativi, ipnotici, ansiolitici.

Sedativi generali. Barbiturici: amobarbital, fenobarbital, pentobarbital, secobarbital. Cloralio idrato. Glutetimide. Altri: meprobamato, metaqualone.

Benzodiazepine. Alprazolam, bromazepam, clordiazepossido, diazepam, flunitrazepam, ketazolam, lorazepam, lormetazepam, nitrazepam, oxazepam, prazepam, triazolam (e molte altre).

Farmaci specifici per l'induzione del sonno. Zolpidem, eszopiclone e ramelteon.

GHB. Gamma-idrossibutirrato, ecstasy liquida.

Lo sballo. Tutti i sedativi producono più o meno gli stessi effetti psicologici: inizialmente si ha rilassamento e riduzione dell'ansia; a dosi più elevate seguono giramenti di testa, vertigini, sonnolenza, lingua impastata e perdita della coordinazione motoria. Inoltre, sono compromesse le capacità di apprendimento e di memorizzazione degli eventi accaduti durante l'effetto di queste sostanze, soprattutto se si tratta di benzodiazepine. La durata d'azione può variare da un paio d'ore a più di un giorno: è importante tenere presente che questi effetti possono durare a lungo. Possono presentarsi occasionalmente anche effetti collaterali inaspettati, come ansia, incubi, ostilità e furia (l'opposto degli attesi effetti calmanti). Tutti questi medicinali alterano la capacità di guida, e l'alcol aumenta i loro effetti: chi assume un sedativo e beve alcol non dovrebbe mai mettersi al volante.

Overdose e altri effetti indesiderati. Il rischio di morte per overdose da benzodiazepine è minimo, a meno che non vengano assunte assieme ad altre sostanze. Dosaggi elevati causano solo un sonno prolungato e, a volte, la perdita della memoria per il periodo in cui si era sotto il loro effetto. Quando sono associate con altri sedativi, invece, possono provocare un blocco respiratorio fatale. Se una persona ha assunto benzodiazepine ed è difficile risvegliarla, si può supporre che abbia preso anche altri farmaci e quindi necessiti di assistenza medica immediata.

Quasi tutti i sedativi, a eccezione delle benzodiazepine, causano morte per arresto respiratorio o insufficienza cardiaca se presi in quantità sufficientemente elevate. La progressione dei sintomi è la seguente: sonnolenza e perdita della coordinazione motoria con difficoltà nella parola; sonno profondo dal quale il soggetto non è risvegliabile; perdita di riflessi come quello di chiusura delle palpebre, quello faringeo[1] e quello di retrazione dallo stimolo doloroso; depressione respiratoria; morte. Se una persona ha assunto sedativi e non è risvegliabile, è necessario ricorrere subito all'intervento medico.

Interazioni pericolose con altre sostanze. Come per alcol, oppiacei e inalanti, è pericoloso combinare qualsiasi sedativo, incluse le benzodiazepine, con qualunque altra sostanza che induca il sonno: alcol, oppiacei (eroina, morfina, ecc.), anestetici generali (protossido di azoto, alotano), solventi. Alcuni preparati per il raffreddore contengono antistaminici, che in combinazione con i sedativi possono causare bradicardia e depressione del respiro.

Interazioni che non arrivano a provocare incoscienza o problemi respiratori possono comunque compromettere le prestazioni fisiche nello sport, nella guida o nell'utilizzo di macchinari.

Sono noti episodi in cui il GHB e il flunitrazepam sono stati aggiunti a bevande per causare sedazione e facilitare l'adescamento. Se una persona comincia a sentirsi debole, stordita, annebbiata o mentalmente confusa dopo aver bevuto qualcosa che non dovrebbe produrre questi effetti, forse sarebbe opportuno accompagnarla in pronto soccorso.

In questo capitolo

---

[1] Il riflesso che si può evocare toccando la base della lingua, procedura che provoca una specie di conato di vomito. A volte viene usato proprio per indurre il vomito, ma in realtà consiste nella contrazione dei muscoli faringei e serve ad evitare che entrino oggetti nelle vie respiratorie [NdT].

Da sempre, gli uomini cercano di ridurre l'ansia e di raggiungere uno stato di pace e di calma: attraverso la meditazione, la pratica religiosa, la psicoterapia e un mucchio di sostanze chimiche. Storicamente, la sostanza di scelta è stata l'alcol (e per molti lo è ancora) ma, grazie ai progressi della biologia e della medicina, abbiamo imparato a manipolare le nostre sensazioni con farmaci molto specifici. Tutto questo è avvenuto proprio mentre la società diventava più complessa e ansiogena: quindi, l'avvento dei nuovi farmaci è coinciso con un aumento della richiesta.

La moderna farmacologia della sedazione ebbe origine intorno alla metà del 1800, con la sintesi del cloralio idrato, un sedativo tutt'ora utilizzato. Nel 1903 fu invece sintetizzato il barbital, il primo dei barbiturici. I barbiturici si sono dimostrati uno splendido gruppo di sostanze perché, attraverso piccole modifiche della struttura chimica di base, è stato possibile produrre un sacco di sedativi con proprietà differenti.

Per esempio, il fenobarbital ha proprietà anticonvulsive a dosi che non sono troppo sedative; alcuni barbiturici hanno un'azione estremamente rapida, mentre altri inducono un livello di anestesia adeguato per la chirurgia. Sono stati sintetizzati più di 2500 barbiturici e, di questi, più di 50 sono entrati in commercio. I barbiturici sono stati una pietra miliare per pazienti e medici, e hanno anche dimostrato ai ricercatori che piccole modifiche nella molecola di base possono dare origine a farmaci con effetti diversi da quello di partenza.

I barbiturici, quindi, sono stati molto importanti perché sono stati i primi sedativi, ma hanno effetti collaterali mortali: ad alte dosi deprimono le funzioni vitali del cervello, in particolare il respiro. In pratica, il rischio era la prescrizione a pazienti depressi o ansiosi, che avrebbero potuto usarli per tentare il suicidio. La situazione è cambiata nel 1957, con la sintesi del primo composto benzodiazepino-simile (il clordiazepossido). Fu subito chiaro che ci si trovava di fronte a un gruppo di farmaci eccezionale: riducevano l'ansia senza provocare un'eccessiva sonnolenza e, cosa ancora più importante, non causavano depressione respiratoria. Insomma, erano molto più sicuri. Allora non era ancora chiaro il meccanismo d'azione, ma era evidente che funzionavano benissimo. Sono state sintetizzate tantissime varianti di questi composti (più di 3000).

Sedativi generali

Cosa sono e come funzionano

Quasi tutti i sedativi generali che vengono usati per scopi voluttuari sono stati originariamente prodotti per uso medico. Si possono ottenere tramite prescrizioni illegali, furti o importazione da paesi dove possono essere acquistati liberamente, e si trovano per lo più in forma di pastiglie o di soluzioni iniettabili. La loro potenza può variare considerevolmente.

Le nostre conoscenze sui sedativi generali derivano dagli studi sui barbiturici. Barbiturici e farmaci simili agiscono aumentando la funzione inibitoria del neurotrasmettitore GABA al suo sito recettoriale sulle cellule nervose (per la descrizione del GABA vedi il capitolo "Concetti di base del cervello"). Perciò, se arriva un segnale che induce il rilascio di una certa quantità di GABA su un neurone o su una rete neuronale, la presenza di barbiturici permette a quella quantità di GABA di essere molto più efficace. Questo effetto è ottenuto aumentando il tempo di apertura dei canali sulla membrana cellulare: più a lungo questi canali restano aperti, maggiore è la quantità di ioni inibitori che fluisce nella cellula e più prolungato è il blocco dell'attività elettrica. Se c'è abbastanza GABA e ci sono abbastanza barbiturici i neuroni non riescono più a restare attivi, e il circuito si spegne.

Lo spegnimento dell'attività nervosa è esattamente ciò che vogliamo da un sedativo, purché sia circoscritto ad aree definite: quello che non vogliamo è l'inattivazione delle aree che regolano le funzioni vitali. Il segreto di una buona farmacologia è di trovare sostanze che facciano esattamente ciò che uno vuole ma non facciano assolutamente quello che non si deve mai fare. I barbiturici e altri sedativi generali sono eccezionali se si sa come usarli, ma altrimenti possono essere letali.

Per esempio, il barbiturico fenobarbital è ottimo per l'induzione di una leggera sedazione, e probabilmente è anche un buon antiepilettico. Una dose appropriata di fenobarbital induce una leggera sonnolenza e attenua l'ansia. Una dose più elevata fa dormire, ma ci vogliono dosi ancora più elevate per bloccare funzioni vitali critiche come la respirazione, e questo farmaco non va bene per la chirurgia. Ora, facciamo l'ipotesi che un individuo sia esperto nell'uso del fenobarbital e sappia quante pastiglie assumere ma, non avendolo a disposizione, prende il pentobarbital. Il pentobarbital ha effetti più accentuati sull'inibizione GABA ed è ottimo per la chirurgia, ma non risparmia la rete neuronale che controlla la respirazione: se si sostituisce la dose ottimale di fenobarbital con una identica di pentobarbital si può andare incontro ad arresto respiratorio. Il nostro eroe rischia un'overdose mortale.

Il messaggio quindi è che tutti questi sedativi sono simili tra loro per quanto riguarda il meccanismo d'azione, ma possono essere molto diversi dal punto di vista della potenza, forse anche riguardo agli effetti sulle reti neuronali essenziali per le funzioni vitali. Quando si assume un sedativo, si dovrebbe sapere esattamente cosa si sta prendendo e qual è il dosaggio corretto.

Tossicità

Poiché i barbiturici sono prodotti per l'impiego nell'uomo, non contengono altri agenti tossici e, in generale, la loro tossicità non è molto elevata se sono usati alle dosi corrette. Abbiamo già spiegato che, ad alte dosi, causano la morte per depressione respiratoria. A dosi normali, il problema principale è che l'effetto sedativo può perdurare oltre il tempo di induzione del sonno e quindi la guida o la conduzione di attività che richiedono coordinazione muscolare potrebbero essere pericolosamente alterate anche un giorno dopo una singola dose. Inoltre, come con tutti i sedativi, c'è la possibilità che si manifesti eccitazione anziché sedazione. Il meccanismo di questo effetto paradosso non è noto.

Se i barbiturici vengono usati a lungo, gli enzimi epatici li metabolizzano più velocemente. Questo può causare lo sviluppo di tolleranza, ma anche un aumento del metabolismo di altri farmaci, tra i quali gli steroidi, l'etanolo e le vitamine K e D: quando si assumono barbiturici assieme ad altri farmaci, potrebbe essere difficile mantenerne adeguate concentrazioni ematiche, e il medico potrebbe essere costretto ad aumentare il dosaggio.

Il cloralio idrato è un liquido che può irritare le mucose della bocca e dello stomaco e indurre il vomito. Possono anche manifestarsi sensazioni di disorientamento, come testa che gira, vertigine, incoordinazione motoria, perfino incubi. Sono stati riportati casi di morte improvvisa in utilizzatori cronici, molto probabilmente in seguito a overdose o a danno epatico (quando il fegato è danneggiato la sua capacità di metabolizzare e detossificare le sostanze si riduce, e una dose normale potrebbe divenire tossica).

In generale, tutti questi farmaci sono sicuri se sono assunti sotto controllo medico e se non sono mescolati con altri sedativi. Chi ne fa uso dovrebbe essere avvertito del fatto che la finestra di sicurezza tra la dose efficace e quella letale può essere molto ristretta.

Tolleranza e astinenza

Tutti i sedativi sviluppano tolleranza se usati a dosi sufficienti e per periodi di qualche settimana o più. L'astinenza improvvisa comporta rischi gravi, perché il sistema nervoso centrale si adatta abbassando l'efficienza del sistema inibitorio che è potenziato da questi farmaci. È come se i freni di una macchina si fossero bloccati e il conducente, per compensare, premesse più a fondo l'acceleratore; se i freni si liberassero all'improvviso e il conducente non riuscisse a rilasciare l'acceleratore, l'auto andrebbe sempre più veloce, fuori controllo. Questo è quello che succede al cervello: il sistema GABA è indebolito e non è più potenziato dai sedativi, per cui il cervello va fuori controllo (è sovraeccitato e manifesta scariche elettriche che producono crisi epilettiche).

Ci sono poi i problemi di dipendenza psicologica o, semplicemente, l'essersi abituati a vivere in uno stato di continua sedazione. Alcune persone cronicamente ansiose o agitate possono trovare sollievo con questi farmaci ma, al momento dell'astinenza, stanno malissimo: hanno infatti solo temporaneamente soppresso il loro problema, non l'hanno risolto.

Benzodiazepine

Cosa sono e come funzionano

Le benzodiazepine sono sostanze notevolissime, i farmaci più vicini al trattamento ideale per l'ansia. Usate nel modo giusto, possono procurare un significativo sollievo dall'ansia senza alterare le funzioni normali e, cosa ancora più importante, se usate da sole (e non insieme ad altre sostanze sedative, come l'alcol) sono molto sicure: sono stati riportati rarissimi casi di morte da benzodiazepine, quasi sempre perché assunte in associazione con qualche altra sostanza.

Il meccanismo d'azione di questi farmaci è molto simile a quello dei sedativi generali: inducono il potenziamento del sistema inibitorio GABA. E allora perché le benzodiazepine non deprimono la respirazione e non sono mortali? La spiegazione è che agiscono su un sito di legame specifico dei recettori GABA, e che i recettori GABA che si trovano sui neuroni che controllano la respirazione e altre importanti funzioni vitali non hanno molti siti di legame per le benzodiazepine. Sembra un miracolo: i recettori per le benzodiazepine si trovano sulle cellule che partecipano alla produzione del pensiero e delle preoccupazioni, ma non su quelle che ci tengono in vita. Non c'è da sorprendersi se le benzodiazepine sono tra i farmaci più prescritti al mondo.

Problemi con le benzodiazepine

Insomma, sono perfette? No, e per diversi motivi. Prima di tutto, le benzodiazepine provocano sonnolenza e perdita della coordinazione motoria, almeno nei primi giorni di utilizzo: adoperare macchine (automobili, aerei, strumenti affilati) è una pessima idea. Secondo: causano problemi di apprendimento e alcune possono provocare amnesia. E infine inducono tolleranza (è necessario aumentare la dose) e dipendenza (c'è un lungo periodo di astinenza dal momento in cui si interrompe l'uso).

Poiché potenziano l'inibizione nel sistema nervoso centrale, le benzodiazepine possono alterare i processi di neuroplasticità di cui parleremo nel Capitolo "Concetti di base sul cervello", cioè possono impedire al cervello di memorizzare nuove informazioni e di adattarsi a esse modificando i suoi circuiti (si veda il sottocapitolo "La plasticità del sistema nervoso centrale: imparare dall'esperienza", p. 226). Le benzodiazepine deprimono questi processi. Anche i sedativi generali lo fanno, ma pochi li assumono in modo cronico, mentre sono moltissimi coloro che utilizzano benzodiazepine per lunghi periodi. Insomma: imparare, apprendere nuove nozioni diventa difficile, ed è irrealistico pensare di riuscire a farlo al meglio mentre ci si trova sotto l'effetto delle benzodiazepine. Fortunatamente, gli effetti sull'apprendimento scompaiono quando si smette di assumere il farmaco.

Il vero lato oscuro del mancato apprendimento è l'amnesia: non ricordare qualcosa di importante. Le benzodiazepine possono causare amnesia, e questo è uno degli aspetti più controversi riguardo al loro abuso nel contesto sociale. Ci sono stati molti fatti di cronaca in cui le benzodiazepine sono state messe nel bicchiere di ragazze poi violentate senza che ricordassero nulla di quanto era accaduto. Questi episodi sono diventati comuni per la facile reperibilità del flunitrazepam, una benzodiazepina particolarmente potente. Una dose molto piccola (2 milligrammi), che può sciogliersi molto bene in un *drink,* può essere anche molto efficace. Questo è il peggior tipo di abuso, perché è inflitto a persone che non lo scelgono.

Recentemente si è sentito parlare molto del flunitrazepam, perché è diffuso nel mercato illegale e il governo americano ne ha bandito l'importazione. A volte viene descritto, in modo assai emotivo, al pari di una sostanza diabolica. Per ciò che ne sappiamo, fa esattamente quello che fa il comunissimo diazepam, e niente di più. La differenza è che bastano 2 milligrammi di flunitrazepam per ottenere l'effetto di 10 milligrammi di diazepam: si nasconde più facilmente in una bevanda, e mescolato con una buona quantità d'alcol può provocare una grave overdose.

Gli altri problemi delle benzodiazepine sono gli stessi dei sedativi generali: sensazione di testa vuota, mancamenti, vertigini, scarsa coordinazione motoria, incubi, ecc.

Farmaci specifici per l'induzione del sonno

I disturbi del sonno sono un grande problema nella nostra società, al quale le case farmaceutiche cercano di rispondere con nuove molecole che presentino meno problemi rispetto alle benzodiazepine classiche. Ricordiamo tre farmaci di questa categoria: zolpidem, eszopiclone e ramelteon.

Zolpidem

Lo zolpidem è un farmaco interessante perché, anche se non è chimicamente correlato alle benzodiazepine, agisce su un recettore delle benzodiazepine che induce il sonno. Tuttavia non sembra che riduca l'ansia, e quindi potrebbe essere meno gratificante (e perciò meno incline a causare dipendenza) rispetto alle normali benzodiazepine. Ha inoltre un'emivita molto breve (i suoi effetti si attenuano nel giro di poche ore), un fatto che, secondo alcuni ricercatori, spiega il mancato sviluppo di tolleranza.

Lo zolpidem è in commercio dal 1993, un arco di tempo sufficiente a far emergere eventuali problemi. In generale sembra essere sicuro, se assunto secondo la prescrizione medica: quando viene preso subito prima di dormire, le sue proprietà ipnotiche non alterano la guida o altre attività che richiedano coordinazione motoria. Non dovrebbe essere assunto assieme a nessun altro sedativo, incluso l'alcol, e il suo uso andrebbe limitato a brevi periodi di tempo (7-10 giorni). Studi epidemiologici indicano che il potenziale di abuso di questo farmaco è, come atteso, più basso rispetto a quello delle benzodiazepine, ma deve essere comunque prescritto con precauzione a coloro che hanno alle spalle una storia di abuso o dipendenza da sedativi.

In ogni caso le sorprese non sono impossibili, come per qualsiasi altro farmaco. Mentre scrivevamo questo libro sono stati riportati numerosi casi di soggetti che, dopo aver preso lo zolpidem, hanno avuto episodi di sonnambulismo durante i quali si sono abbuffati di cibo, e di cui non hanno conservato alcun ricordo. Questi fenomeni non sono ancora stati adeguatamente studiati, ma i consumatori vanno avvisati di queste possibili complicazioni.

Eszopiclone

L'eszopiclone[2] è entrato in commercio nel 2005 ed è simile allo zolpidem: non è una benzodiazepina ma agisce sullo stesso recettore, inducendo il sonno. Come lo zolpidem, sembra abbia un basso potenziale di abuso, ma vanno prese le stesse precauzioni. Non esiste sufficiente esperienza di mercato per commentare eventuali problemi inattesi.

Ramelteon

Il ramelteon[3] è un induttore del sonno che funziona attraverso un sistema completamente diverso: il recettore della melatonina. È discusso nel capitolo "Prodotti naturali".

GHB

Il GHB è comparso sulla scena quando il *Time* (la nota rivista americana) lo ha fatto diventare un argomento "caldo". Il 30 settembre 1996, il *Time* ha raccontato la morte di una ragazza texana di diciassette anni, atleta eccezionale e studentessa modello. Dopo aver bevuto un paio di *drink* in discoteca, era tornata a casa accusando mal di testa e nausea. Dopo 24 ore è stata trovata morta per overdose di GHB. Non c'era nessun'altra sostanza tossica nel suo corpo e nessuna prova che lei sapesse di aver assunto quella droga: è stato quindi ipotizzato che, a sua insaputa, qualcuno avesse messo il GHB in quello che aveva bevuto.

Oggi il GHB è una comune droga d'abuso tra gli adolescenti e i giovani. Internet è pieno di descrizioni (alcune decisamente inaccurate) degli effetti che produce, e anche di istruzioni per produrlo in casa. Il GHB può essere mortale, è facile da produrre ed è difficile da riconoscere se sciolto in una bevanda: un'associazione di elementi pericolosa e imprevedibile.

Cos'è e come funziona

Il GHB (gamma-idrossi butirrato) in genere si presenta come un liquido inodore e incolore, a volte con un sapore salato. È stato usato come anestetico generale e poi venduto nei negozi di integratori alimentari per culturisti; adesso è illegale quasi ovunque (la *Food and Drug Administration* americana ne ha proibito la libera vendita nel 1990). Attualmente, il commercio illegale avviene soprattutto nelle discoteche o nei *rave party*. Il GHB è distribuito dietro prescrizione medica per il trattamento di un disordine del sonno chiamato narcolessia (una patologia per la quale il paziente si addormenta ripetutamente nel corso della giornata).

Originariamente si pensava che questa sostanza agisse attivando il recettore

---

[2] Non in vendita in Italia [NdT].
[3] Non in vendita in Italia [NdT].

GABA. Questo è vero, ma va aggiunto che il GHB potrebbe essere esso stesso un neurotrasmettitore cerebrale. Soddisfa infatti molti dei requisiti che, secondo i neurobiologi, definiscono un neurotrasmettitore: viene sintetizzato nel cervello, ha recettori specifici con specifiche localizzazioni e il suo effetto può essere bloccato da antagonisti. Dovrebbe quindi avere anche una funzione fisiologica, non ancora nota[4]. In fondo, tutto ciò interesserebbe solo ai neuroscienziati se non fosse per un particolare decisamente inusuale: il GHB passa facilmente dal sangue al cervello.

Come abbiamo già detto, il cervello è separato dal resto del corpo da una barriera (la barriera ematoencefalica) e, per arrivare al cervello, le sostanze devono potersi sciogliere facilmente nei grassi. La maggior parte dei neurotrasmettitori non attraversa la barriera ematoencefalica: non raggiungono mai il cervello, neanche se se ne ingeriscono grandi quantità. Questa proprietà è molto importante perché nei cibi ci sono molti neurotrasmettitori: se essi attraversassero la barriera ematoencefalica, pasti che ne contengono elevate quantità potrebbero causare la morte per eccessiva eccitazione o per eccessiva inibizione.

E allora, cosa vuol dire che il GHB passa dal sangue al cervello? Vuol dire che, qualunque sia il suo ruolo sulle funzioni cerebrali, queste verranno modificate anche solo assumendolo per bocca. Solo che, in questo caso, il circuito non potrà più funzionare in modo ordinato, perché i suoi recettori verranno attivati a caso dal GHB che entra nel cervello. Questa è una situazione ben diversa da quella generata da altri sedativi, che potenziano l'attività di un recettore mantenendo però in ordine la rete neurale.

Qualunque cosa sia la neurofarmacologia del GHB, è chiaro che si tratta di una droga potente. Sulla base dei suoi effetti, va considerato un sedativo "maggiore": produce infatti rilassamento, leggera euforia, seguiti da mal di testa, a volte nausea, sonnolenza, e nei casi più gravi perdita di coscienza, crisi epilettiche e coma, morte. Date le sue proprietà amnesiche, è probabile che produca anche sottili effetti sull'apprendimento e sulla memorizzazione a dosi che non producono perdita di coscienza.

Il GHB crea dipendenza? Quando viene usato clinicamente per il trattamento della narcolessia, no. Quando invece viene usato come droga ricreazionale, a dosi più elevate di quelle raccomandate e a intervalli frequenti, si può sviluppare una profonda sindrome da dipendenza, come vedremo più avanti.

Tossicità

Come illustrato dall'articolo di *Time*, il GHB può essere molto tossico. A quel tempo non si conosceva la tossicità derivante dall'uso a lungo termine, ma gli effetti a breve termine erano noti. L'overdose può capitare molto facilmente: i sintomi sono simili a quelli di altri sedativi, con sonnolenza, nausea, vomito, mal di testa, perdita di co-

---

[4] Dati recenti provenienti dai nostri laboratori suggeriscono che il GHB potrebbe sopprimere la funzione del sottotipo recettoriale glutamatergico NMDA, come fa l'etanolo. Questo potrebbe spiegare lo sballo che viene riportato da alcuni consumatori, simile a quello dell'etanolo.

scienza, perdita dei riflessi e depressione respiratoria, fino alla morte; possono verificarsi anche crisi epilettiche. Va sottolineato il fatto che le analisi di routine per lo screening tossicologico di pronto soccorso spesso non includono la ricerca del GHB. In presenza di segni di overdose, quindi, è di fondamentale importanza non solo richiedere l'assistenza medica, ma anche segnalare la possibilità che il soggetto intossicato abbia assunto GHB.

Spesso il GHB viene assunto assieme ad alcolici e questo viola la regola cardine di associare i sedativi fra di loro. Un recente studio farmacologico sull'uomo indica che gli effetti tossici delle due sostanze sono additivi sia sull'abbassamento della pressione arteriosa che sulla diminuzione dell'ossigenazione del sangue.

Tolleranza e astinenza

Il problema principale è rappresentato dallo sviluppo di tolleranza e dipendenza. Alla data di pubblicazione della prima edizione di questo libro non si conoscevano gli effetti a lungo termine dell'uso di GHB; oggi ne sappiamo di più, e le notizie non sono buone.

Stando a quanto descritto dagli psichiatri che trattano pazienti dipendenti da GHB, la linea di sviluppo dei problemi è la seguente: un soggetto scopre che il GHB produce uno sballo simile a quello dell'alcol e, ad alte dosi, sedazione; comincia quindi a usarlo in modo voluttuario, in compagnia, per ricavarne l'effetto euforico; un bel giorno, il nostro soggetto ha problemi ad addormentarsi e decide di usare il GHB come sedativo; dopo un po' di tempo, arriva a prendere la sostanza ogni poche ore, per 24 ore al giorno, sette giorni su sette: in questo stato, il soggetto non riesce a dormire più di due-quattro ore prima di svegliarsi con il bisogno di assumere altra droga.

L'astinenza può essere devastante, se il grado di tolleranza e dipendenza è elevato. Entro alcune ore dalla sospensione del GHB compaiono insonnia, ansia, a volte psicosi. I sintomi fisici sono simili a quelli di una grave astinenza da etanolo: tremori, agitazione, elevata frequenza cardiaca e pressione alta. Spesso non è possibile smettere senza un aiuto farmacologico, e questo comporta il ricovero in ospedale, dove medici specializzati nelle dipendenze dovranno somministrare grosse quantità di benzodiazepine o altri sedativi per permettere al paziente di uscire lentamente dall'astinenza.

Altre fonti di GHB

Il GHB è sintetizzato dal cervello attraverso molte vie metaboliche, il che permette di raggiungere uno sballo senza ricorrere all'acquisto della sostanza illegale. I solventi GBL (gamma-butirrolattone) e 1,4 BD (1,4 butandiolo) vengono metabolizzati in GHB nel cervello: se ingeriti, quindi, inducono gli stessi effetti. C'è un problema con l'1,4 BD: la trasformazione in GHB è inibita dall'alcol e quindi, se una persona beve alcol e assume 1,4 BD, la conversione in GHB viene ritardata fino al completamento dell'eliminazione dell'etanolo e l'effetto può giungere inaspettatamente ritardato.

Un avvertimento

Il GHB sta diventando sempre più popolare, è facile da produrre, si trova facilmente nelle discoteche, ed è difficile accorgersi se è stato aggiunto a qualche bevanda. Stanti così le cose, è molto importante prestare attenzione all'eventualità che qualcuno lo possa aver messo nel bicchiere di nascosto. Se una persona comincia ad avvertire debolezza, sonnolenza, mancamenti o confusione mentale dopo aver bevuto qualcosa che non dovrebbe produrre questi effetti, forse è il caso di portarla da un medico. Al momento non esistono antagonisti per il GHB approvati per l'uso clinico, ma un supporto medico rapido e adeguato può prevenire la maggior parte dei problemi.

Steroidi

Classe farmacologica. Steroidi anabolizzanti.

Sostanze. Testosterone, metiltestosterone, boldenone; metandrostenolone; stanozolo; nandrolone; trenbolone; etilestrenolo; fluossimesterone; oxandrolone; ossimetolone; androstenedione.

Termini di uso comune. Steroidi, roids (abbreviazione di *steroids*).

Lo sballo. Gli steroidi non provocano alcuno sballo subito dopo essere stati assunti, perché agiscono solo dopo molte ore. Alcuni, dopo uno *"stacking"*[1] di qualche settimana, dicono di sentirsi euforici, pieni di energia, molto combattivi e competitivi. Molti lamentano depressione quando ne sospendono l'uso.

Overdose e altri effetti indesiderati. Gli steroidi anabolizzanti non causano morte per overdose acuta, come gli oppioidi o altri farmaci che agiscono sul cervello. Tuttavia, provocano molte alterazioni in funzioni organiche che possono determinare danni gravi o perfino la morte. L'uso prolungato di dosi elevate di steroidi può causare problemi cardiaci e morte per infarto o ictus cerebrale.

---

[1] Letteralmente "stoccaggio": è la pratica, seguita da alcuni atleti, di assumere vari tipi di steroidi in cicli di alcune settimane, qualche volta in associazione con altre droghe e farmaci (stimolanti, antidepressivi, antinfiammatori) [NdT].

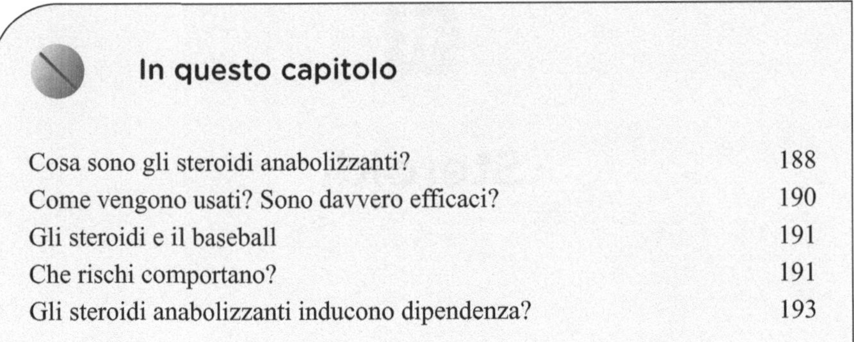

In questo capitolo

Cosa sono gli steroidi anabolizzanti?

Il testosterone e i farmaci che agiscono in modo analogo sono detti steroidi anabolizzanti. Il termine "steroidi" fa riferimento alla struttura chimica, mentre il termine "anabolizzanti" si riferisce alla capacità di aumentare le dimensioni dei muscoli. Il testosterone prodotto nell'uomo durante l'adolescenza è responsabile della maturazione sessuale e della crescita, sia in altezza che in massa muscolare. In medicina, gli steroidi anabolizzanti vengono prescritti principalmente agli uomini che hanno una insufficiente produzione di testosterone; fuori dall'ambito medico vengono usati illegalmente da sportivi, uomini e donne, professionisti e non, al fine di aumentare la massa muscolare. La maggior parte degli steroidi usati illegalmente dagli atleti vengono stornati dall'uso in medicina o in veterinaria, oppure vengono preparati in laboratori clandestini e confezionati in modo da somigliare al prodotto vero. Si trovano in forma di pillole (bianche, gialle o rosa) o di soluzioni iniettabili. Esistono anche preparazioni topiche (creme, gel e cerotti transdermici) in grado di rilasciare piccole quantità di testosterone che vengono assorbite attraverso la pelle.

Ci sono altri ormoni steroidei naturali, ma non sono anabolizzanti. Gli estrogeni e il progesterone sono steroidi prodotti soprattutto dalla donna, mentre il cortisolo viene rilasciato dalla ghiandola surrenale in condizioni di stress. Il cortisolo è un ormone del catabolismo, che distrugge il tessuto muscolare. Normalmente, l'unico steroide anabolizzante presente nel corpo umano è il testosterone. Ovviamente, gli uomini ne hanno più delle donne, che comunque ne producono una piccola quantità. Gli steroidi usati per curare l'asma non sono anabolizzanti: al contrario, sono derivati modificati del cortisolo.

Nell'uomo, il testosterone è prodotto fin dal periodo fetale, quando determina lo sviluppo dei genitali maschili e contribuisce al differenziamento di funzioni cerebrali che sono diverse nell'uomo e nella donna, come quelle che controllano la riproduzione e il comportamento sessuale. Durante la pubertà la produzione aumenta moltissimo, causando rapida crescita in altezza, ispessimento dei peli corporei, abbassamento della voce, sviluppo dei genitali, acne e aumento della massa muscolare. Il testosterone altera la produzione delle proteine che trasportano i grassi nel sangue riducendo quelle "buone", che proteggono dalle malattie cardiache. Inoltre, contribuisce a aumentare la libido. Una volta terminata la pubertà, i livelli tendono a rimanere costanti per tutta la vita.

I medici usano il testosterone per trattare i pazienti che non ne producono in quantità sufficienti, e vanno quindi incontro a un quadro patologico che può includere una grave anemia. È inoltre utilizzato, in ragione delle proprietà anabolizzanti, per facilitare la ricrescita dei tessuti nei pazienti ustionati e per il recupero del peso nei pazienti affetti da AIDS.

Il testosterone è stato usato in queste situazioni per decenni, e raramente ha dato problemi. Poi la guerra fredda ha cambiato tutto. Negli anni '50 e '60 i paesi comunisti dell'Europa dell'Est iniziarono a usare gli steroidi anabolizzanti per aumentare le prestazioni dei loro atleti, sia maschi che femmine: i risultati non passarono certo inosservati. Qualche anno dopo, alcuni atleti (tra cui le nuotatrici della Germania dell'Est) dichiararono di aver preso queste sostanze a loro insaputa, ma ammisero anche di essersi resi conto della trasformazione del proprio corpo e di aver sospettato di aver assunto qualcosa di estremamente attivo. Dalla metà degli anni '60, l'uso di anabolizzanti divenne comune in molti paesi: già all'inizio degli anni '70, quasi tre quarti degli atleti delle corse di media o lunga durata e la quasi totalità dei sollevatori di peso ammettevano di far uso di steroidi.

L'uso degli anabolizzanti nelle competizioni olimpiche venne bandito nel 1976. Pian piano, anche varie associazioni sportive amatoriali e di professionisti adottarono divieti simili. Per esempio, la *Major League* di baseball negli Stati Uniti proibì gli steroidi solo nel 1991 e iniziò un programma di verifiche solo nel 2003. In ogni caso, qualche risultato c'è stato: la percentuale di atleti amatoriali e professionisti che fanno uso di steroidi è molto diminuita. Sfortunatamente, però, l'uso è entrato nell'illegalità. I test sono diventati sempre più efficaci, ma è anche iniziato un gioco dei tre bicchieri in cui gli atleti o usano prodotti non ancora riconosciuti dai test, o imparano a sospendere l'uso prima della gara per evitarne la rilevazione.

La controversia riguardo allo steroide tetraidrogestrinone (THG) è l'esempio più recente. Questa molecola è un derivato del testosterone che non era mai stato utilizzato in passato e, quindi, non era proibito. Un bel giorno, un allenatore inviò una siringa contenente questo composto, allora sconosciuto, al laboratorio del Dott. Don Caitlin della *University of California at Los Angeles*, e cominciò la caccia. Caitlin identificò la molecola nel 2003: da quel momento, il THG è stato trovato nell'urina di un gran numero di atleti di alto livello e sono stati messi in discussione moltissimi record di atletica leggera. Le crescenti preoccupazioni sulla rapida diffusione dell'uso di steroidi anabolizzanti hanno portato a restrizioni sempre più marcate che, gradualmente, stanno dando qualche risultato. Per esempio, il numero di studenti delle scuole superiori che hanno ammesso l'uso di steroidi anabolizzanti negli USA è progressivamente diminuito dal 2000 in poi e attualmente si attesta intorno all'1-2%.

Come vengono usati? Sono davvero efficaci?

Il testosterone viene continuamente rilasciato dai testicoli e, quindi, è impiegato a dosaggi bassi e costanti quando viene somministrato a pazienti maschi che ne producono quantità inadeguate. Chi abusa di steroidi si regola diversamente. I consumatori più "sofisticati" fanno uso di creme o cerotti transdermici, per portare temporaneamente i livelli di testosterone fino alle massime concentrazioni ematiche considerate ancora fisiologiche: in questo modo possono risultare negativi a alcuni test di rilevazione[2]. Gli steroidi anabolizzanti vengono spesso assunti in regime di "stoccaggio" (*stacking,* vedi la nota all'inizio di questo capitolo): un ciclo dura dalle 4 alle 18 settimane, inizia con basse dosi di molti steroidi che vengono gradualmente aumentate nelle settimane successive, ed è seguito dalla sospensione del trattamento per alcune settimane. Le quantità che vengono assunte sono enormi rispetto a quelle prescritte dai medici: un normale protocollo sostitutivo prevede da 75 a 100 milligrammi di testosterone alla settimana, mentre un protocollo di autosomministrazione può prevedere dosi da dieci a cento volte più elevate.

L'enorme quantità di testosterone assunta da chi ne abusa potrebbe spiegare la differenza tra la percezione comune del problema e i risultati scientifici. Per molti anni, la comunità scientifica ha negato che gli steroidi anabolizzanti potessero indurre reali miglioramenti nelle prestazioni atletiche. Questa convinzione era basata sui risultati di studi effettuati su uomini non particolarmente allenati, che avevano già livelli ottimali di testosterone. Questi soggetti venivano sottoposti a un'attività fisica regolare mentre veniva somministrato testosterone ad alcuni, un placebo agli altri. Le prestazioni miglioravano quasi per tutti, ma solo grazie all'esercizio: poiché il corpo maschile produce la quantità ottimale di testosterone, l'aggiunta di quantità minime non ha praticamente nessun impatto.

La situazione per i *body builders* e per altri atleti è molto diversa. Queste persone sono già perfettamente allenate e cercano solo quel piccolo vantaggio in più: l'assunzione di grandi quantità di anabolizzanti aumenta la *performance* di quel poco che serve. Di solito, il testosterone agisce solo sui propri recettori, ma quando viene assunto in grandi quantità va a finire anche sui recettori catabolici steroidei e previene gli effetti del cortisolo: in pratica, non solo costruisce massa muscolare ma ne previene anche la perdita. Infine, è possibile che possano avere un impatto concreto sulla *performance* sportiva anche il senso di energia che gli anabolizzanti possono trasmettere e gli aspetti psicologici (la personale convinzione che questi farmaci migliorino le prestazioni): in un ambiente altamente competitivo come quello dello sport agonistico, anche la sola sensazione di avere un vantaggio può risultare determinante.

Nelle donne, gli steroidi anabolizzanti aumentano la massa muscolare anche quando sono assunti in quantità "normali"; nei dosaggi usati dagli atleti, l'effetto

---

[2] In realtà gli specialisti che effettuano le verifiche hanno messo a punto un metodo per contrastare questa strategia, basato sul rapporto tra il testosterone e un suo metabolita, l'epitestosterone. Normalmente il rapporto non va oltre 4:1; se è molto elevato (oltre 6:1) indica quasi sempre l'uso di testosterone.

può essere impressionante. Siccome la deposizione di muscolo indotta dal testosterone tende a essere più marcata nella parte superiore del corpo, i risultati migliori (e le maggiori probabilità di abuso) si hanno in sport che impegnano prevalentemente spalle e braccia, come il nuoto.

Gli steroidi e il baseball

Anche lo sport nazionale americano, il baseball, è stato condizionato dagli steroidi. Nel 1998, Mark McGwire (un famoso giocatore professionista) ammise di aver fatto uso dell'integratore androstenedione (andro) per aumentare le proprie *performance* nell'anno in cui stabilì il nuovo record di "fuori campo"[3] in una stagione. L'androstenedione è normalmente presente nel corpo umano, e ne è permessa la vendita (si veda il capitolo "Prodotti naturali"). Questa ammissione diede quindi un forte impulso al mercato degli integratori. Ma l'andro funziona davvero? L'androstenedione è un precursore degli ormoni steroidei dell'uomo: se si assume un integratore contenente androstenedione, una piccola percentuale di questa molecola viene convertita in testosterone. Questo è il dato scientifico. E questo è il messaggio: l'incremento del testosterone non è sufficiente per aumentare la massa muscolare. Di nuovo: piccoli cambiamenti nei livelli di testosterone, all'interno del *range* fisiologico, non aumentano la massa muscolare – ne occorrono quantità almeno un centinaio di volte superiori. Dopo l'ammissione di McGwire, sono stati fatti studi che hanno dimostrato che gli integratori contenenti androstenedione inducono un piccolo e temporaneo incremento del testosterone sanguigno, insufficiente per aumentare la forza o la massa muscolare. Questa ricerca non ha però fermato i produttori di integratori. Quando vedete le loro pubblicità, ricordatevi che l'androstenedione viene convertito più in estrogeni che in testosterone: prendendolo, quindi, è più facile che vi crescano le mammelle che i muscoli.

Ci sono diversi prodotti contenenti andro in commercio, fra cui l'androstenediolo, il diidroepiandrosterone (DHEA) e il norandrostenedione. Sono tutti precursori degli ormoni steroidei che aumentano la produzione di testosterone o di altri androgeni di minore rilevanza fisiologica. E presentano tutti lo stesso problema: non permettono il raggiungimento di effetti anabolizzanti. Ciononostante, la storia dell'andro nel baseball fa sorgere dubbi riguardo all'uso nello sport non solo di integratori alimentari, ma anche di più tradizionali steroidi anabolizzanti.

Che rischi comportano?

Non c'è alcun dubbio: gli steroidi anabolizzanti provocano effetti negativi (anche se su questo i media riportano affermazioni contrastanti). Quali sono le evidenze

---

[3] In inglese *home run*: quando il battitore colpisce la palla e la manda oltre la recinzione, facendo segnare un punto a tutti i compagni di squadra presenti in quel momento nelle basi [NdT].

scientifiche? Nelle femmine i dati sono certi. Le donne normalmente producono solo una piccola quantità di testosterone, e livelli molto elevati (come quelli che si raggiungono dopo l'assunzione di steroidi anabolizzanti) portano alla comparsa di caratteristiche mascoline: aumento della massa muscolare, voce più profonda, peli più spessi (irsutismo), segni di calvizie (un fenomeno tipicamente maschile), e ingrossamento del clitoride. I cambiamenti anatomici (voce più profonda e clitoride più grosso) sono irreversibili. Si osservano inoltre cambiamenti nel profilo delle proteine ematiche, che predispongono a patologie cardiache verso le quali il sesso femminile è relativamente protetto. Allo stesso modo, nei maschi adolescenti l'uso di anabolizzanti può causare la fine precoce della pubertà e l'arresto della crescita. Anche alcuni degli effetti sugli adolescenti sono irreversibili. Normalmente, l'aumento del testosterone durante la pubertà prima stimola la crescita scheletrica e poi la fa terminare, inducendo la saldatura delle linee di accrescimento delle ossa lunghe. Dopo che questo è avvenuto, non è più possibile crescere in altezza. L'uso di steroidi anabolizzanti può accelerare questo processo portando, in ultima analisi, a rimanere piccoli di statura.

Nei maschi adulti, dosi elevate di testosterone inibiscono la libido e bloccano la produzione di spermatozoi. C'è un numero crescente di segnalazioni di danno a livello cardiaco. Inoltre, è chiaro che i livelli delle proteine che trasportano i grassi nel sangue cambiano, predisponendo a malattie cardiache (anche se questa situazione si normalizza quando l'uso viene interrotto). In alcuni casi isolati, sono stati attribuite all'uso di steroidi malattie epatiche e tumori del fegato. Raramente, alcuni steroidi anabolizzanti causano la comparsa di cisti ematiche (piene di sangue) nel fegato: queste cisti possono rompersi e causare pericolose emorragie interne. Infine, si possono osservare paradossali effetti di femminilizzazione (lo sviluppo del seno è l'evento più comune), perché una parte del testosterone viene convertita nell'ormone femminile estradiolo. Il problema è abbastanza comune tra i pesisti.

Cosa dire degli attacchi di rabbia? Davvero gli steroidi anabolizzanti rendono le persone incredibilmente aggressive e prone a incontrollabili scatti di rabbia e violenza? Questo è l'effetto più controverso. Non ci sono dubbi sul fatto che gli steroidi anabolizzanti possano alterare il comportamento: in studi sperimentali, si sono dimostrati efficaci per il trattamento della depressione e ci sono stati casi di episodi maniacali indotti da queste sostanze; inoltre, come vedremo più avanti, la sospensione dell'uso può causare depressione. Gli studi clinici controllati, tuttavia, non evidenziano effetti specifici sull'aggressività. Alcuni studi ristretti (ma molto pubblicizzati) hanno evidenziato elevati livelli di testosterone in individui che avevano commesso crimini di particolare violenza. Ci sono inoltre studi su animali che dimostrano che elevati livelli di steroidi possono indurre un comportamento aggressivo, ma non il comportamento di distruzione irrazionale descritto nei media: gli animali semplicemente competono meglio o reagiscono più velocemente se vengono provocati. Insomma, questi studi non ci permettono di spiegare il comportamento di singoli individui e, al momento, siamo fermi a quanto descritto da alcuni consumatori: l'occasionale emergere di comportamenti aggressivi assolutamente insoliti sotto l'influenza degli steroidi anabolizzanti. Cerchiamo di far tesoro dalle errate conclusioni riguardo all'aumento della massa muscolare che, come abbiamo detto, erano basate su esperimenti impostati male: questi racconti vanno presi sul serio, per il semplice fatto che non ci sono studi controllati sugli effetti comportamentali degli anabolizzanti usati a dosaggi molto elevati.

Gli steroidi anabolizzanti inducono dipendenza?

Gli steroidi anabolizzanti soddisfano in pieno il principale criterio diagnostico di dipendenza: chi li usa lo fa in assenza di indicazioni mediche e nonostante le conseguenze negative sulla salute. Ma allora è vero che danno dipendenza? In effetti chi ne fa uso avverte sensazioni molto particolari, e fondamentalmente positive. È stata anche descritta una sindrome di astinenza: dal momento in cui smettono di assumerli, alcuni avvertono affaticamento, depressione, perdita di appetito, insonnia e mal di testa. Al momento del consumo, però, non si ha euforia né alcun altro effetto riconoscibile. Inoltre, studi di laboratorio dimostrano che gli animali non se li autosomministrano (anche se ci sono alcune interessanti eccezioni: vedi sotto). Gli steroidi anabolizzanti non provocano gli stessi effetti sul cervello di altre sostanze tossicomanigene come la cocaina o l'eroina. Tuttavia è chiaro che i consumatori tendono all'uso compulsivo e sono disposti a tollerare gli effetti negativi – due importanti indicatori di dipendenza. Infine, i criceti li assumono volontariamente. Poiché gli effetti degli ormoni sessuali nel cervello possono essere specie-specifici, sarà necessario verificare questo dato su altre specie, prima di estenderlo all'uomo.

Ci sono ragioni mediche per proibire l'uso degli steroidi nello sport? Considerando i problemi molto seri che causano, questo divieto sembra più che sensato. In fondo, il corpo maschile produce quantità di testosterone ottimali e la somministrazione di dosi molto elevate (sovrafarmacologiche) induce uno scarso beneficio (un leggero aumento della massa muscolare) a fronte di un costo assai maggiore in termini di salute. Tuttavia, la ricerca del successo a ogni costo, anche per atleti di livello amatoriale, ha fatto sì che l'uso di steroidi anabolizzanti si diffondesse in tutto il mondo. Una maggiore informazione sulle conseguenze di queste pratiche dovrebbe rendere più cauti, sia nel farne che nel suggerirne l'uso.

12

Stimolanti

Classe farmacologica. Stimolanti.

Sostanze. Cocaina, amfetamina, metamfetamina, efedrina, metilfenidato, metcatinone.

Termini di uso comune. Bamba, bianca, coca, *crack*, neve, svelta (cocaina); anfe, *crank* (amfetamina); *crystal*, *crystal meth*, ghiaccio, *meth*, *speed* (metamfetamina); Ritalin® (metilfenidato); cat (metcatinone).

Lo sballo. Il termine "stimolanti" è decisamente appropriato: queste sostanze inducono una sensazione di energia, attenzione, loquacità e un senso di benessere che i consumatori trovano piacevole. Allo stesso tempo, producono segni di attivazione del sistema nervoso simpatico, come aumento della frequenza cardiaca e della pressione arteriosa e dilatazione dei piccoli bronchi a livello polmonare. Queste sostanze causano anche stimolazione dei movimenti volontari, motivo per il quale vengono chiamate *stimolanti psicomotori*. Se iniettate o fumate, provocano una intensa sensazione di euforia. Con l'uso prolungato e ad alte dosi, spesso l'attività motoria si focalizza in movimenti ripetitivi, per esempio fare scarabocchi tutti uguali.

Overdose e altri effetti indesiderati. Con gli stimolanti si corrono tre tipi di rischi. Il primo, e più importante, è che ad alte dosi (dosi che un consumatore può assumere anche accidentalmente) può sopraggiungere la morte. L'uso di dosi elevate di cocaina può portare a crisi epilettiche, morte cardiaca improvvisa, ictus, o depressione respiratoria. Dosi elevate di amfetamina possono portare a morte per crisi epilettiche, ma più spesso per effetti sul cuore e/o ipertermia (febbre). La morte per intossicazione da efedrina, come quella da amfetamina, probabilmente è causata da effetti sul cuore e/o sulla temperatura corporea. Come per gli oppiacei, tutte queste sostanze possono causare la morte anche per una singola dose, cosa che accade frequentemente con la cocaina. Il secondo tipo di rischio è di natura psichiatrica. L'uso ripetuto (giorni o settimane) di alte dosi di stimolanti può causare uno stato psicotico caratterizzato da atteggiamenti ostili e una forma di paranoia indistinguibile dalla paranoia schizofrenica. Per finire, tutti gli stimolanti possono indurre una grave dipendenza.

Interazioni pericolose con altre sostanze. Gli stimolanti possono essere pericolosi quando vengono assunti contemporaneamente a farmaci da banco per il raffreddore che contengono decongestionanti, perché gli effetti possono combinarsi e innalzare la pressione sanguigna a livelli pericolosi. Inoltre, possono essere rischiosi anche se assunti in combinazione con un tipo di antidepressivi (gli inibitori delle mono-amino ossidasi) che ne amplificano gli effetti. La cocaina è pericolosa in associazione con qualunque sostanza che alteri il ritmo cardiaco (inclusi alcuni farmaci), perché gli effetti sul cuore si possono sommare; con sostanze che sensibilizzano alle crisi epilettiche, come il buspirone; con dosi elevate di caffeina o di teofillina.

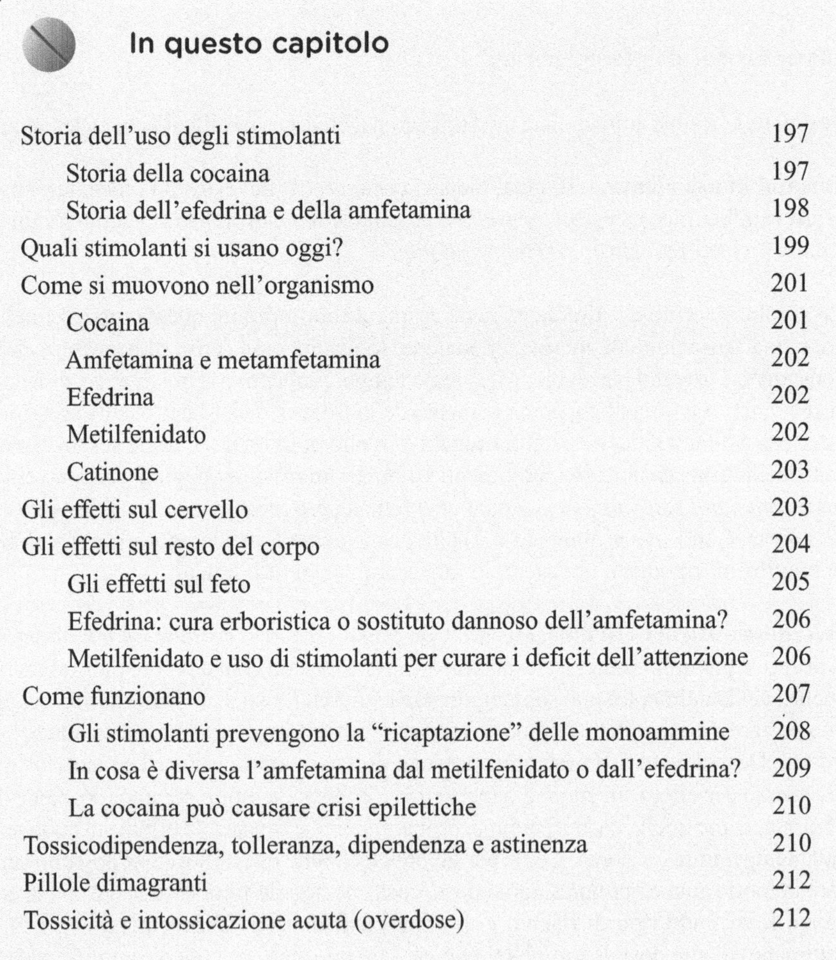

In questo capitolo

Storia dell'uso degli stimolanti

Certamente non sono stati gli *yuppies* degli anni '80 a inventare l'uso della cocaina. La cocaina e l'efedrina vegono infatti usate da centinaia di anni – la cocaina dai nativi del Sud America e l'efedrina nelle culture Asiatiche. L'amfetamina è invece un prodotto dell'industria farmaceutica, "brillante" risultato del tentativo di migliorare l'efedrina come farmaco per il trattamento dell'asma.

Storia della cocaina

La cocaina è presente nelle foglie di alcune specie di piante, incluso l'arbusto *Erythroxylon coca*, che cresce sulle Ande, in America del Sud. L'uso della cocaina all'inizio del sesto secolo è documentato da reperti archeologici, ma probabilmente risale a molto prima. L'uso della coca era una parte importante della vita quotidiana per i nativi del Sud America: le foglie venivano masticate per i loro effetti positivi sull'attenzione e per la capacità di aumentare la resistenza, in particolare alle altitudini elevate in cui molte di queste popolazioni vivevano. Queste abitudini continuano anche oggi. Quando gli Spagnoli conquistarono gli Incas, nel sedicesimo secolo, cercarono di bandirne l'uso, ma poi si resero conto che gli Indiani che lavoravano nelle miniere di argento producevano di più se veniva loro concessa una certa disponibilità quotidiana di coca.

Con l'importazione della cocaina in Europa, e con la sua purificazione da parte dello scienziato tedesco Albert Niemann nel 1860, iniziò una nuova era. Il chimico corso Angelo Mariani fu in parte responsabile della diffusione dell'uso della cocaina, inventando il *Vin Mariani* nel 1869. Il *Vin Mariani* era un vino "medicinale" ottenuto dall'infusione di foglie di coca nel vino, che imperversò nell'Europa dell'epoca. Ben presto l'industria farmaceutica americana si accorse del fenomeno, e la Parke-Davis cominciò a produrre un tonico contenente cocaina. Il successo di questo tonico generò un gran numero di imitazioni, inclusa la Coca-Cola del farmacista georgiano John Pemberton, un tonico la cui formulazione originale, tuttora segreta, conteneva cocaina. Un altro farmacista, Asa Candler, si rese conto del potenziale finanziario di questa mistura e acquistò i diritti della formula. Il resto è storia, visto che la Coca-Cola Company è letteralmente diventata parte del panorama urbano sia in America che nel resto del mondo.

Sigmund Freud, noto ai più come il padre della psicoanalisi, è stato uno dei maggiori promotori della popolarità della cocaina in Europa. Freud studiò la cocaina utilizzando una pratica ben accetta all'epoca: l'autosperimentazione. Assunse la droga e registrò le sue sensazioni. I resoconti iniziali furono assolutamente positivi: gli piacque il senso di euforia e di energia, e non registrò granché quanto a effetti tossici. Il suo entusiasmo lo portò a incoraggiare il suo amico Ernst von Fleischl-Marxow a provare la cocaina per liberarsi dalla dipendenza da morfina. In realtà questa non si rivelò una grande idea, perché il suo amico passò dalla dipendenza da morfina a quella da cocaina, che si iniettava per via endovenosa in dosi sempre maggiori, fino a sviluppare sintomi psicotici: uno dei primi casi documentati di psicosi da stimolanti. Freud notò anche la capacità della cocaina di indurre anestesia locale (insensibilità), e segnalò questa caratteristica a un altro amico, l'oftalmologo Carl Koller, il quale ne diffuse l'uso in alcuni tipi di intervento agli occhi, alle orecchie e al naso, uso che persiste anche ai giorni nostri.

Perché non c'è più la cocaina nella Coca-Cola? La storia è ben nota negli ambienti delle associazioni di attivisti per la sicurezza dei prodotti e per la regolamentazione governativa. Nei primi del 1900, la vendita incontrollata di "tonici" contenenti ingredienti potenti come l'oppio e la cocaina esplose. Alcune formulazioni contenevano così tanta cocaina (centinaia di milligrammi per millilitro invece degli 0,5 della formula originale della Parke-Davis) che le intossicazioni divennero frequenti e, alla fine, dovette intervenire la medicina ufficiale. Sfortunatamente una campagna intimidatoria con sfumature razziste contribuì ad accentuare lo scalpore. Resoconti secondo i quali la cocaina rendeva gli Afro-Americani più potenti e incontrollabili contribuirono a un'ondata di pubblicità negativa. Nel 1906 il *Pure Food and Drug Act* richiese ai produttori la lista degli ingredienti per tutti i tonici e, nel 1914, l'*Harrison Narcotic Act* impose severe restrizioni alla distribuzione di prodotti a base d'oppio e di cocaina. Oggi, la Coca-Cola contiene solo caffeina, e l'uso clinico è limitato a pochi interventi chirurgici.

Storia dell'efedrina e dell'amfetamina

La storia dell'amfetamina e dell'efedrina non è molto diversa. Per lungo tempo è stata riconosciuta la proprietà della droga cinese *mahuang* di trattare i sintomi respiratori dell'asma. Nel 1920, il Dottor K.K. Chen della Eli Lily Company identificò il componente efedrina come principio attivo del *mahuang* e l'efedrina diventò rapidamente un importante farmaco per l'asma. L'efedrina ebbe il suo boom e la sua frenata nel '900, come popolare trattamento erboristico per l'asma e altre patologie, seguito da un'ondata di eventi tossici e di maggiori controlli legali, più ancora della cocaina. Non c'era un modo semplice per sintetizzare efedrina, che veniva quindi estratta dalla pianta di origine, difficilmente disponibile. Qualche anno più tardi, un chimico di nome Gordon Alles sintetizzò l'amfetamina nel tentativo di sviluppare una forma sintetica di efedrina. Non si rese conto di esserci riuscito fin troppo bene. L'amfetamina venne rapidamente commercializzata in diverse forme, inclusa una preparazione volatile. Gli inalatori nasali a base di amfetamina guadagnarono rapidamente in popolarità, in parte perché l'amfetamina dimostrò di fare molto più che dilatare i bronchioli: produceva una stimolazione e un'euforia che l'efedrina non era in grado di dare. L'uso dell'amfetamina a scopo stimolante si diffuse rapidamente negli anni '30. Nel frattempo, scienziati giapponesi sintetizzarono la metamfetamina, che venne presto (e entusiasticamente) messa in commercio in Giappone. Durante la Seconda Guerra Mondiale, i soldati di molti paesi, inclusi Germania, Giappone e Stati Uniti, fecero uso di amfetamina per mantenere l'allerta nei lunghi turni di guardia. Dopo la guerra, l'uso di amfetamina e metamfetamina si diffuse anche più ampiamente tra la popolazione civile e il Giappone sperimentò la prima vera ondata di dipendenza da stimolanti. Da quel momento in poi si sono continuamente verificati episodi di abuso di queste sostanze a elevato potenziale tossicomanigeno. Negli anni '60, l'uso si diffuse tanto da far riscoprire gli effetti dannosi degli stimolanti, facendo nascere lo slogan "*speed kills*" (la velocità uccide). L'attuale epidemia di metamfetamina negli Stati Uniti e in Asia rappresenta la più recente delle tre ondate di abuso del dopoguerra. L'amfetamina è tuttora diffusa anche tra i militari: i soldati della Guerra del Golfo ne hanno fatto uso, e recenti segnalazioni suggeriscono che anche i piloti americani combattenti in Afghanistan potrebbero aver usato amfetamina per rimanere svegli nei lunghi voli di bombardamento, cosa che avrebbe contribuito ad alcune decisioni sbagliate (attaccare obiettivi mal identificati).

La nostra mancanza di memoria culturale è sorprendente: continuiamo a riscoprire sia gli effetti benefici che quelli tossici degli stimolanti psicomotori. Appena la popolarità dell'amfetamina diminuì, negli anni '70 iniziò l'abuso della cocaina. La diffusa disponibilità di una forma volatile (*crack*) che poteva essere inalata, portò a un aumento considerevole in dipendenza e tossicità, come per la "moda" della benzedrina degli anni '30. Poi, quando emersero i pericoli del *crack* e la sua popolarità diminuì, una nuova droga apparve all'orizzonte: l'*ice* ("ghiaccio"), la forma volatile della metamfetamina (derivato dell'amfetamina), si diffuse rapidamente a metà degli anni '90 causando una nuova ondata di dipendenza e tossicità. I ricoveri in pronto soccorso correlati all'amfetamina aumentarono del 460% dal 1985 al 1994 nella sola California e di un altro 67% dal 1994 al 2001. Nel 2006, i tutori della legge statunitensi hanno messo la metamfetamina al primo posto fra i problemi legati alla droga che sono costretti ad affrontare nella loro attività professionale[1].

Quali stimolanti si usano oggi?

Gli stimolanti maggiormente usati oggi negli Stati Uniti e in altri paesi occidentali (a parte la caffeina, discussa separatamente in un altro capitolo) sono la cocaina, l'amfetamina e la metamfetamina. Anche se i comunicati delle forze dell'ordine possono indicare altrimenti, i consumatori di cocaina superano ancora quelli di metamfetamina di circa 5 volte. Nella popolazione studentesca sta aumentando l'abuso di metilfenidato, un farmaco prescritto per il trattamento di malattie da deficit di attenzione. Studi recenti mostrano che fino al 15% degli studenti dei *college* americani hanno usato uno stimolante che può essere acquistato dietro prescrizione medica, o per ottenere un "sostegno" per lo studio o per scopi ricreativi.

La cocaina viene usata in medicina come anestetico locale, ma raramente compare in strada nella sua formulazione per uso clinico, una soluzione in fiale di vetro. Le due forme "di strada" più comuni sono una polvere bianca, che può essere sniffata o sciolta per l'iniezione, e il *crack*, un pezzo solido di cocaina che viene scaldato in una pipa per formare un vapore inalabile per via polmonare. Sia la polvere che il *crack* provengono dalle foglie della pianta di coca, mescolate a solventi e processate attraverso vari pas-

---

[1] Nell'ultima Relazione Annuale al Parlamento sullo Stato delle Tossicodipendenze in Italia (un documento della Presidenza del Consiglio dei Ministri del 2007) i dati su amfetamina e metamfetamina sono cumulati, e non consentono quindi di stabilire se una tendenza simile si stia verificando anche nel nostro Paese [NdT].

saggi per estrarre la cocaina dalle foglie e purificarne i cristalli. Il *crack* viene preparato dalla polvere per bollitura con bicarbonato di sodio, in modo da ottenere la precipitazione dei cristalli di cocaina base. Come vedremo più avanti, attraverso questa semplice procedura si ottiene un enorme vantaggio nella velocità di assorbimento. La maggior parte della cocaina commercializzata negli Stati Uniti viene dalla Colombia, anche se i distributori messicani stanno assumendo un ruolo sempre maggiore.

La polvere di cocaina viene in genere diluita con altre polveri come amido di mais, polvere di talco, lattosio o mannitolo e/o con altri anestetici locali, caffeina o, talvolta, amfetamina. Il vantaggio dell'uso di polveri inerti è di tipo economico: si tratta di diluire una droga costosa con sostanze che costano poco. Inoltre, utilizzando sostanze più economiche si possono produrre sensazioni che rassomigliano a quelle associate alla cocaina: caffeina o amfetamina per l'attenzione e anestetici locali per la sensazione di intorpidimento che i consumatori associano alla cocaina vera. Tuttavia la purezza della cocaina è piuttosto alta: vicina al 70-80% nel 2004, l'anno più recente per cui l'agenzia americana per il controllo degli stupefacenti (*Drug Enforcement Administration*, DEA) ha fornito statistiche.

La polvere di cocaina viene normalmente sniffata e assorbita dalle membrane delle mucose nei vasi sanguigni del naso. Talvolta viene applicata in altre zone, inclusa la bocca, il retto, il pene o la vagina. Lo scopo è lo stesso: promuovere l'assorbimento attraverso mucose molto vascolarizzate.

L'amfetamina e la metamfetamina si trovano in diverse forme: pillole, polveri variamente colorate, o cristalli che assomigliano alla cocaina. Come la cocaina, la metamfetamina in genere viene da laboratori di sintesi illegali. Negli ultimi anni, dopo l'applicazione di misure severe contro i piccoli laboratori statunitensi, i "superlaboratori" messicani hanno fornito la maggior parte della metamfetamina americana. Viene venduta in molte forme diverse, comprese polveri o "cristalli", e anche capsule o tavolette di vario tipo. Alcuni pazienti (soprattutto studenti) talvolta vendono pillole di amfetamina e metamfetamina ottenute per il trattamento di disturbi dell'attenzione, ma la maggior parte della metamfetamina viene prodotta in laboratori clandestini. Il metilfenidato è un farmaco molto noto, usato per il trattamento di alcune forme di deficit dell'attenzione. È anche uno stimolante psicomotorio di cui abusano un numero sempre crescente di studenti. La maggior parte dei consumatori lo ottengono, in forma di pillole o tavolette, da qualcuno che ha una prescrizione valida o da fonti clandestine che si sono illegalmente procurate il farmaco destinato all'uso clinico.

C'è una vertiginosa miscellanea di acronimi che indicano derivati amfetaminici, inclusi la trimetossi-amfetamina (TMA), la 2,5-dimetossi-amfetamina, la 4-metamfetamina, la metossi-amfetamina (STP), la metilen-diossi-amfetamina (MDA) e la parametossi-amfetamina (PMA), tutti chimicamente correlati all'amfetamina. Per lo più si tratta di sostanze sintetizzate in laboratori clandestini, e si presentano in varie forme. Queste sostanze hanno effetti più simili a quelli dell'MDMA o degli allucinogeni che a quelli dell'amfetamina, e sono quindi discusse nel capitolo sugli Allucinogeni.

Esistono anche molte altre molecole di sintesi con effetti più tipicamente stimolanti, come alcuni inibitori dell'appetito o alcuni farmaci per l'asma, che hanno avuto una certa diffusione fino a quando non è stato riconosciuto il loro potenziale d'abuso.

Occasionalmente, si possono trovare le versioni clandestine di questi prodotti (il 4-metilamminorex [4-MAX, U4EU] e la pemolina sono due sostanze di questo tipo). Gli stimolanti di sintesi talvolta vengono chiamati *designer drugs* perché vengono prodotti alterando la struttura molecolare dei composti madre e in tal modo hanno un diverso profilo d'azione. Alcune di queste varianti strutturali sono state sintetizzate per scopi di ricerca legittimi, altre sono state create da produttori illegali o da consumatori di droga per soddisfare specifiche esigenze.

Il *khat* (detto anche *giat*) è uno stimolante che deriva dalle foglie di una pianta che cresce in Africa. Per centinaia d'anni, le popolazioni native di Africa e Medio Oriente hanno fatto uso di *khat* nel contesto sociale, per favorire la conversazione e migliorare le interazioni con altre persone. Negli ultimi anni, con l'urbanizzazione di diverse popolazioni indigene africane, l'uso del *khat* si è esteso a Europa, Gran Bretagna e, recentemente, Stati Uniti. Il componente attivo è il catinone, un blando stimolante amfetamino-simile. Una variante sintetica del catinone, il metcatinone, ha avuto rapida diffusione: si tratta di uno stimolante molto più potente, con azioni amfetamino-simili. Sia il catinone che il metcatinone vengono preparati in laboratori clandestini e si trovano nel mercato illegale come polvere bianca o colorata, oppure in forma di capsule. Come per la cocaina, le leggere proprietà stimolanti proprie della masticazione delle foglie sono state sostituite dall'intensa eccitazione della sostanza chimica pura. In un'interessante "migrazione all'indietro" delle abitudini di abuso delle sostanze, ci sono sempre più segnalazioni di effetti collaterali da eccessivo masticamento di *khat*, soprattutto tra le popolazioni urbane dell'Africa.

Come si muovono nell'organismo

Cocaina

Per produrre cocaina in polvere e *crack* si usano diversi metodi di purificazione che hanno un impatto enorme sulla distribuzione della sostanza nell'organismo. Poiché la cocaina restringe i vasi sanguigni che la assorbono, lo sniffamento è una via relativamente lenta per immetterla nel torrente circolatorio: i livelli sanguigni aumentano in maniera graduale e raggiungono un picco solo circa trenta minuti dopo lo sniffamento. La cocaina in forma di *crack*, al contrario, produce un vapore inalabile: questo vapore la rilascia in circolo molto rapidamente, come un'iniezione endovenosa. I livelli ematici massimi vengono raggiunti entro un minuto o due, e sono molto più alti di quelli osservati dopo lo sniffamento di dosi comparabili. I consumatori spesso preferiscono il "picco" veloce e intenso che deriva dal fumo di *crack*. Tuttavia, questa rapida disponibilità di una grande quantità di principio attivo significa anche maggiore rischio di dipendenza o di overdose.

Gli enzimi epatici e sanguigni inattivano metà della cocaina assorbita in circa un'ora: questo significa che il consumatore è solitamente pronto per un'altra dose entro una quarantina di minuti. Il rapido aumento, seguito da una rapida caduta, delle concentrazioni di cocaina nel sangue (un picco seguito da un crollo), spesso lascia il consumatore con la voglia di riprovare subito le sensazioni legate al picco iniziale. Questo fenomeno di "picco e crollo" ("*rush-and-crash*") può portare il consumatore di cocaina a continuare ad assumere dosi successive a intervalli brevi, fino al raggiungimento di concentrazioni ematiche tossiche. Questa "corsa" ("*run*") spesso continua fino a quando il consumatore ha una crisi convulsiva o mostra altri segni di intossicazione.

L'assunzione di cocaina per bocca è una via di somministrazione molto meno efficace. Il processo è più lento e il fegato inattiva la maggior parte della droga prima che abbia raggiunto la circolazione generale. È questo il motivo per cui le concentrazioni di cocaina nel sangue di coloro che masticano le foglie sono molto basse rispetto a quelle di chi fuma *crack* o sniffa polvere. Analogamente, dosi singole delle vecchie formulazioni (tipo *Vin Mariani*) contenenti quantità di cocaina piuttosto basse (circa 10 milligrammi per bicchiere), probabilmente portavano a livelli ematici relativamente bassi.

Amfetamina e metamfetamina

Quando i consumatori le fumano o se le iniettano, l'amfetamina e la metamfetamina entrano nel torrente circolatorio molto rapidamente, come la cocaina. Questo porta a un rapido picco e a maggiore probabilità di effetti tossici. Diversamente dalla cocaina, l'amfetamina e la metamfetamina sono efficaci anche se vengono ingerite in forma di pillole, perché sono distrutte più lentamente dal fegato ed entrano facilmente nella circolazione generale. L'amfetamina e la metamfetamina vengono inattivate più lentamente della cocaina, e i loro effetti durano almeno due-quattro ore. Questo porta meno frequentemente alla modalità di assunzione del tipo "picco e crollo". Tuttavia, i consumatori più incalliti tendono lo stesso a modalità d'uso simili a un'abbuffata ("*binge*" in inglese) che possono durare giorni, e sono seguite da un periodo di esaurimento che chiamano *tweak and crash* ("tirare e crollare").

Efedrina

Lo *status* legale dell'efedrina non è chiaro. L'ente americano di controllo sui farmaci (*Food and Drug Administration*, FDA) ne ha bandito la vendita nel 2004. Questa decisione è stata cancellata da un giudice federale nel 2005, ma nel 2007 la proibizione della FDA è stata reintrodotta[2]. Le formulazioni in pillole e quelle erboristiche sono tuttora commercializzate in Internet. L'efedrina viene quasi sempre ingerita in forma di pillole o come infuso ed entra facilmente in circolo. L'effetto raggiunge il picco in circa un'ora e dura dalle tre alle sei ore.

Metilfenidato

Il metilfenidato è un farmaco che si trova tipicamente sotto forma di pillole. Ben assorbito dall'intestino, ha un effetto che dura dalle due alle quattro ore. I tossico-

---

[2] In Italia, l'efedrina è in commercio come preparato iniettabile per il trattamento dell'ipotensione e si trova anche in alcuni spray anticongestionanti nasali [NdT].

dipendenti rompono le pillole e si iniettano il contenuto. Questa pratica è estremamente pericolosa perché alcuni componenti possono depositarsi nei piccoli vasi sanguigni di occhi e polmoni e causare danni molto seri. Alcuni studenti hanno addirittura provato a rompere le pillole e a sniffare il contenuto, ma l'assorbimento in questa forma è lento perché la dose di metilfenidato nella maggior parte delle pillole è piuttosto bassa, tanto che lo sballo, ammesso che lo si possa ottenere, non è particolarmente diverso da quello prodotto dall'assunzione orale.

Catinone

Il *khat* nell'uso tradizionale viene ingerito come infuso, oppure vengono masticate le foglie della pianta di origine. In genere, oggi i consumatori sniffano o si iniettano la sostanza pura.

Gli effetti sul cervello

Le amfetamine e la cocaina sono conosciute soprattutto per la loro capacità di aumentare l'attenzione, indurre allerta ed eliminare la fatica. Per lo più, le amfetamine sono usate per aumentare l'attenzione e ritardare il sonno, e come trattamento medico per i disturbi da deficit di attenzione e per la narcolessia (una malattia in cui il paziente cade addormentato ripetutamente durante il giorno). Anche Freud riteneva che l'uso medico della cocaina dovesse essere legato a queste proprietà: *"L'uso principale della coca rimarrà senza dubbio quello che gli Indiani hanno fatto per secoli: è di aiuto in tutti quei casi in cui lo scopo primario è quello di aumentare le capacità fisiche per un determinato breve periodo di tempo e mantenere la forza per fronteggiare future richieste ... la coca è uno stimolante di gran lunga più potente e meno dannoso dell'alcol, e la diffusione del suo impiego è attualmente impedita unicamente dal costo elevato"* [3]. Le persone che hanno assunto stimolanti sono spesso loquaci e piene di energia, sempre in movimento, sicure di sé al punto di credere di non aver bisogno di riposo e di pensare di poter raggiungere qualunque risultato.

Se gli stimolanti aumentassero semplicemente l'energia e lo stato di allerta sarebbero davvero il rimedio miracoloso proposto da Freud. Tuttavia, queste sostanze causano anche un caratteristico stato di euforia e un senso di benessere che sono alla base della dipendenza. Le persone che si iniettano o fumano cocaina descrivono un picco di piacere fisico intenso che spesso paragonano a un orgasmo. Quando la sostanza viene assunta in una forma a lento assorbimento (sniffata o in pillole), questa sensazione è molto meno intensa e viene identificata semplicemente come sensazione di benessere.

Gli stimolanti causano anche un aumento dell'attività motoria, l'effetto da cui

---

[3] I commenti di Freud sono tratti da "Über Cocaine", citato da S.H. Snyder in "Drugs and the Brain" (W. H. Freeman and Co., New York, 1995).

deriva il nome. I consumatori di stimolanti sono sempre in attività: parlano, si muovono, curiosano, non stanno mai fermi. A dosi più elevate, questo continuo muoversi si trasforma in azioni fisse e ripetute. Le persone che hanno assunto alte dosi di amfetamina possono scarabocchiare in modo ripetitivo o impegnarsi in occupazioni monotone. Gli animali da laboratorio fanno la stessa cosa: a basse dosi, quelli trattati con amfetamina si muovono incessantemente nella gabbia, come se stessero affannosamente cercando il posto giusto; dopo la somministrazione di dosi elevate, annusano continuamente un punto della gabbia o si dedicano a masticare o a lavarsi in modo ossessivamente ripetitivo.

Talvolta, la cocaina viene consumata in associazione con l'eroina o altri oppiacei: in questo caso l'effetto sul cervello e sul comportamento è in qualche modo la somma degli effetti delle due sostanze, per cui l'atteggiamento sognante prodotto dagli oppiacei attenua il nervosismo e l'eccitazione indotti dalla cocaina. Questa combinazione può essere particolarmente pericolosa: spesso le persone che si iniettano cocaina rallentano l'autosomministrazione quando il nervosismo e la paura diventano eccessivi, ma in presenza di eroina queste sensazioni non sono così chiare e il rischio di overdose (di eroina o di cocaina) aumenta. Questa associazione è stata fatale per i comici Chris Farley e John Belushi.

La cocaina e l'amfetamina diminuiscono l'appetito agendo sul cervello. L'amfetamina è stata la prima dieta in pillole e a questo scopo è stata utilizzata molto negli anni '50 e '60. Tuttavia, il fatto di indurre dipendenza si è dimostrato un grosso problema e, al giorno d'oggi, gli stimolanti psicomotori non sono più usati a scopo dietetico: sono state sviluppate alternative che non danno dipendenza.

Gli effetti sul resto del corpo

L'aforisma "la velocità uccide" (*"speed kills"*) è ben azzeccato. Riflette la consapevolezza degli effetti della cocaina e dei derivati dell'amfetamina sulle funzioni corporee che la sottocultura della droga aveva già negli anni '60. La cocaina e l'amfetamina mimano le azioni del sistema nervoso simpatico, dando inizio a tutte le risposte corporee della sindrome "combatti o fuggi" (*"fight-or-flight"*): aumentano la pressione sanguigna e la frequenza cardiaca, costringono i vasi sanguigni, dilatano i bronchioli (tubi respiratori), aumentano il glucosio nel sangue e, nell'insieme, preparano il corpo per le situazioni di emergenza. Questi effetti possono essere benefici: per esempio gli effetti sui polmoni possono migliorare la sintomatologia dell'asma; i grassi vengono scissi per favorire la mobilizzazione dell'energia e questo effetto può far perdere peso. Tuttavia, gli effetti sul cuore possono essere così eccessivi da determinare alterazioni del ritmo cardiaco o addirittura scompenso cardiovascolare.

La maggior parte degli stimolanti aumenta anche la temperatura corporea, un problema serio quando le amfetamine vengono usate in situazioni che comportano esercizio fisico. Allo stesso tempo, le amfetamine e la cocaina sembrano aumentare la capacità di lavoro muscolare. Non è chiaro se si tratti di un vero miglioramento della *performance* muscolare (un migliore apporto di zuccheri al muscolo) o solo di un'impressione soggettiva. In ogni caso queste sostanze si sono diffuse fra gli atleti di sport di durata, come i ciclisti, e fra coloro che frequentano *rave parties*, per riuscire a ballare tutta la notte senza interruzione. Bisogna ricordare che lo sforzo fisico eccessivo di per sé aumenta la temperatura corporea; se si aggiunge amfetamina, questo fenomeno può diventare fatale.

Gli effetti sul feto

Negli Stati Uniti, gli effetti sui *"crack babies"* (i bambini nati da donne che abusano di *crack* o di altri stimolanti psicomotori durante la gravidanza) hanno attirato l'attenzione dell'opinione pubblica e generato più reazioni e più clamore di qualunque altro effetto correlato alle tossicodipendenze. Statistiche allarmistiche hanno denunciato che dal 10 al 30 per cento delle donne che avevano partorito in ospedale facevano uso di cocaina durante la gravidanza. Allarme è stato sollevato anche per i *"meth babies"* (bambini nati da donne che abusano di metamfetamina). Le menti e i corpi di questi bambini sono davvero distrutti dall'esposizione prenatale agli stimolanti? È molto difficile dare una risposta, anche perché quasi nessun tossicodipendente abusa di una sostanza sola. Le donne che consumano cocaina quasi sempre fumano sigarette e abusano di alcol. In genere hanno anche uno scarso accesso alle cure mediche e, come risultato, spesso non ricevono adeguate cure prenatali. È quindi molto difficile stabilire il ruolo specifico della cocaina nel caso in cui i bambini abbiano problemi medici.

In ogni caso, l'esposizione a queste sostanze in utero può sicuramente causare problemi seri. Molti bambini esposti a cocaina o a metamfetamina nascono prematuri e con basso peso corporeo; più raramente sono stati osservati eventi catastrofici, come ictus prima della nascita. L'uso di cocaina è stato anche associato a distacco prematuro della placenta, una condizione che può ridurre l'afflusso di sangue al feto e causare danni cerebrali o perfino la morte. Se i bambini arrivano al termine della gravidanza, tuttavia, le conseguenze possono non essere drammatiche. Ci sono piccoli incrementi nell'incidenza di difetti fisici alla nascita, ma non ai livelli che si riscontrano nei bambini esposti a elevate quantità di alcol durante la gravidanza. Alla nascita, molti bambini esposti alla cocaina sono estremamente irritabili e ipersensibili a qualunque forma di stimolo sensoriale. Con il tempo, questa condizione in genere migliora e i bambini crescono normalmente. Molti degli effetti osservati alla nascita (basso peso, nascita prematura) non sono specifici per la cocaina, ma si osservano anche in bambini le cui madri fumavano tabacco durante la gestazione. La nicotina e la cocaina hanno qualcosa in comune: entrambe costringono potentemente i vasi sanguigni che portano sangue al feto, facendogli mancare un normale apporto di nutrienti vitali.

Qual è la prospettiva nel corso della vita? La prima generazione di bambini esposti a cocaina sta frequentando la scuola adesso, e i ricercatori stanno rilevando una maggiore incidenza di problemi di apprendimento e della sindrome da deficit di attenzione e iperattività (*Attention Deficit/Hyperactivity Disorder*, ADHD), come già peraltro documentato nei bambini di madri fumatrici. Essi, tuttavia, non sono significativamente diversi dai coetanei che condividono un basso stato socioeconomico e una vita domestica caotica. Non sappiamo nemmeno se i bambini esposti a droghe in utero abbiano più probabilità di diventare tossicodipendenti da adulti, o se cambierà la risposta alle droghe: alcuni studi dimostrano una aumentata sensibilità in età adulta, altri una minor risposta. Inoltre, la biologia non è il destino: molti fattori possono favorire lo sviluppo di tossicodipendenza, non solo la biochimica del cervello. Da questo punto di vista, questi bambini potrebbero avere un ulteriore svantaggio: quello di crescere nelle case di consumatori di droga.

Efedrina: cura erboristica o sostituto dannoso dell'amfetamina?

L'efedrina in preparati erboristici è stata usata per centinaia di anni in Cina, come trattamento per l'asma e per altri problemi respiratori. È diventata popolare negli Stati Uniti come stimolante "sicuro e naturale" e come supporto alla dieta, ed è stata commercializzata senza restrizioni come un prodotto naturale fino a che il suo uso non è stato associato ad alcuni decessi. In qualche caso si trattava di giovani adulti sani che usavano l'efedrina per migliorare l'attività fisica e per perdere peso. La FDA ne ha vietato la vendita nel 2004, anche se il suo stato legale definitivo è ancora incerto.

Il meccanismo degli effetti dell'efedrina, sia terapeutici che tossici, sembra abbastanza chiaro. Rispetto alla cocaina e all'amfetamina, l'efedrina penetra poco nel cervello, perché è meno solubile nei grassi e, quindi, non supera facilmente la barriera emato-encefalica che separa il sangue dal cervello. Ha pertanto proprietà stimolanti amfetamino-simili piuttosto deboli e non è un inibitore dell'appetito particolarmente efficace. Tuttavia, l'efedrina possiede tutti gli altri effetti che l'amfetamina ha sull'organismo, e a dosi elevate può determinare un'eccitazione amfetamino-simile. Induce un aumento nella frequenza cardiaca e nella pressione arteriosa che è responsabile di problemi cardiovascolari e di morti per overdose: questi effetti tossici possono manifestarsi a dosi che superano quelle raccomandate di appena due o tre volte. Sfortunatamente, molti commercianti raccomandano l'uso di tre o quattro dosi di efedrina per ottenere l'effetto massimo[4]!

Metilfenidato e uso di stimolanti per curare i deficit dell'attenzione

Oggi come oggi, il metilfenidato può essere considerato lo stimolante più controverso in assoluto. Non è il più pericoloso, nè il più abusato. Tuttavia gli scienziati, i genitori, gli insegnanti e gli esperti hanno tutti un'opinione diversa circa il suo valore come medicamento. Il metilfenidato è il farmaco più frequentemente prescritto per il trattamento dell'ADHD negli Stati Uniti, per quanto anche l'amfetamina e alcuni altri farmaci (stimolanti e non stimolanti) possano essere utilizzati. C'è una piccola discordanza, almeno a livello della comunità scientifica, riguardo al fatto che questi farmaci aumentino l'attenzione. Lo fanno praticamente in tutti gli studi clinici che sono stati condotti, e lo fanno a tutti. Il mito degli effetti "paradossi" degli stimolanti non è nient'altro che questo: un mito. Gli stimolanti aumentano l'attenzione

---

[4] Questa sostanza è discussa in modo più dettagliato nel capitolo "Prodotti naturali".

sia nelle persone normali che in quelle che hanno poca attenzione. Gli studenti universitari lo hanno scoperto e, per studiare meglio, alcuni comprano il metilfenidato da altri studenti, in Internet o anche da medici. In alcuni ambienti accademici molto competitivi, gli studenti vedono nel metilfenidato uno strumento per riuscire a prendere buoni voti.

Studi di *imaging* nell'uomo stanno fornendo nuove conoscenze su come gli stimolanti aumentino l'attenzione. È stato scoperto che una parte della corteccia frontale è attiva mentre prestiamo attenzione e decide se agire o no a seconda delle informazioni che raccoglie. La stessa area è attiva anche quando vengono processate le emozioni. Questa parte del cervello è responsabile dei livelli più alti del nostro pensiero; è dove "pensiamo il pensiero". I farmaci stimolanti sono attivi su quest'area e gli scienziati ipotizzano che possano correggere un'eventuale carenza di attività. Per ora, queste sono solo ipotesi. Il risultato però è certo. E allora dov'è la controversia? La controversia nasce dalle difficoltà nella diagnosi di ADHD. C'è differenza tra un ragazzo in salute e attivo e un bambino impulsivo, dal rendimento scadente e costantemente in movimento. Poiché sono in genere gli insegnanti o i genitori che segnalano il caso, la mancanza di obbedienza in classe spesso va in cima alla lista dei "criteri diagnostici". Esiste la preoccupazione di finire con il "curare i bambini solo per farli stare buoni", ma i professionisti sanitari sostengono (in modo convincente) che i bambini il cui comportamento è fortemente alterato si devono trattare. Anche il ruolo dei farmaci nella terapia è controverso. I medici insistono sul fatto che il trattamento farmacologico non è l'unica soluzione, e che comunque dà i risultati migliori in combinazione con appropriate strategie comportamentali e con il coinvolgimento delle famiglie. È improbabile che queste controversie verranno risolte in tempi brevi, ma gli scienziati stanno lavorando duramente per capire se ci sono differenze documentabili nell'anatomia o nella funzione cerebrale di persone con ADHD, e stanno anche cercando le possibili cause genetiche di questa malattia.

Come funzionano

Cosa hanno in comune l'euforia, la pressione sanguigna, l'appetito e l'attenzione, per essere tutti alterati dagli stimolanti? Queste funzioni corporee e comportamentali sono tutte regolate da un gruppo di neurotrasmettitori collegati fra di loro: le ammine biogene o monoammine. La noradrenalina, l'adrenalina, la dopamina e la serotonina sono neurotrasmettitori monoamminici. Sono correlati strutturalmente, ma ognuno è di per sè un neurotrasmettitore che regola un particolare gruppo di comportamenti. Gli stimolanti psicomotori aumentano la disponibilità di tutti i neurotrasmettitori monoamminici nelle sinapsi. Così, gli effetti degli stimolanti mimano cosa succederebbe se ogni neurone che rilascia monoammine fosse contemporaneamente attivo. Non c'è da meravigliarsi se gli effetti sono così complessi!

La noradrenalina, come abbiamo già detto, è il trasmettitore chimico del sistema nervoso simpatico. L'adrenalina (o epinefrina) è il trasmettitore della parte midollare della ghiandola surrenale, una componente del sistema nervoso simpatico particolarmente importante nelle risposte "combatti o fuggi". La noradrenalina si trova anche in alcuni neuroni nel cervello che organizzano la parte comportamentale di tale risposta: preparano la mente e il corpo per le emergenze, cioè fanno prestare attenzione all'ambiente (non fare solo cose che preservino il corpo, come mangiare) e decidere se il rischio è così grande che sarebbe meglio fuggire. La noradrenalina prepara anche il corpo per l'attività fisica; aumenta la frequenza del battito cardiaco, porta ossigeno e glucosio ai muscoli e dilata i bronchi per facilitare la respirazione. I neuroni dopaminergici svolgono alcune differenti, ma importanti, funzioni. Come discusso nel capitolo "Tossicodipendenza", questi neuroni sono responsabili del rinforzo o della gratificazione (il senso del piacere). Inoltre, essi controllano i movimenti volontari e influenzano il rilascio di alcuni ormoni: la perdita di neuroni dopaminergici nella malattia di Parkinson causa la graduale, invalidante perdita dei movimenti volontari. I neuroni dopaminergici possono anche contribuire all'attenzione prodotta dagli stimolanti psicomotori. La serotonina è coinvolta nella regolazione del sonno e della veglia e anche nel controllo dell'appetito, della temperatura corporea e di funzioni più "vegetative", come sono stranamente chiamate (da quando una carota controlla la sua temperatura corporea?).

Immaginate cosa accade a una persona che assume amfetamina: il suo corpo si prepara a una situazione del tipo "combatti o fuggi" sia fisicamente, aumentando la frequenza cardiaca e la pressione sanguigna, sia mentalmente, entrando in iper-allerta (attraverso la noradrenalina); esplora il suo ambiente, gira intorno (forse di proposito, forse no) e si sente euforico (grazie alla dopamina); smette di mangiare, aumenta la propria temperatura corporea e rilascia molti ormoni (attraverso la serotonina). Alcune di queste azioni sembrano essere in contrasto con altre. Per esempio, in preparazione dell'attività fisica sarebbe meglio se il corpo tentasse di perdere l'eccesso di calore, invece di aumentare la temperatura. Questo è uno dei motivi per cui l'uso eccessivo degli stimolanti può essere così pericoloso.

Gli stimolanti prevengono la "ricaptazione" delle monoammine

Gli stimolanti agiscono interferendo con i meccanismi di cui i neuroni a monoammine dispongono per bloccare la neurotrasmissione e riciclare i loro prodotti. Normalmente, i neuroni monoamminergici scaricano impulsi elettrici e rilasciano i loro neurotrasmettitori, che attraversano la sinapsi e agiscono sui loro recettori. Poi i neuroni ricaptano i neurotrasmettitori, "ripompandoli" dentro la terminazione nervosa. Questo processo elimina le monoammine dalle sinapsi ed è il principale meccanismo attraverso il quale i neuroni "spengono" la neurotrasmissione. Gli stimolanti, come la cocaina e le amfetamine, bloccano questa pompa. Il risultato è che noradrenalina, dopamina e serotonina permangono nelle sinapsi molto più a lungo dopo esser state rilasciate e, di conseguenza, anche i loro effetti durano di più. Tra la cocaina e le amfetamine c'è una differenza sottile, ma molto importante: le amfetamine usano loro stesse questa pompa per entrare nella terminazione nervosa e, una volta all'interno, causano una massiccia "scarica" di neurotrasmettitori nella sinapsi aumentando i livelli di neurotrasmettitori molto più di quanto non faccia la cocaina.

IL CONTRIBUITO DEI NEUROTRASMETTITORI AGLI EFFETTI DEGLI STIMOLANTI

Noradrenalina	Aumento della pressione sanguigna e della frequenza cardiaca Rilassamento dei bronchioli Attivazione della demolizione dei grassi Effetti sull'eccitazione Effetti sull'appetito
Serotonina	Aumento della temperatura corporea Effetti sull'appetito
Dopamina	Attivazione locomotoria Euforia: tossicodipendenza Attenzione

In cosa è diversa l'amfetamina dal metilfenidato o dall'efedrina?

Amfetamina e metamfetamina, cocaina, efedrina e metilfenidato differiscono gli uni dagli altri per il tipo di effetti stimolanti psicomotori che inducono. Ma cosa determina questa differenza? Prima di tutto, le sostanze che non penetrano nel cervello agiscono solo sul sistema nervoso periferico. L'efedrina è un buon esempio: entra nel cervello solo in piccola parte e quindi i suoi effetti sul sistema cardiovascolare e su altri sistemi "corporei" sono più potenti di quelli sul comportamento o sull'appetito. Ma entrare nel cervello non è l'unica questione: amfetamina, cocaina e metilfenidato passano tutte nel cervello, ma non provocano esattamente gli stessi effetti. Cocaina e amfetamina producono tutte le azioni degli stimolanti psicomotori: aumentano l'attenzione e l'allerta e provocano quegli effetti piacevoli che diventano causa di dipendenza. Queste sostanze mimano anche l'attivazione del sistema nervoso simpatico: aumentando i livelli di monoammine, inducono un incremento dell'attività respiratoria, della frequenza cardiaca e della pressione sanguigna. Il metilfenidato al contrario altera la dopamina più della noradrenalina, e quindi ha effetti più ridotti sulla frequenza cardiaca e respiratoria.

Sostanze con effetti importanti su tutte le monoammine	Cocaina, amfetamina, metamfetamina
Sostanze con effetti principalmente sulla dopamina	Metilfenidato
Sostanze con effetti principalmente sulla noradrenalina	Efedrina

La cocaina può causare crisi epilettiche

La cocaina ha un effetto tutto suo. Ricordate l'amico di Freud? Usava la cocaina per indurre anestesia locale, ovvero per bloccare la trasmissione dello stimolo dolorifico. Oggi i medici usano raramente la cocaina per questo scopo, perché sono disponibili farmaci che hanno questo stesso effetto, ma non le proprietà tossicomanigene della cocaina. Tuttavia, gli effetti anestetici locali possono spiegare un effetto tossico che è tipico solo di questo stimolante. La cocaina induce crisi epilettiche a dosi non molto più alte di quelle che causano i massimi effetti sul comportamento. Altri stimolanti non fanno nulla di tutto questo, se non raramente e a dosi estremamente elevate. Dato che, invece, anche altri anestetici locali possono indurre crisi epilettiche, si ritiene che questo effetto della cocaina sia il risultato dell'attività anestetica.

Tossicodipendenza, tolleranza, dipendenza e astinenza

La tossicodipendenza da cocaina può essere descritta come un problema creato da un successo della ricerca. La tossicodipendenza da cocaina è fondamentalmente sconosciuta nelle culture del Sud America, dove la sostanza è stata utilizzata per millenni per aumentare la resistenza e la capacità di lavoro. Masticate insieme a sostanze basiche, le foglie di coca rilasciano la cocaina nello stomaco, dove viene assorbita lentamente producendo solo un blando effetto stimolante. Non c'è lo sballo e la sostanza è relativamente sicura.

La situazione è molto diversa con le formulazioni a base di cocaina e amfetamina disponibili oggi. Parte della dipendenza dalla cocaina potrebbe avere molto a che fare con le modalità di assunzione: il fattore decisivo sarebbe l'aumento molto rapido delle concentrazioni ematiche. Come le sigarette rilasciano rapidamente la nicotina nel torrente circolatorio, così il *crack* fa arrivare rapidamente la cocaina al cervello. La recente esplosione della dipendenza da *ice*, la forma fumabile della metamfetamina, dà credito a questa ipotesi.

Gli esperimenti sugli animali danno la misura di quanto irresistibile sia la cocaina. Gli animali sono disposti a premere una leva centinaia di volte per ottenere anche una singola dose intravenosa di cocaina o di metamfetamina. Al contrario, la maggior parte degli animali non ingerisce volontariamente quantità pericolose di alcol o di nicotina e tende a limitare l'assunzione di eroina a un livello stabile. I cocainomani in remissione dicono che la sola cosa che ferma un tossicodipendente durante una "corsa" è esaurire la cocaina, come ben descritto da un consumatore: "Se fossi in una stanza piena di cocaina, continuerei a usarla fino a finirla tutta, e poi ne vorrei ancora".

Questo vuol dire che ogni utilizzatore di stimolanti diventa dipendente? Ci sono migliaia di persone, dai bambini con ADHD ai camionisti, che usano regolarmente stimolanti psicomotori e non arrivano mai all'uso incontrollato e compulsivo. La prescrizione medica corretta per le necessità cliniche non comporta quasi mai alcun problema. Inoltre, assumere la sostanza seguendo un regime posologico preciso, invece che "al bisogno", aiuta a evitare modalità di automedicazione che possono diventare compulsive. In laboratorio si osservano situazioni molto simili: quando le scimmie hanno libero accesso alla cocaina continuano a somministrarsela fino a livelli tossici, ma se l'accesso viene limitato ad alcune ore al giorno i livelli di autosomministrazione rimangono stabili per mesi. Altri fattori in gioco sono i motivi dell'assunzione e l'ambiente: normalmente, i camionisti e gli studenti assumono stimolanti solo quando sono impegnati su un particolare obiettivo e si trovano in un particolare ambiente (cioè quando sono in strada o devono fare nottate di studio), mentre non ne sentono la necessità quando si trovano in un ambiente diverso, in assenza degli stimoli associati all'uso.

Non ci sono dubbi sul fatto che gli stimolanti psicomotori diano dipendenza. Come descritto nel capitolo "Tossicodipendenza", i neuroni dopaminergici (sui quali agiscono gli stimolanti) hanno un ruolo fondamentale nelle dipendenze: assumere amfetamina o cocaina può essere considerato come succedaneo chimico di gratificazioni naturali, come cibo e sesso. Nessun'altra delle sostanze descritte in questo libro agisce in modo così diretto sul sistema della gratificazione ed è così potente nell'indurre dipendenza. Si possono usare gli stimolanti in modo "ricreativo" senza che si sviluppi dipendenza? Probabilmente sì, ma sappiamo che l'impulso a consumare cocaina o amfetamina è considerevolmente più forte che per qualunque altra sostanza tossicomanigena.

La tolleranza si sviluppa ad alcuni effetti stimolanti, come la soppressione dell'appetito, e si sviluppa più facilmente con l'uso continuato che con l'uso saltuario. Questa è una delle ragioni per le quali l'amfetamina non è molto utile come "dieta in pillole". La tolleranza si sviluppa normalmente anche durante la singola "corsa", di modo che lo sballo (il "picco") diventa sempre più difficile da raggiungere. Questo è il motivo per cui molti aumentano la frequenza di iniezioni "inseguendo il picco". Tuttavia questo rapido sviluppo della tolleranza regredisce altrettanto rapidamente, di modo che bastano alcuni giorni di astinenza per ripristinare la normale sensibilità. Alcuni effetti diventano addirittura progressivamente più marcati nel tempo, a esempio la stimolazione locomotoria. I comportamenti ripetitivi sono rari alla prima assunzione di amfetamina, ma diventano comuni quando l'abuso perdura da tempo. La dipendenza da stimolanti si accentua nel tempo? Non esiste una risposta sicura, ma probabilmente la modalità d'uso gioca un ruolo importante.

È pericolosa l'astinenza? Anche se ci sono precisi sintomi di astinenza da stimolanti, essa non rappresenta una minaccia per la vita. Alla fine di una lunga "corsa", quando smette di assumerli, il consumatore letteralmente crolla. C'è un periodo di esaurimento, con sonno eccessivo, spesso con sintomi depressivi, e un rimbalzo nell'appetito che probabilmente deriva dal prolungato periodo di inadeguato apporto di cibo. In questo periodo il desiderio della droga è molto forte. Un sintomo particolarmente complicato è l'incapacità di provare piacere (anedonia). Questo sintomo non è poi così sorprendente considerando che il consumatore si è stimolato il centro del piacere artificialmente e intensamente: quando l'assunzione di stimolanti viene interrotta, si interrompe anche lo stimolo artificiale al centro cerebrale del piacere. Pare che, nei primi giorni dopo l'astinenza, ci sia una soppressione dell'attività dei neuroni dopaminergici. Nessuno è mai morto per alcuni giorni senza piacere, ma in assenza di ogni sensazione di piacere la tentazione di usare la droga per sentirsi meglio diventa sempre più forte. L'anedonia potrebbe quindi essere la ragione principale per cui i consumatori ricominciano a usare stimolanti dopo un periodo di astinenza. Non sappiamo per certo quanto durino questi sintomi, ma nei consumatori di lunga data il desiderio della droga può durare mesi.

Pillole dimagranti

L'amfetamina è stata la prima pillola dimagrante, un impiego basato sulla capacità di inibire l'appetito. Sfortunatamente si è dimostrato impossibile separare questa proprietà dal potenziale tossicomanigeno. Le industrie farmaceutiche hanno investito milioni di dollari per la ricerca di un'efficace "dieta in pillole" che non desse dipendenza, e questa ricerca ha portato a un approfondimento delle conoscenze sui meccanismi neuronali di regolazione dell'appetito. Questo effetto dell'amfetamina probabilmente dipende dal rilascio di noradrenalina e serotonina, mentre la capacità di indurre dipendenza deriva dal rilascio di dopamina. I nuovi farmaci, come la sibutramina, funzionano in modo più selettivo sulla noradrenalina e sulla serotonina, e hanno un potenziale d'abuso molto più contenuto. Le nuove informazioni su altri meccanismi coinvolti nella regolazione dell'assunzione di cibo hanno portato allo sviluppo di farmaci che non hanno il sistema delle monoammine come bersaglio. Un esempio è il rimonabant, che si lega ai recettori dei cannabinoidi (vedi il capitolo "Marijuana").

Tutte i farmaci efficaci nel sopprimere l'appetito richiedono la ricetta medica. Ci sono anche molti prodotti da banco commercializzati come efficaci, che in realtà hanno un effetto minimo o nullo. Il cromo è uno dei più diffusi in erboristerie e negozi di integratori alimentari per la sua ipotetica capacità di bruciare i grassi (un enunciato basato su deboli evidenze sperimentali riguardanti la capacità di aumentare l'azione dell'insulina). Gli effetti sono blandi e la sicurezza dell'uso a lungo termine non è stata verificata.

L'efedrina è un'altra sostanza molto utilizzata nelle diete, sia per la capacità di sopprimere l'appetito che per le proprietà termogeniche. C'è qualcosa (poco) di vero in questo. Se l'efedrina viene assunta in quantità sicure non entra nel cervello e quindi non può sopprimere l'appetito. Può aumentare un po' il metabolismo energetico, ma non senza effetti significativi sulla frequenza cardiaca e sulla pressione arteriosa.

Tossicità e intossicazione acuta (overdose)

Gli stimolanti psicomotori possono causare tre diversi tipi di gravi problemi per la salute. Primo, la tossicità di una singola dose può causare la morte per overdose. Secondo, l'uso cronico di dosi crescenti porta a specifiche alterazioni comportamentali. Terzo, ci sono una miriade di problemi di salute associati all'uso a lungo termine che non sono causati in modo specifico dalla sostanza chimica, ma derivano dallo stile di vita associato all'uso di stimolanti.

Tutte queste sostanze possono uccidere anche a dosi assunte a scopo "ricreativo". Una singola dose appropriata di amfetamina, metamfetamina, cocaina, metilfenidato o efedrina raramente provoca la morte, a meno che il soggetto non abbia un problema di salute silente (aneurisma, malattia coronarica, etc.). Tuttavia, le persone che usano droghe di provenienza illegale raramente conoscono la dose che stanno assumendo. Inoltre, i livelli plasmatici possono gradualmente aumentare fino a livelli tossici nelle "corse" (*"run"*) di iniezioni ripetute o di inalazioni a intervalli ravvicinati, una comune modalità di assunzione degli stimolanti. È piuttosto comune che i consumatori continuino ad assumere cocaina o amfetamina fino a che non provano effetti collaterali spiacevoli, ma tali segnali di allerta possono sopraggiungere troppo tardi se la sostanza si accumula rapidamente. In ultimo, come abbiamo già detto, i commercianti di prodotti erboristici a base di efedrina spesso raccomandano l'assunzione di dosi eccessive.

Cosa succede quando le concentrazioni plasmatiche salgono fino a livelli tossici? I primi effetti sono semplici esagerazioni della risposta tipica: energia e allerta diventano nervosismo o perfino paranoia e ostilità, e l'aumentata attività motoria diventa ripetitiva e priva di senso, come disegnare linee vicine fra loro, smontare orologi e rimetterli insieme, o parlare costantemente senza ascoltare. Il leggero aumento della frequenza cardiaca diventa palpitazione o dolore al petto perché il ritmo cardiaco è alterato, e la pelle si arrossa come quando sale la temperatura corporea. È comune il mal di testa, probabilmente per gli effetti sui vasi sanguigni. Possono comparire anche nausea e vomito. Questi livelli tossici possono sfociare in ictus, in attacchi cardiaci o in un aumento fatale della temperatura corporea. Per la cocaina le modalità sono leggermente differenti. La temperatura corporea elevata è relativamente rara, ma le crisi epilettiche sono comuni, tanto comuni che, se un adolescente o un giovane adulto arriva in pronto soccorso con una crisi epilettica senza una storia pregressa di malattia, è quasi certo l'uso di cocaina. In passato gli scienziati avevano ipotizzato che l'uso ripetuto di cocaina aumentasse la suscettibilità alle crisi, ma questa teoria non è stata confermata in studi successivi. Le crisi epilettiche possono aver luogo in qualsiasi momento della "carriera" di un cocainomane: alla prima, alla ventesima, alla centesima assunzione di cocaina. Molti consumatori di lunga data hanno crisi, ma la ragione potrebbe essere la modalità di abuso che porta a concentrazioni ematiche di cocaina sempre più elevate, più che qualche alterazione cerebrale permanente.

Come l'alcol, usando le parole di Shakespeare, *"desire it provokith and unprovokith"* ("provocano il desiderio ma compromettono la *performance*"), gli stimolanti, soprattutto la cocaina, possono aumentare l'interesse per il sesso, ma l'attività sessuale può diventare difficile. Gli stimolanti costringono i vasi sanguigni del pene in modo da rendere difficile il mantenimento dell'erezione e da ritardare l'eiaculazione. Alcuni sfruttano quest'ultima caratteristica per cercare di prolungare l'attività sessuale, applicando cocaina direttamente sul pene!

Si hanno anche conseguenze sociali serie con l'uso cronico di stimolanti psicomotori: la crescente ostilità, la paranoia e la "belligeranza" associate agli elevati livelli sanguigni di stimolanti possono sfociare in atti violenti. Molti consumatori di quantità massicce di stimolanti si autoconvincono che ci siano persone che li perseguitano, e manifestano un comportamento esagitato con reazioni eccessive. In un paese in cui la legge consente un facile accesso alle armi (gli Stati Uniti, NdT), questa combinazione può essere letale, anzi lo è spesso. Atti violenti con uso di armi sono frequenti fra i consumatori di stimolanti.

Con l'uso cronico si manifestano diversi problemi. A mano a mano che il consumo cresce in "corse" sempre più frequenti, i movimenti bizzarri e ripetitivi diventano più estremi: si può trattare di comportamenti autodiretti, come raccogliere insetti immaginari e metterli sotto la pelle o assemblare e smontare strumenti, o di comportamenti più interattivi, come attività sessuali o discorsi insistenti. La raccolta di insetti immaginari può condurre il consumatore a provocarsi ampie ferite cutanee che spesso si infettano. Quando la paranoia e il comportamento ostile prendono il sopravvento, il soggetto gravemente intossicato da amfetamina assomiglia a un paziente paranoide schizofrenico, anche se non è sempre presente l'alterazione del corso del pensiero. In genere, il soggetto intossicato ritorna normale dopo alcuni giorni di ospedalizzazione ma, a volte, qualche alterazione del comportamento persiste.

Quali sono gli effetti dell'uso prolungato dell'amfetamina sulle principali funzioni fisiologiche? Parte della risposta dipende da come la sostanza viene assunta. La cocaina e l'amfetamina sono potenti vasocostrittori e quindi riducono l'apporto sanguigno all'area dove la droga viene introdotta. Sniffare cocaina può causare ulcere nel setto nasale per inadeguato apporto sanguigno, mentre fumare cocaina o amfetamina può causare emorragie nei polmoni per rottura di piccoli vasi sanguigni. Ulcere gastriche o danni intestinali possono aver luogo con l'assunzione prolungata per via orale o anche intranasale. Anche i problemi cardiaci sono abbastanza comuni: a lungo termine, l'uso di stimolanti potrebbe accelerare lo sviluppo di aterosclerosi (placche di grasso che bloccano i vasi sanguigni) e causare un danno diretto al muscolo cardiaco per mancanza di ossigeno. Il consumo cronico di stimolanti è associato anche a molti problemi non causati direttamente dalla droga: poiché queste sostanze sopprimono l'appetito, i consumatori di stimolanti spesso sono denutriti e subiscono tutti gli effetti negativi di tale condizione. L'incidenza di epatite, HIV e di altre infezioni è elevata nei consumatori che condividono aghi sporchi o hanno relazioni sessuali a pagamento per acquistare la droga.

La ricerca indica la possibilità che l'uso cronico di metamfetamina possa causare danni al sistema nervoso. Dosi consistenti di metamfetamina danneggiano le terminazioni nervose dei neuroni dopaminergici. Le cellule nervose non muoiono, ma le loro terminazioni sono ridotte di numero o "tagliate", lasciando un deficit permanente nella quantità di dopamina e serotonina disponibili per l'attività sinaptica. Qual è l'implicazione funzionale di questa perdita? Immediatamente dopo aver subìto il danno, il sistema sembra poterlo compensare in modo adeguato, e non si manifestano evidenti alterazioni comportamentali. Con l'invecchiamento, tuttavia, man mano che la normale perdita di neuroni dopaminergici progredisce, questi deficit potrebbero manifestarsi come patologie del movimento o dell'umore. Come per l'ecstasy, non sappiamo ancora cosa succederà: sfortunatamente, l'esperimento che darà la risposta lo stanno conducendo i consumatori di stimolanti su se stessi. Questo tipo di danno è stato sperimentalmente verificato in ogni specie animale su cui è stato studiato, dai roditori ai primati non umani, e recenti studi di *imaging* lo stanno dimostrando anche nell'uomo. Inoltre, sono state rilevate altre anomalie nel cervello dei forti consumatori di cocaina: è stata evidenziata la perdita di neuroni e il tentativo di riparazione da parte delle cellule gliali (come accade con la perdita di apporto di sangue, con l'invecchiamento o con il diabete). Queste alterazioni nella struttura cerebrale sarebbero alla base dei problemi di memoria e di giudizio osservati nei forti consumatori di metamfetamina. Ancora non sappiamo fino a che punto queste alterazioni siano reversibili. Un'altra questione che è stata sollevata, ma alla quale non è ancora stata data risposta, è se l'uso a lungo termine dei farmaci per l'ADHD possa generare qualcuno di questi problemi. La risposta è no per la maggior parte degli effetti peggiori, conseguenza di dosi molto elevate, ma non sappiamo se il cervello si adatti all'uso prolungato: è probabile che in qualche modo lo faccia (con alterazioni nella sensibilità dei recettori, per esempio). La ricerca in questo campo sta progredendo. Una notizia positiva è che la maggior parte degli studi suggeriscono che i bambini con l'ADHD che abbiano ricevuto un trattamento efficace (comportamentale o farmacologico) sarebbero meno inclini a diventare tossicodipendenti.

Parte II

Concetti di base sul cervello

Non si può cambiare il modo in cui sentiamo o percepiamo il mondo se non interagendo con il sistema nervoso centrale (SNC). Succede tutto nel nostro cervello: degustare un sorso di vino, sniffare una riga di cocaina, guardare una persona che ci piace. Per capire come agiscono i farmaci psicotropi, dobbiamo comprendere alcuni dei principi che stanno alla base delle funzioni cerebrali.

I fondamenti

1. Il cervello non solo ci dice chi siamo, cosa stiamo facendo e cosa abbiamo fatto, ma controlla anche le funzioni vitali fondamentali, come la frequenza cardiaca, la pressione arteriosa e l'attività respiratoria. Farmaci e droghe possono interferire profondamente con queste funzioni.
2. Il cervello è una struttura straordinariamente complessa, con migliaia di possibili siti d'azione di farmaci su migliaia di tipi di cellule nervose. Questa complessità può spiegare perché lo stesso farmaco possa produrre effetti soggettivi diversi in persone diverse.
3. Il SNC, soprattutto quello dei bambini e dei ragazzi, ha una straordinaria capacità di modificarsi in risposta all'esperienza: questa caratteristica è chiamata *plasticità*. È facile rendersi conto di questo per cose come l'apprendimento e l'acquisizione di ricordi, ma il SNC si modifica in modo plastico anche in risposta a tantissimi altri stimoli, senza che noi ce ne accorgiamo.
4. L'assunzione di sostanze chimiche, assunte dietro prescrizione medica o per scopi ricreativi, può alterare la plasticità cerebrale.

In questo capitolo

Le singole cellule nervose

È ridicolo pensare che qualcuno possa capire come davvero funziona il cervello. Ogni volta che i neuroscienziati fanno una scoperta che spiega qualche proprietà del sistema nervoso, la scoperta stessa si apre a nuovi interrogativi. Per esempio, nessuno sa esattamente come fa il cervello a conservare i ricordi, ma sappiamo un sacco di cose su come si può intervenire su questo processo.

Il cervello è stato spesso paragonato a un computer, un'analogia che, anche se un po' abusata, non è del tutto da scartare. Molti sanno usare il computer e ovviamente sanno che non è il caso di rompere l'hard disk, ma non tutti conoscono il funzionamento dei circuiti informatici. Non sapere come funzionano i circuiti, tuttavia, non impedisce all'utente di inserire correttamente un CD, di accendere il monitor e di avviare un programma. Analogamente, c'è ancora molto da scoprire sul sistema nervoso, ma qualche informazione sul suo funzionamento può servire a mantenerlo sano.

Il primo passo consiste nel rendersi conto del fatto che il cervello è una struttura davvero miracolosa. Il miracolo è che questa struttura così complessa riesce a funzionare bene anche in alcune delle condizioni terribilmente difficili alle quali lo sottoponiamo. Nel cervello esiste un perfetto equilibrio di influenze eccitatorie e inibitorie. È come un'auto sportiva che viene guidata attraverso una tortuosa strada di campagna bilanciando la giusta pressione sull'acceleratore (eccitazione) e sul freno (inibizione). Nel cervello, i freni sono rappresentati dal rilascio di sostanze inibitorie. Queste sostanze inibiscono la frequenza di scarica delle cellule nervose aprendo canali che si trovano nella membrana cellulare, generando un flusso di ioni nella direzione che allontana il potenziale elettrico cellulare dal punto in cui potrebbe generare un impulso (potenziale d'azione). Senza potenziali d'azione non c'è attività nervosa, cioè quella cellula o quella rete di cellule, essendo inibite, non possono svolgere la loro funzione specifica, che verrà a mancare. La funzione persa potrebbe essere il pensiero, la percezione dell'ansia, la veglia, i riflessi al dolore, gli adattamenti dell'apparato circolatorio o l'attività respiratoria. Un cervello sovraeccitato è come una pentola in ebollizione o come un'auto sportiva che corre fuori controllo, a tutta velocità: scariche caotiche che provocano ogni sorta di sensazione e di movimento possibili e immaginabili. Per questo è proprio un miracolo se, nella maggior parte dei viventi e per la maggior parte del tempo, il cervello riesce a mantenere quel delicato equilibrio che consente una vita normale.

Il primo passo per la comprensione di questo delicato equilibrio, e di come i farmaci (le droghe) riescano a destabilizzarlo, passa attraverso lo studio delle unità elementari e fondamentali del SNC: le cellule nervose, o neuroni. Nel SNC ci sono molte altre cellule di supporto, ma è nei neuroni che vengono immagazzinate le informazioni, che vengono percepite le sensazioni, che iniziano le azioni.

I neuroni assomigliano un po' agli alberi. Avete presente un grosso albero sradicato? C'è il tronco e la cima con i rami e le foglie che ricevono la luce del sole; poi ci sono le radici, che sono altrettanto ramificate a partire da quella più grande che si addentra nel terreno. Al microscopio, molti neuroni presentano proprio questo aspetto: hanno una parte apicale "ricevente" costituita dai dendriti, dove si realizzano i contatti con gli altri neuroni; c'è poi un "tronco", il corpo cellulare, contenente le informazioni genetiche; infine, dal corpo cellulare emerge l'assone (come la radice principale dell'albero), che s'inoltra e si ramifica per mettersi in contatto con altre cellule nervose o muscolari a cui trasmettere segnali.

Come tutte le cellule, la cellula nervosa è avvolta da una membrana costituita da una combinazione di lipidi (grassi) e proteine. Altri tipi di cellule (per esempio quelle del sangue o quelle muscolari) hanno una membrana uguale in ogni parte. La membrana di ogni singolo neurone, invece, è molto diversa nelle diverse parti della cellula. Queste differenze consentono di ricevere tipi di segnale diversi da molte altre cellule, di integrarli e di inviare i propri. Anche un singolo neurone è un meccanismo biochimico molto complicato, ma è proprio tramite questa complessità che è possibile immagazzinare ed elaborare innumerevoli informazioni in così poco spazio.

Le connessioni tra cellule nervose

L'area dendritica (o di ricezione) dei neuroni è la zona di contatto con gli assoni (fibre di trasmissione) provenienti da altre cellule nervose. Questi punti di contatto si chiamano *sinapsi*. Ogni singola sinapsi è una struttura di per sé complessa, e consiste di una *regione presinaptica* e di una *postsinaptica*. La regione presinaptica è il punto di terminazione dell'assone della cellula trasmittente: è dove l'assone, costituito da una fibra molto sottile, gemma in un gruppo di piccoli rigonfiamenti denominati *terminazioni presinaptiche*. Queste terminazioni contengono sostanze chimiche, i neurotrasmettitori, che vengono rilasciati nello spazio fra la terminazione presinaptica e il dendrite della cellula postsinaptica (ricevente). Le molecole di neurotrasmettitore interagiscono con recettori posti sulla cellula postsinaptica, sensibili solo a quel neurotrasmettitore: in pochi millesimi di secondo questi recettori producono segnali elettrici e/o biochimici nella cellula postsinaptica.

Un singolo neurone può avere milioni di sinapsi sui suoi dendriti, ed è compito del corpo cellulare raccogliere i segnali provenienti da tutte queste sinapsi per prendere una decisione: se trasmettere o no i segnali elettrici lungo la propria fibra di trasmissione (il proprio assone). I segnali condotti lungo l'assone sono detti *potenziali d'azione*. Se questi potenziali provengono da una cellula nervosa in sinapsi con una cellula muscolare, possono indurre la cellula muscolare a contrarsi. Se provengono da una cellula nervosa connessa con un'altra cellula nervosa possono stimolare o inibire l'attività della cellula nervosa ricevente, a seconda del tipo di segnale generato dal neurotrasmettitore.

Quindi, l'*input* a ogni neurone deriva dalle connessioni sinaptiche con altri neuroni, mentre l'*output* è costituito da una serie di potenziali d'azione condotti lungo l'assone. Tutti i potenziali d'azione sono uguali: rapide scariche di attività elettrica (circa un millesimo di secondo). L'informazione è codificata sulla loro frequenza: se un neurone scarica molti potenziali d'azione in breve tempo (fino a quattrocento al secondo) produrrà un grosso effetto sulle sue cellule riceventi, mentre una bassa frequenza di scarica avrà meno effetto.

Sono pochi i farmaci capaci di abbattere la generazione e la propagazione dei potenziali d'azione lungo l'assone. Di solito, queste sostanze inducono cambiamenti drastici e spesso tossici, perché possono arrestare l'attività del neurone. Nelle ovaie del pesce palla (che in Giappone è considerato una prelibatezza) c'è un'interessante tossina che provoca proprio questo effetto. Questa sostanza, chiamata tetrodotossina, è talmente velenosa che basta anche solo un pezzo del pesce per provocare la paralisi dei muscoli respiratori e indurre la morte (i ristoranti giapponesi hanno *chef* specializzati nella rimozione delle ovaie). Alcuni pensano che questa stessa tossina sia utilizzata anche durante i rituali *voodoo*, per indurre comportamenti simili a quelli degli *zombie*.

Sono invece molti i farmaci che agiscono a livello della terminazione presinaptica, dove viene rilasciato il neurotrasmettitore, o a livello della membrana postsinaptica, sui recettori. In pratica, la sinapsi è il sito primario di azione della maggior parte dei farmaci e delle droghe che hanno attività sul sistema nervoso: per capire il loro meccanismo d'azione, quindi, dobbiamo conoscere bene la sinapsi.

La terminazione presinaptica è il luogo dove vengono sintetizzati, impacchettati e rilasciati i neurotrasmettitori. I potenziali d'azione che raggiungono la terminazione sinaptica causano cambiamenti nella forma delle molecole proteiche che vi risiedono. Queste molecole sono sensibili ai segnali elettrici e, in alcuni millesimi di secondo, riconfigurano la loro struttura in modo da formare pori (canali ionici) attraverso la membrana. Gli ioni calcio fluiscono all'interno della terminazione attraverso questi pori e danno il via a una cascata di reazioni biochimiche il cui risultato è che "pacchetti" di neurotrasmettitore fuoriescono dalla terminazione e si muovono verso l'area postsinaptica della cellula ricevente.

Che cosa accade alle molecole di neurotrasmettitore dopo il rilascio? Se rimanessero lì per sempre, il neurone postsinaptico (o la fibra muscolare) si troverebbero continuamente sotto la loro influenza, rendendo impossibile il riconoscimento di nuovi segnali. La rimozione dei neurotrasmettitori avviene in tre modi. Primo, le molecole diffondono verso altre aree prive di recettori, da dove vengono poi rimosse tramite la circolazione dei fluidi cerebrali. Secondo, ci sono enzimi capaci di "tagliare" i neurotrasmettitori in frammenti inattivi, che sono poi trasportati all'interno delle cellule. Terzo, sulla terminazione presinaptica ci sono siti specifici che legano le molecole di neurotrasmettitore attivo e le riportano all'interno della terminazione al fine di renderle nuovamente disponibili al rilascio. Spesso sono proprio questi siti di trasporto a essere la sede dell'azione di farmaci che, prolungando la presenza del trasmettitore nell'area postsinaptica, ne aumentano l'effetto. La cocaina è un esempio di questo tipo di sostanze, perché sopprime la ricaptazione della dopamina, un neurotrasmettitore che svolge un ruolo importante nel centro cerebrale della gratificazione.

Il processo di rilascio del neurotrasmettitore può essere controllato da farmaci attivi a livello della terminazione presinaptica. Ci sono recettori anche sulla terminazione stessa, che servono a sopprimere l'ulteriore rilascio di neurotrasmettitore: in alcuni casi si tratta di recettori per il neurotrasmettitore da rilasciare, in altri casi di recettori per altri neurotrasmettitori. Tutti questi siti possono rappresentare importanti bersagli per l'azione di farmaci.

Il ruolo dei recettori

Consideriamo adesso la regione postsinaptica della cellula, dove si trovano i recettori per i neurotrasmettitori. La regione postsinaptica contiene proteine ancorate alla membrana cellulare, che interagiscono con le molecole di neurotrasmettitore. Anche queste proteine sono strutture complesse: si tratta di molecole tridimensionali che hanno siti in cui possono inserirsi le molecole di neurotrasmettitore, proprio come una chiave nella toppa (le molecole di neurotrasmettitore rappresentano la chiave e i recettori la toppa). Quando la chiave "entra" nella toppa, la "serratura" viene azionata e inizia l'attività bioelettrica.

L'analogia serratura-chiave è utile per una comprensione grossolana, ma è troppo semplicistica. A differenza della serratura, che ha una sola funzione (chiudere la porta), un recettore può svolgere molte attività, ognuna delle quali può essere modificata da farmaci. Le prime due attività sono di tipo elettrico e biochimico. Il segnale più rapido è quello elettrico. Una volta che il neurotrasmettitore si è legato, la molecola di recettore cambia forma e apre canali (pori) nelle cellule su cui si trova. Questi canali consentono il flusso di molecole cariche (ioni) dentro o fuori dalla cellula, generando un segnale elettrico attraverso la membrana.

I neuroni sono dotati di carica elettrica: l'interno della cellula è negativo (circa 0,1 volt) rispetto all'esterno. Questa differenza di potenziale è definita *potenziale di riposo,* e quando un neurone è in stato di riposo non scarica nessun potenziale d'azione. Se invece il potenziale all'interno della membrana del corpo cellulare diventa meno negativo (circa 0,04 volt), iniziano a generarsi potenziali d'azione, e la cellula trasmette alla cellula successiva.

Dunque l'attività elettrica a livello della sinapsi può regolare la scarica di potenziali d'azione. Per esempio, se un recettore apre un canale che permette l'entrata di ioni che rendono la cellula meno negativa, allora il potenziale elettrico della cellula si sposta verso la scarica dei potenziali d'azione; se invece il recettore apre un canale che rende l'interno della cellula più negativo, allora la capacità di generare potenziali d'azione si riduce. Chiaramente, avendo milioni di sinapsi, il neurone deve sommare tutta questa attività elettrica, e il risultato determinerà il livello di scarica. La somma delle correnti pro- e antiscarica (eccitatorie e inibitorie) viene fatta vicino al corpo cellulare, nel punto dove originano i potenziali d'azione: tutta l'attività sinaptica converge al corpo cellulare, dove la cellula decide se scaricare o no.

I due neurotrasmettitori più rappresentati nel SNC sono gli amminoacidi GABA e glutammato, che vengono classificati come inibitori (GABA) ed eccitatori (glutammato). Questi neurotrasmettitori regolano momento per momento l'attività del cervello: se uno dei due è bloccato, "salta" il corretto funzionamento del SNC. Esistono molti sottotipi di recettori per questi neurotrasmettitori, ciascuno con caratteristiche diverse (alcuni interessanti effetti farmacologici si hanno per l'attivazione di un sottotipo recettoriale, più che per l'attivazione dell'intera classe).

I recettori possono anche iniziare una cascata di eventi biochimici all'interno dei neuroni: permettendo l'ingresso di ioni calcio, o attivando enzimi intracellulari, cambiano l'ambiente biochimico cellulare in modo profondo. Questi segnali biochimici possono alterare il numero di recettori per i diversi trasmettitori, modificare l'efficacia di riconoscimento dei trasmettitori o persino alterare i sistemi che regolano la genetica cellulare: letteralmente, migliaia di processi diversi. Non c'è da meravigliarsi se i farmaci che interagiscono con i recettori possono essere così specifici e potenti.

È questa molteplicità di recettori e di vie di segnalazione biochimica che consente all'uomo di progettare farmaci che hanno effetti specifici. In questo libro facciamo riferimento ad azioni di farmaci o droghe su certi recettori, siti di regolazione dei recettori, o vie di segnalazione biochimica. Sebbene ormai si possiedano molte informazioni sul meccanismo d'azione dei farmaci, è importante ricordare il *mantra* di ogni farmacologo: "Ogni farmaco ha due effetti: quello che conosco e quello che non conosco".

Insiemi di neuroni formano aree cerebrali specializzate

I neuroni costituiscono le unità fondamentali del cervello, ma sono le loro connessioni a determinare le funzioni che svolgono. Una vecchia vignetta mostra un neurochirurgo in sala operatoria che dice "Bene, addio alle lezioni di pianoforte". Effettivamente, questa battuta si basa su fatti reali: il cervello è organizzato in aree specializzate che controllano il linguaggio, l'udito, la visione, i movimenti fini, i movimenti grossolani, l'apprendimento, la collera, la paura e molto altro.

Sarebbe utile scoprire quali neurotrasmettitori e quali recettori sono portatori delle informazioni per tutte queste funzioni perché questo ci consentirebbe di progettare farmaci specifici per modularle con precisione. In realtà siamo ancora lontani dal saperlo e, anche se lo sapessimo, dovremmo affrontare un'altra complicazione: il diagramma delle connessioni fra i neuroni. La neurochimica è importante, ma anche gli schemi di connessione (i "diagrammi di cablaggio") lo sono. Le connessioni sono molto specifiche. A oggi si sa molto sulle principali vie di collegamento tra aree cerebrali, ma si sa poco su come i neuroni si connettono tra loro all'interno di singole aree ristrette.

I comportamenti, anche quelli più semplici, sono possibili proprio perché le connessioni neuronali sono complesse. Per esempio, anche la reazione più elementare, come chiudere le palpebre se una particella di polvere entra nell'occhio, coinvolge vari neuroni collegati tra loro. Quando un farmaco altera un determinato processo neurologico, quindi, l'effetto che ne deriva dipende dal modo in cui quel processo contribuisce al circuito. La mancanza di conoscenze approfondite sulle connessioni fra i neuroni spiega molte delle nostre incertezze sui meccanismi d'azione dei farmaci.

Il sistema nervoso centrale controlla le funzioni vitali

Nella sezione successiva a questa parleremo delle funzioni più entusiasmanti del cervello: l'apprendimento e la memoria. Va però ricordato che il SNC controlla anche molte funzioni fisiologiche essenziali per il mantenimento della vita, funzioni che di solito passano inosservate fino al momento in cui vengono a mancare (e allora sì che ottengono la giusta attenzione). Le tre funzioni vitali più importanti controllate dal sistema nervoso centrale sono il sistema circolatorio (cuore e vasi sanguigni), l'apparato respiratorio (respirazione) e il sistema dei riflessi (che ci fa rispondere immediatamente, e senza neanche accorgercene, a un pericolo imminente).

L'apparato circolatorio viene mantenuto stabilmente in funzione da un sistema di controllo autonomo, ma il cervello può facilmente modificare il punto di regolazione. Per esempio, nei momenti di collera e di frustrazione il cuore batte più in fretta e la pressione arteriosa aumenta, e aumenta anche la frequenza degli atti respiratori. Il cervello ha deciso che lo stato "normale" è inadeguato e che il corpo deve prepararsi alla lotta o alla fuga. Viceversa, quando la mente è in pace, magari in meditazione, la frequenza cardiaca si abbassa, la pressione arteriosa si riduce e il respiro rallenta.

Il sistema dei riflessi è altrettanto importante, anche se viene spesso dimenticato. Chi si occupa di sicurezza dei farmaci cita spesso il cuore e la respirazione, ma non pone altrettanta enfasi sui riflessi. Consideriamo per esempio il modo in cui allontaniamo di scatto la mano da una superficie calda: questa è una semplice azione riflessa spinale. I nervi sensitivi delle dita e della mano inviano al midollo spinale un potente segnale di allarme che, attraverso un processo nemmeno troppo complicato, eccita i neuroni motori (quelli che attivano il movimento) e fa ritrarre la mano. Tutto questo accade prima che il dolore venga percepito a livello cosciente.

Un esempio importante è il riflesso preposto a mantenere libere le vie respiratorie. La risposta riflessa che si genera quando qualcosa tocca le vie aree nella parte posteriore della gola è rapida e intensa. Questo è un riflesso fondamentale per la vita: se un farmaco lo compromette, qualsiasi cosa (anche il vomito) può occludere le vie aeree e non essere rimossa, causando la morte per asfissia. L'elenco delle funzioni vitali fondamentali che possono essere compromesse dai farmaci e dalle droghe è quasi infinito. D'accordo, questo non è un argomento particolarmente affascinante, ma tutti lo dovrebbero conoscere.

La plasticità del SNC: imparare dall'esperienza

Il terzo dei principi elencati all'inizio di questo capitolo afferma che il SNC risponde all'esperienza imparando, cioè riorganizza la neurochimica e le connessioni in modo da memorizzare l'esperienza. È molto importante capire che il concetto di plasticità è estremamente ampio: il SNC non ricorda solo gli eventi che arrivano alla coscienza, ma anche molti altri tipi di stimolazione, inclusi quelli farmacologici.

Il fenomeno di plasticità del SNC che ci è più familiare è il ricordo delle esperienze: facce, odori, nomi, lezioni in classe e altro ancora. I meccanismi neurobiologici attraverso i quali avviene questo tipo di apprendimento non sono ancora del tutto chiari, ma abbiamo qualche indizio: per esempio, la sinapsi sembra essere un'importante sede di apprendimento.

Come abbiamo già detto, le sinapsi sono strutture enormemente complesse sia a livello presinaptico che postsinaptico. La memoria si costruisce a partire dalla sinapsi: alcune sinapsi, quando sono stimolate ripetutamente, modificano il loro modo di funzionare (cioè apprendono, imparano) e mantengono questo cambiamento per lungo tempo: la manifestazione elettrica di questo tipo di apprendimento si chiama "potenziamento a lungo termine" (*long-term potentiation*, LTP), e consiste in un prolungato rafforzamento (potenziamento) del segnale elettrico tra due neuroni, che si instaura quando viene stimolata la sinapsi che li collega.

I meccanismi alla base di questi fenomeni non sono ancora chiari: probabilmente si tratta di una serie di cambiamenti biochimici sia nel modo in cui il primo neurone rilascia il suo neurotrasmettitore, che nella modalità di risposta del secondo neurone. Sul versante presinaptico, la sinapsi potrebbe venire potenziata aumentando il numero di terminazioni, rilasciando più trasmettitore dallo stesso numero di terminazioni, o riducendo la rimozione del trasmettitore. Sul versante postsinaptico, il potenziamento potrebbe realizzarsi attraverso un aumento del numero di recettori, o con un'alterazione delle proprietà funzionali dei recettori, o per una variazione nell'efficienza del collegamento della regione postsinaptica con le altre parti del neurone, oppure tramite un cambiamento della biochimica neuronale. Insomma, sui meccanismi dell'LTP è in corso un dibattito scientifico per il quale non si prevede una soluzione a breve.

Quasi tutti i neuroni possono modificare le loro caratteristiche funzionali per adattarsi a nuove condizioni: producendo più o meno neurotrasmettitore, cambiando il numero di recettori sulla superficie cellulare, cambiando il numero di molecole responsabili del passaggio dello stimolo elettrico lungo l'assone, eccetera. Se un circuito neurale è eccessivamente stimolato, può limitare l'eccitazione rimuovendo alcuni dei recettori per il neurotrasmettitore che ne è responsabile: così non sente più il segnale, anche se è forte. Se, al contrario, un circuito neurale è molto meno stimolato del solito, può adattarsi aumentando la sensibilità ai singoli stimoli. In questo modo il cervello riesce a mantenersi in equilibrio.

Questa plasticità biochimica è sempre in corso, è parte della normale funzione cerebrale. Tuttavia, questi stessi adattamenti possono causare un funzionamento anormale del cervello. Per esempio, è probabile che i bruschi cambiamenti di umore che si hanno nella depressione dipendano da variazioni nel numero di recettori che fanno seguito a cambiamenti nel livello di stimolazione di specifici neuroni.

Se i neuroni e le sinapsi apprendono, possono anche dimenticare? Sembra proprio di sì. Abbiamo descritto prima come, stimolando una via nervosa in un certo modo, le si può far "imparare" a rispondere alla stimolazione in modo nuovo. Una diversa modalità di stimolazione (ovvero lentamente e per molto tempo), invece, può evocare un processo chiamato *depotenziamento*, che è l'opposto del potenziamento a lungo termine (LTP). Ma perché è interessante questo? Perché il depotenziamento potrebbe rappresentare il corrispettivo dell'amnesia a livello sinaptico! Il depotenziamento può essere prodotto da un'attività lenta e prolungata o da un'attività molto intensa ad alta frequenza, come quella che si osserva durante le crisi epilettiche: potrebbe cioè trattarsi di un meccanismo protettivo con cui il SNC fa sì che crisi epilettiche o traumi cerebrali non codifichino nuove informazioni nei circuiti cerebrali. Anche il depotenziamento è quasi certamente sotto il controllo di segnali cellulari e, quindi, potrebbe essere modulato farmacologicamente.

Spiegare la memoria in termini di variazioni graduali della forza delle sinapsi può sembrare astruso ma, a ben pensare, è intuitivamente sensato. Come sarebbe possibile per il cervello cambiare fisicamente? Eravamo abituati a pensare che, una volta completato lo sviluppo, il cervello non cambiasse più e, invece, è stato ormai dimostrato che possono avvenire veri e propri cambiamenti di forma dei neuroni in risposta alle esperienze e ai livelli di particolari ormoni. Per esempio, negli animali il trattamento ormonale può stimolare la produzione di piccole protuberanze, o "spine", sui dendriti dei neuroni. Altri studi hanno evidenziato che le sinapsi vanno incontro a continui rimodellamenti a seconda del livello di attività, per cui le connessioni vengono continuamente perse o si riformano. Per esempio, lo stress prolungato sembrerebbe ridurre il numero di dendriti, cosa che forse spiegherebbe le difficoltà cognitive che si possono verificare nei periodi "difficili".

Che questo accada negli animali inferiori è cosa nota. Per esempio, la struttura di alcune parti del cervello degli uccelli canori cambia quando imparano nuove melodie. Si pensava che il cervello dei mammiferi non fosse dotato di questa plasticità "strutturale", ma studi più recenti ne hanno evidenziato l'esistenza nei ratti, e i ricercatori ritengono molto probabile che ci sia in tutti i mammiferi.

Lo sviluppo più recente e interessante sullo studio della plasticità neuronale è la scoperta che nel cervello possono nascere nuovi neuroni. Per lungo tempo si è pensato che questo processo, chiamato *neurogenesi*, si svolgesse esclusivamente durante lo sviluppo prenatale, ma di recente si è scoperto che si verifica anche negli esseri umani adulti. La neurogenesi consiste nella conversione delle cellule staminali neurali in neuroni funzionanti. Questo fenomeno aumenta in risposta a danno o ad altre patologie e diminuisce in risposta allo stress cronico. Come per la maggior parte delle ricerche neuroscientifiche, i dati derivano primariamente da esperimenti su animali, di solito ratti: la rilevanza per l'uomo deve essere dimostrata.

Ci sono state alcune affascinanti scoperte sugli effetti di alcuni farmaci sulla neurogenesi negli animali. Sembra che la depressione riduca la neurogenesi e che il trattamento con gli antidepressivi la ripristini. Inoltre (e più rilevante per il tema di questo libro), il laboratorio del gruppo di Fulton Crews alla *University of North Carolina*, ha scoperto che il consumo compulsivo di alcol (*binge drinking*, si veda il capitolo "Alcol") sopprime in modo rilevante la neurogenesi nel ratto, soprattutto negli animali adolescenti. Le potenziali implicazioni di tutta questa osservazione sono enormi, perché i ragazzi tendono a essere, per l'appunto, *binge drinker*. Questo comportamento può danneggiare lo sviluppo cerebrale? Quali altri farmaci, o quali droghe, possono interferire con questi processi? Accade anche nell'uomo? Queste domande devono essere risolte, e lo saranno in futuro. Per ora, le conoscenze acquisite ci mettono in allerta sui pesanti effetti che l'abuso di farmaci può indurre sullo sviluppo del cervello degli adolescenti.

Tutte le parti del cervello imparano?

I processi che abbiamo descritto non avvengono solo in una parte del cervello. Indubbiamente ci sono circuiti specializzati, soprattutto in un'area denominata ippocampo, dove si realizza l'apprendimento e dove vengono fissati i ricordi: chi ha subìto un danno in questa area cerebrale non riesce più ad apprendere cose nuove, anche se può ancora ricordare eventi avvenuti in passato. I diversi tipi di plasticità, però, possono aver luogo in tutto il cervello e incidere su tutte le funzioni cerebrali.

I processi cerebrali devono funzionare bene per mantenere le normali attività. Tutti i sistemi dei neurotrasmettitori devono essere efficienti. Il cervello deve modificarsi nel tempo per poter elaborare le esperienze (deve cioè imparare) e ritrovare l'equilibrio se è stato sovra- o sottostimolato.

Il cervello in via di sviluppo

La costante trasformazione del cervello degli adulti è niente rispetto ai prodigiosi cambiamenti che hanno luogo durante lo sviluppo. Il cervello si costruisce organizzando accuratamente i neuroni di neoformazione e i segnali chimici che li circondano, trovando gradualmente la corretta destinazione dei neuroni, dove essi stabiliranno le connessioni che alla fine verranno mantenute. Durante questa fase della vita il cervello subisce imponenti cambiamenti fisici: ogni giorno si formano moltissimi nuovi contatti sinaptici. Il cervello in sviluppo ha anche un suo modo di "dimenticare": molti dei nuovi neuroni non raggiungono la loro destinazione e muoiono per strada, mentre altri rimodellano le loro connessioni fino a stabilire quelle corrette. Durante questa furibonda crescita, i neuroni devono rimanere attivi, pena la mancata formazione di connessioni adeguate. Quindi, quei cambiamenti nella funzione neuronale che in un adulto potrebbero, al massimo, spegnere transitoriamente un circuito, nel cervello in sviluppo possono avere conseguenze drammatiche.

I neuroni in maturazione sono sensibili a fattori che non alterano i neuroni dell'adulto. L'esposizione a sostanze che inibiscono la crescita cellulare cerebrale ha un impatto marginale sul cervello adulto, ma devastante sul cervello in via di sviluppo. Per esempio il mercurio, un metallo neurotossico, danneggia seriamente ma in modo quasi del tutto reversibile la funzione del cervello adulto, e invece nel feto interrompe lo sviluppo cerebrale in maniera così massiva da provocare un severo ritardo mentale. Alcuni decenni fa, vicino a Minamata, una piccola città della costa giapponese, una dispersione industriale di mercurio nell'acqua contaminò il pesce che era la fonte locale di cibo: molti adulti furono affetti da malattie che andarono incontro a risoluzione, ma molti bambini nati in quel periodo manifestarono una devastante interruzione dello sviluppo cerebrale, seguita da un'irreparabile ritardo mentale.

Recentemente, le tecniche di diagnostica per immagini hanno reso possibile lo studio dello sviluppo del cervello umano a vari intervalli di tempo, dalla nascita fino alla maturità. In alcuni interessanti studi è stata usata la risonanza magnetica per evidenziare la sostanza bianca (la guaina isolante di mielina che avvolge gli assoni). Man mano che il cervello matura, le connessioni che sono diventate permanenti vengono isolate con la mielina. La mielina, quindi, dà un'indicazione del grado di sviluppo di una particolare area cerebrale. Questa ricerca ha prodotto un dato sensazionale: il cervello umano non è ancora completamente sviluppato fino alla tarda adolescenza, e fra le parti che maturano per ultime c'è il lobo frontale, l'area che conferisce la capacità di inibire i comportamenti inappropriati, di gestire attività complesse e di pianificare il futuro. Insomma, gli adolescenti, dal punto di vista cerebrale, non sono "giovani adulti" ma, piuttosto, "bambini grandi".

Secondo noi è molto importante insegnare ai ragazzi che i loro cervelli continuano a svilupparsi per tutta l'adolescenza: in un certo senso, vuol dire che gli adolescenti hanno l'opportunità di decidere lo sviluppo finale delle aree più critiche del loro cervello.

Vari studi, nostri e di altri gruppi di ricerca, hanno preso in esame gli effetti dei farmaci sul cervello adolescente. La maggior parte di questi studi si è focalizzata sull'effetto acuto dell'alcol e di altre sostanze di abuso, ma alcuni studi epidemiologici hanno esaminato le associazioni tra l'uso di sostanze stupefacenti e le patologie cerebrali. Abbiamo già discusso di questi problemi in vari capitoli di questo libro, soprattutto in quelli riguardanti l'alcol e la marijuana.

Farmaci e plasticità

Indipendentemente dai meccanismi fisiologici, ci sono solide evidenze sperimentali che correlano cambiamenti sinaptici, neuroplasticità e apprendimento. L'evidenza più forte viene dagli studi farmacologici: le sostanze chimiche che bloccano lo sviluppo dell'LTP tendono a bloccare anche altre manifestazioni di neuroplasticità e in particolare l'apprendimento.

Per esempio, una sostanza denominata AP-5 (D-2-amino-5-fosfonopentanoato) blocca un particolare sottotipo recettoriale del neurotrasmettitore eccitatorio glutammato, il recettore NMDA (N-metil-D-aspartato), che ha la singolare proprietà di consentire l'ingresso del calcio solo quando la cellula sta ricevendo segnali eccitatori attraverso altre sinapsi. E il calcio induce LTP. Quindi il recettore NMDA agisce come un "interruttore" della memoria: quando la cellula sta ricevendo un segnale e il recettore NMDA è attivo, la cellula "ricorda" il segnale rinforzando quella sinapsi.

La scoperta del recettore NMDA è un fatto straordinario, perché probabilmente si tratta di uno dei recettori più importanti per l'apprendimento e per altre forme di neuroplasticità. Studiare questo recettore può aiutarci a capire come si formano i ricordi e come alcuni farmaci o droghe li possono distruggere. Se (in laboratorio) il recettore NMDA viene bloccato in modo che il glutammato non vi si possa più legare, non si genera più LTP, i ratti non imparano a orientarsi nei labirinti e il SNC, se subisce un danno, non riesce più a riorganizzare le connessioni neuronali. Ci sono tutte le ragioni per credere che il blocco NMDA sopprimerebbe l'apprendimento e la neuroplasticità anche nell'uomo.

La somministrazione di alcol ai ratti blocca i recettori NMDA, sopprime l'LTP e inibisce l'apprendimento. Forse è proprio per questo che ci dimentichiamo quello che abbiamo fatto mentre eravamo ubriachi (vedi il capitolo sull'alcol per ulteriori informazioni).

Non ci sono dubbi: molti farmaci e molte droghe interferiscono con la capacità di apprendere. Ma quali sostanze hanno questi effetti, e per quanto tempo? Un rappresentante di una ditta farmaceutica ci ha raccontato un interessante aneddoto su questa questione. Alcuni specialisti della ditta dovevano partecipare a un congresso oltre oceano, e avevano la necessità di dormire durante il viaggio perché i loro interventi erano stati programmati subito dopo l'arrivo. Perciò bevvero un po' di alcol e poi presero uno dei loro nuovi sedativi, che era stato appena introdotto in commercio. Andò tutto bene, incluse le conferenze, e gli scienziati ritornarono a casa dopo un paio di giorni. L'unico problema fu che, al ritorno, non ricordavano niente del *meeting*, né le loro relazioni né quelle degli altri. Non sapevano che il farmaco che avevano scelto, alla dose che avevano usato, produceva un potente effetto amnesico, specialmente se preso con l'alcol.

Questa storia è ormai una leggenda nell'industria farmaceutica e non fa alcuna differenza se sia realmente accaduta o no: chiarisce il concetto che anche chi sviluppa e produce farmaci secondo gli standard più alti non sempre conosce tutti i loro effetti, né sa quanto a lungo questi possano durare.

I farmaci possono interferire con l'apprendimento fondamentalmente in tre modi: possono ridurre la capacità del cervello di immagazzinare informazioni (amnesia); possono distorcere la realtà; in alcuni casi, possono stimolare il cervello ad aumentare l'apprendimento.

L'effetto di gran lunga più comune è il primo. Quasi tutti i farmaci che hanno effetto sedativo o che riducono l'ansia compromettono la conservazione delle informazioni. Non sappiamo esattamente come questo accada, ma sono stati proposti tre possibili meccanismi a livello sinaptico.

Il primo è l'aumento dell'inibizione. Sappiamo che molti sedativi aumentano l'attività sinaptica mediata dal GABA, inibendo quindi la frequenza di scarica neuronale. I dati sperimentali suggeriscono che questo aumento dell'inibizione potrebbe ridurre l'attività di scarica necessaria per generare l'LTP e, di conseguenza, inibire la neuroplasticità.

Il secondo è la riduzione dell'eccitazione. Alcune sostanze, l'alcol per esempio, non solo aumentano l'attività GABA (e quindi l'inibizione), ma bloccano anche i canali eccitatori sensibili al glutammato (i recettori NMDA), quelli che permettono l'ingresso degli ioni calcio nei neuroni. La riduzione dell'ingresso del calcio impedisce l'attivazione dei meccanismi di segnalazione che conducono alla plasticità sinaptica a lungo termine.

Infine, ci sono sostanze, come il THC che si trova nella marijuana, che agiscono attraverso propri recettori alterando la biochimica cellulare e compromettendo l'apprendimento. Per quello che ne sappiamo, potrebbero regolare direttamente i segnali cellulari che modulano l'intensità dell'attività sinaptica sopprimendo quelli che mediano l'LTP o, alternativamente, potenziando quelli che sottendono la depressione a lungo termine (*long-term depression*, LTD) e/o il depotenziamento.

Visto che esistono LTD e depotenziamento, dobbiamo supporre che il SNC abbia le sue ragioni per ridurre l'attività di alcune vie sinaptiche, "dimenticando" alcuni cambiamenti neuroplastici. È perciò ragionevole immaginare che determinati farmaci siano in grado di amplificare questo tipo di segnali, riducendo le capacità di apprendimento.

Passando al lato positivo della medaglia: i neurobiologi stanno cercando di sviluppare terapie farmacologiche per migliorare l'apprendimento. Questa ricerca è particolarmente importante per i malati di Alzheimer e per chi soffre di altri disordini della memoria, ma anche alle persone sane piacerebbe imparare di più e più in fretta. E forse un giorno ci si riuscirà.

Uno degli indizi più interessanti viene da un'esperienza che abbiamo avuto quasi tutti. È la domanda "Ricordi che cosa stavi facendo quando…?". Ogni generazione ha la sua variante: per le persone più anziane la domanda era che cosa stessero facendo quando sentirono la notizia dell'assassinio del presidente Kennedy. Oggi quasi tutti ricordano l'11 settembre. Un altro esempio: pensa alla prima volta che hai avuto un'esperienza molto importante ed emozionante, positiva o negativa.

Perché ricordiamo così bene certe esperienze? E non solo l'evento in sé, ma anche i vestiti che indossavamo, l'aspetto della stanza, quello che avevamo mangiato? Si sta facendo luce su questo fenomeno. Il Dr. James McGough (della *University of California at Irvine*) ha preso due gruppi simili di persone e li ha messi in stanze separate ma analoghe, con identiche decorazioni e riferimenti: l'obiettivo era di sottoporre ai due gruppi una storia emozionante e poi verificare quanto ricordassero la storia e l'ambiente (la stanza) nella quale avevano vissuto l'evento.

L'interesse dell'esperimento è che a uno dei due gruppi viene somministrato un farmaco, il propranololo, che blocca un particolare sottotipo di recettore per l'adrenalina, il recettore beta-adrenergico. Questo recettore è responsabile del caratteristico aumento della frequenza cardiaca e della pressione arteriosa che si ha sotto stress fisico o emotivo: il propranololo viene infatti somministrato per abbassare la pressione e per trattare alcuni disturbi cardiaci. Quindi un gruppo era completamente normale, mentre all'altro era stata bloccata farmacologicamente l'attività eccitatoria dell'adrenalina.

A questo punto veniva raccontata una storia strappalacrime su un bambino maltrattato. Dopo un po' di tempo i due gruppi venivano allontanati dalle rispettive stanze, e chiesto di ricordare la storia e i dettagli della stanza. Entrambi i gruppi ricordavano la storia, ma solo il gruppo dei "normali" (non trattati), si ricordava i dettagli della stanza.

Che cosa ci insegna questo esperimento? Tutti sappiamo che tendiamo a imparare ciò che ci interessa, e sappiamo che ricordiamo gli eventi emozionanti. Ora sappiamo anche perché: sarebbe il sistema adrenergico a mandare al cervello quei segnali che facilitano l'apprendimento e il ricordo dell'ambiente associato con un evento emotivamente "forte". Con ogni probabilità, questo è molto importante sia per gli uomini che per gli animali, perché ricordare gli eventi e i luoghi più belli o più spaventosi ci aiuta a calibrare i comportamenti futuri in base all'esperienza. Ecco perché un odore o un viso o un luogo possono farci sentire bene o male, anche se non capiamo perché: il cervello sta rievocando un'esperienza emotiva.

Questa scoperta sui meccanismi dell'apprendimento è utile per molti motivi. Prima di tutto, dimostra quanto sia importante essere attenti e interessati a quello che stiamo tentando di imparare. Quando siamo assonnati o depressi impariamo poco, in parte per la mancata attivazione del sistema adrenergico. Insomma, per imparare o insegnare ci vuole una componente emotiva.

Inoltre, l'esperimento suggerisce che si può facilitare l'apprendimento attraverso la manipolazione della chimica cerebrale. I neuroscienziati sanno già che il sistema adrenergico non è l'unico modulatore dell'apprendimento. Tuttavia, resta difficile aumentare la funzione di qualunque sistema neuronale senza produrre inaccettabili effetti collaterali.

Non è stato ancora approvato nessun farmaco per aumentare l'apprendimento. Per ora, cari lettori, dovrete continuare a ingannare il vostro cervello studiando quello che per voi è stimolante, e rendendo stimolante quello che dovete studiare per forza!

Perché ci dovrebbe interessare?

Speriamo che questo capitolo fornisca qualche buona ragione per rispettare il cervello e il corpo che lo sostiene, oltre a spiegare un po' meglio perché le droghe fanno quello che fanno. Questo è particolarmente importante per gli adolescenti perché, come dicono loro, sono molto diversi dagli adulti.

Quello che molti adulti non sanno è che gli adolescenti hanno ragione. Si sapeva da tempo che il cervello molto immaturo, quello dei bambini, è per molti versi diverso da quello adulto. Ora però sappiamo che anche il cervello dell'adolescente è diverso da quello dell'adulto, e quindi potrebbe rispondere ai farmaci e alle droghe in modo diverso e imparare in modo diverso.

Uno psicologo della *Duke University*, il Dr. David Rubin, ha condotto una serie di esperimenti affascinanti che dimostrano quanto i ragazzi possano essere diversi dagli adulti. L'esperimento base consisteva nel chiedere ad adulti di varie età notizie su eventi che erano accaduti in ogni periodo di dieci anni della loro vita, inclusi anche i fatti più frivoli. Naturalmente gli eventi recenti venivano ricordati bene ma, a parte questi, quelli che erano ricordati meglio erano i fatti avvenuti quando i soggetti erano giovani (dagli undici ai trenta anni). In altre parole, un anziano ricorda la sua vita e quello che succedeva nel mondo durante la sua adolescenza meglio di fatti avvenuti solo qualche anno prima.

Se la nostra interpretazione di questi dati è giusta, c'è qualcosa di molto speciale nella biochimica cerebrale o nello stato psicologico dell'adolescenza, qualcosa che ci permette di conservare le esperienze per tutta la vita. Qualunque sia la spiegazione, le implicazioni sono chiare: le esperienze (buone o cattive) che viviamo durante la gioventù vengono immagazzinate molto bene nella memoria, e possono essere ricordate per sempre. Insomma: gli adolescenti hanno ragione quando dicono di essere diversi dagli adulti, ma anche gli adulti hanno ragione quando dicono che gli anni dell'adolescenza sono quelli più importanti per l'educazione e per la formazione.

14

Principi di farmacologia

Per capire i farmaci e i loro effetti sull'organismo è necessario conoscere alcuni semplici principi.

I fondamenti

1. Un farmaco è un qualsiasi composto chimico capace di influenzare le funzioni fisiche o lo stato mentale.
2. Gli effetti dei farmaci nel nostro organismo dipendono molto dalla via di somministrazione. Per arrivare al cervello, la somministrazione per bocca (*per os*) è in genere più lenta, mentre l'inalazione o l'iniezione endovenosa sono le più rapide. Se una sostanza è potenzialmente letale, le vie rapide come l'inalatoria o l'endovenosa sono le più pericolose.
3. La durata dell'azione di un farmaco sul sistema nervoso centrale può variare enormemente: dopo pochi minuti dall'assunzione, nell'organismo non resta traccia di alcune sostanze, mentre altre vi permangono per settimane. È importante sapere la durata dell'effetto dei farmaci, e anche quella degli effetti che non sono facili da rilevare.
4. Gli effetti dei farmaci possono cambiare nel tempo, perché l'organismo va incontro ad adattamento: questo fenomeno si chiama tolleranza. Quando si interrompe l'assunzione dopo un uso prolungato, l'adattamento fa funzionare l'organismo in modo aberrante: questa è l'astinenza.

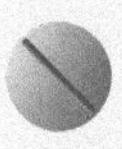

In questo capitolo

In inglese, il termine *drug* ("farmaco" o "droga" in italiano) può avere molteplici significati: può significare una cosa per un politico che cerca voti, un'altra per gli studenti di scuola superiore e un'altra ancora per un medico. **Farmaco (*drug*) è qualsiasi sostanza che può influenzare le funzioni fisiche o lo stato mentale:** vitamine ad alte dosi, prodotti naturali, la pillola contraccettiva, farmaci da banco per il raffreddore, l'aspirina, la birra[1]. I farmaci psicoattivi sono quelli che modificano le funzioni cerebrali: si possono trovare in cibi e bevande (come il caffé), possono essere prescritti dal medico per curare malattie neurologiche (come l'epilessia), possono essere assunti a scopo ricreativo. Ci sono tantissimi composti che rientrano nella definizione di farmaco. Provate a fare un elenco di tutti i farmaci che avete preso: probabilmente raggiungiamo tutti almeno quota venti, anche chi dice di non prenderne mai.

C'è chi sostiene che certi cibi sono droghe (i principali accusati sono lo zucchero e la cioccolata). Analogamente, alcuni programmi di recupero dalle dipendenze considerano alcuni comportamenti simili alla droga: sesso compulsivo, *shopping*, videogiochi e gioco d'azzardo. In questo libro, abbiamo fatto l'assunzione che né il cibo né questi comportamenti debbano essere considerati droghe. Va detto, però, che la ricerca degli ultimi anni ha dimostrato che le sovrapposizioni ci sono: certi comportamenti (il gioco d'azzardo, la bulimia, il sesso) e alcuni cibi (per esempio lo zucchero) attivano il sistema cerebrale della ricompensa come la cocaina (vedi il capitolo "Tossicodipendenza"). C'è uno studio che dimostra che l'espressione dei recettori dopaminergici nel cervello delle persone bulimiche è ridotta come in quello degli al-

---

[1] È chiaro, quindi, che la distinzione tra i termini "farmaco" e "droga" (che non esiste nella lingua inglese) è del tutto artificiosa. Tutti i concetti espressi in questo capitolo si applicano sia ai farmaci che alle cosiddette droghe (che per l'appunto non sono altro che farmaci) [NdT].

colisti: questa osservazione suggerisce che certi comportamenti possono modificare i livelli di espressione dei recettori esattamente come determinati farmaci. Non ci sono ancora abbastanza dati a sostegno di questa ipotesi, per cui questi cambiamenti potrebbero anche essere il riflesso dei fenomeni adattativi che si hanno in risposta all'eccessiva esposizione del cervello a stimoli naturali.

Una sostanza tossica, a differenza di un farmaco, è dannosa per l'organismo. I farmacologi sostengono che la differenza tra un farmaco e una sostanza tossica sta nella dose, cioè in quanto farmaco viene assunto. C'è un fondo di verità in questo: alcuni farmaci producono effetti terapeutici a determinate dosi ed effetti tossici a dosi più elevate. Ma c'è anche un'altra differenza tra farmaci e tossici: in genere, i primi si assumono per un preciso scopo terapeutico, i secondi no. Tutti noi siamo continuamente esposti a sostanze tossiche, senza possibilità di scelta: residui dei pesticidi nel cibo, inquinanti dell'aria, vapori che respiriamo quando facciamo benzina nell'auto. L'ultimo esempio spiega quanto poco precise possono essere le definizioni: una delle sostanze tossiche presenti in tracce nella benzina, il toluene, è anche il principio attivo degli inalanti che vengono sniffati. E allora cos'è: un tossico, una droga, un farmaco? È tutte queste cose, ma di certo è tossico per l'organismo indipendentemente dalle intenzioni dell'utilizzatore.

Come agiscono i farmaci? I recettori

I farmaci agiscono legandosi a particolari molecole chiamate "recettori". Ci sono molte molecole che possono fungere da recettori per i farmaci: proteine sulla superficie cellulare che di solito interagiscono con gli ormoni circolanti nel sangue, enzimi che controllano i flussi energetici nelle cellule, perfino strutture come i microtubuli (microscopici tubi che danno forma alla cellula). I recettori si possono trovare ovunque: nel cervello, nel cuore, nelle ossa, nella pelle. Un farmaco può influenzare qualsiasi funzione corporea se può legarsi a qualche elemento cellulare che media quella funzione.

Quando una sostanza si lega al recettore e lo attiva viene chiamata *"agonista"*. Alcuni farmaci, però, si legano al recettore ma non lo attivano: sono gli *"antagonisti"*. Gli antagonisti impediscono ad altre molecole di legarsi al recettore (in genere si tratta delle molecole che normalmente lo stimolano) e così impediscono che la funzione correlata si manifesti. Molte delle sostanze psicoattive che abbiamo descritto in questo libro agiscono proprio impedendo l'azione fisiologica di neurotrasmettitori.

Prendiamo come esempio le sostanze tossiche utilizzate nelle frecce avvelenate. Uno dei composti attivi contenuti in questi veleni è il curaro, che impedisce l'interazione del neurotrasmettitore acetilcolina con il suo recettore. L'acetilcolina è necessaria per trasmettere dal cervello ai muscoli l'informazione che comanda la contrazione. Quando il curaro blocca l'azione dell'acetilcolina, i muscoli restano paralizzati e le vittime delle frecce avvelenate muoiono per paralisi dei muscoli respiratori.

Quanto è intenso l'effetto? La relazione dose-risposta

L'effetto di un farmaco è tanto più intenso quanto più è elevata la dose assunta. In genere, quanto più elevata è la dose tanto maggiore sarà l'effetto, fino al raggiungimento di un massimo quando tutti i recettori disponibili sono stati occupati: a questo punto, prendere altro farmaco sarebbe inutile.

Ma perché per certe sostanze occorrono dosi maggiori che per altre? Certe pubblicità televisive annunciano con orgoglio che la piccola pillola della marca X ha lo stesso effetto di tre pillole della marca Y. Alcuni farmaci si legano così bene al loro recettore che bastano piccole quantità per attivare tutti i recettori disponibili: queste sostanze sono "potenti". L'LSD è un esempio di sostanza molto potente, perché basta solo un milionesimo di grammo per causare allucinazioni. Ma noi dovremmo essere contenti di prendere la pillola X piuttosto che la Y? Dipende dal costo. Se X costa tre volte di più e tu devi prenderne un terzo rispetto a Y, non ci hai guadagnato nulla!

Quali sono le differenze che contano davvero? Alcuni farmaci non si legano molto bene ma, a dosi elevate, attivano tutti i recettori disponibili; altri si legano stretti al recettore, ma non lo attivano altrettanto efficacemente. Con il termine *efficacia* si intende quanto bene un farmaco fa quello che deve fare, cioè in che misura riesce a influenzare le funzioni del recettore. È importante sapere se il farmaco X è più efficace dell'Y perché, se è così, una pillola di X avrebbe più effetto di 3 pillole di Y. Per esempio, sia l'aspirina che la morfina diminuiscono la sensazione del dolore, ma nessuna dose di aspirina può uguagliare l'efficacia della morfina: l'aspirina è meno efficace nell'azione analgesica. E allora perché prendiamo l'aspirina e non la morfina? Prima di tutto, una singola dose di morfina può uccidere, perché la differenza tra la dose efficace e la dose tossica (overdose) è molto piccola. Inoltre la morfina induce dipendenza. E allora: per una comune cefalea muscolo-tensiva i rischi associati all'uso di morfina non valgono i suoi ottimi effetti terapeutici; per forme molto severe di cefalea, invece, è a volte necessario sfruttare la maggiore efficacia dei farmaci oppiacei.

Come si muovono i farmaci nell'organismo?

Come entrano

Per agire, i farmaci devono raggiungere i loro recettori. Perfino una crema come l'unguento al cortisone, che allevia il prurito indotto da una puntura d'insetto, deve riuscire a passare attraverso le membrane per raggiungere e curare le cellule irritate dalla tossina.

La maggior parte dei farmaci, però, deve andare molto più in là della pelle per fare effetto. Le sostanze utilizzate per il trattamento dei tumori profondi si devono muovere dalla sede di somministrazione, attraverso il flusso ematico, fino a raggiungere l'organo bersaglio. Alcune (poche) sostanze sono assorbite attraverso la pelle perché riescono a raggiungere gli strati profondi del derma e i piccoli vasi sanguigni (capillari) e, attraverso questi, la circolazione. La nicotina è una di queste: ecco perché i cerotti alla nicotina funzionano. C'è anche un farmaco contro il mal d'auto che è tanto solubile nei grassi da essere assorbito attraverso la pelle e raggiungere il cervello. La maggior parte dei farmaci, però, non presenta queste caratteristiche: non passa attraverso la pelle e non è in grado di esplicare azioni a distanza.

L'applicazione su mucose (come quella del naso) è una via di somministrazione più efficace, perché le mucose sono sottili e perché i capillari sanguigni sono più vicini alla superficie. Quindi, mettere farmaci nel naso, in bocca o nel retto è un buon modo per somministrarli. La cocaina e l'amfetamina vengono assorbite bene dalle mucose, e infatti la gente le sniffa dal naso. Al contrario, gli antibiotici non possono essere somministrati per via nasale perché non verrebbero assorbiti.

Il modo più efficace per far arrivare un farmaco nel sangue è introducelo direttamente. Con l'invenzione della siringa ipodermica si è quindi arrivati al modo più diretto possibile: l'iniezione in vena. La sostanza passa dal cuore e poi si distribuisce in tutto l'organismo. Dopo una somministrazione per via endovenosa, il picco dei livelli ematici si raggiunge in un minuto o due, quindi i livelli calano mano a mano che il farmaco attraversa i capillari ed entra nei tessuti.

Esistono altre vie di somministrazione per iniezione. La maggior parte dei vaccini viene somministrata per iniezione nel muscolo (intramuscolo). In questo modo il farmaco viene erogato un po' più lentamente, perché deve lasciare il muscolo ed entrare nei capillari prima di essere distribuito in tutto l'organismo. In modo simile, i farmaci possono essere somministrati sotto la pelle (via sottocutanea, s*kin-popping* nel gergo inglese). Questo è un metodo di somministrazione molto utilizzato dai consumatori di eroina all'inizio, prima di passare alla somministrazione endovenosa.

La via inalatoria (attraverso i polmoni) permette il rilascio in circolo del farmaco velocemente quasi come per via endovenosa. Chi fuma tabacco sfrutta questa caratteristica per far sì che la nicotina arrivi in fretta nel cervello: la sostanza deve solo disciogliersi nell'aria dei polmoni e di qui arrivare nei capillari. Poiché la superficie di scambio dei polmoni è molto ampia e i farmaci passano bene attraverso superfici ampie, e poiché il sangue dei polmoni va direttamente al cuore e di qui a tutti gli altri tessuti, tramite inalazione è possibile far arrivare i farmaci ai tessuti molto velocemente. Tuttavia, solo alcune sostanze presentano caratteristiche adeguate per essere inalate: devono essere molto solubili nei grassi e capaci di trasformarsi in gas o vapore quando riscaldate. Molte droghe, come la cocaina e metamfetamina, si trasformano facilmente in vapore se si trovano nella forma neutra (non carica), come avviene quando vengono cristallizzate in ambiente basico: in questo caso, l'azoto della molecola non è carico (non ha la carica positiva derivante da uno ione idrogeno). Queste caratteristiche chimiche permettono alla sostanza di passare rapidamente in circolo. I consumatori chiamano questa preparazione *"freebasing"* [2]. Anche l'industria delle sigarette sfrutta lo stesso effetto, rendendo basiche le foglie di tabacco.

La via di somministrazione più comune è quella orale: i farmaci vengono inghiottiti e devono passare attraverso le pareti dello stomaco o dell'intestino ed entrare nei capillari sanguigni. Una buona parte delle sostanze che vengono assunte *per os* non raggiunge tutto l'organismo perché viene distrutta dal fegato. Il fegato si

---

[2] In pratica, infatti, si tratta di assumere la base libera [NdT].

trova nella posizione ideale per svolgere questa funzione: tutti i vasi sanguigni che raccolgono i nutrimenti dell'intestino per portarli verso tutto l'organismo passano prima dal fegato, dove le sostanze tossiche possono essere rimosse. Questo processo protegge l'organismo dalle sostanze nocive presenti nei cibi. Quindi, la via orale è la più semplice ma anche la più lenta: ecco perché il mal di testa non sparisce in cinque minuti, dopo aver preso una compressa di ibuprofene.

Per riassumere: la via di somministrazione e la quantità assunta (la dose) determinano l'effetto dei farmaci. La via endovenosa e la via inalatoria assicurano effetti quasi istantanei, perché i livelli ematici del farmaco aumentano molto velocemente. Questo effetto rapido spiega quanto sia allettante assumere eroina per via endovenosa o fumare *crack:* l'effetto arriva molto prima rispetto a quando la si sniffa. Ma questi due modi di assunzione (endovenosa e inalatoria) sono anche a elevato rischio di overdose. Droghe come l'eroina possono essere letali dopo assunzione per via endovenosa, perché l'effetto tossico può sopraggiungere troppo in fretta perché si faccia in tempo a prestare soccorso. La stessa dose assunta per via orale non avrebbe lo stesso effetto, perché parte della sostanza andrebbe persa durante il passaggio epatico e perché l'assorbimento sarebbe lento e graduale.

Dove vanno

Quando i farmaci sono in circolo, riescono facilmente a entrare in quasi tutti i tessuti. In molti capillari ci sono grandi "buchi" che i farmaci attraversano senza problemi. Il cervello è un'importante eccezione, perché ha una difesa particolarmente forte (la barriera emato-encefalica) che blocca il passaggio di molti farmaci. Tutte le sostanze di cui abbiamo parlato in questo libro sono composti psicoattivi, che passano facilmente la barriera emato-encefalica perché si sciolgono bene nei grassi.

A volte si sente dire che le droghe si annidano in certe parti dell'organismo (per esempio, che l'ecstasy si nasconde per mesi nel midollo spinale), ma non è vero. Siccome le sostanze psicoattive devono essere solubili nei grassi per poter entrare nel cervello, possono accumularsi anche nei grassi corporei. Per esempio, lo fanno il THC (il principio attivo della marijuana*)* e la PCP (fenciclidina o polvere d'angelo): quando la droga abbandona i grassi corporei e rientra nel flusso ematico può anche raggiunge il cervello, ma in genere i livelli ematici sono così bassi che gli effetti sono trascurabili.

Ci sono invece implicazioni legali. Il TCH si accumula così bene nei grassi che rimane rintracciabile nelle urine per settimane dopo l'ultima assunzione. Avviene spesso che nei programmi di disintossicazione, inaspettatamente, vengano ritrovate tracce di droga nelle urine di persone trovate sempre "pulite", e questo solo per il fatto che erano dimagrite: con la perdita del grasso, la droga era finita in circolo.

Come escono

La maggior parte delle sostanze viene eliminata dall'organismo attraverso vie diverse da quelle di ingresso. A parte gli inalanti, che entrano ed escono attraverso i polmoni, la maggior parte dei farmaci è eliminata attraverso i reni e l'intestino. Molte sostanze vengono metabolizzate nel fegato in forme che ne facilitano l'eliminazione renale con le urine. Metabolizzazione ed escrezione determinano la durata dell'effetto. È molto difficile modificare questi processi per cui, una volta che una sostanza è stata assorbita, non c'è molto che si possa fare per accelerare il recupero dai suoi effetti. In alcuni casi può essere utilizzata una procedura di emergenza per velocizzare l'eliminazione renale, ma in genere si può solo aspettare.

Alcune droghe, come la cocaina, vengono eliminate rapidamente. La combinazione della rapida comparsa degli effetti con la rapida eliminazione può condurre a un'assunzione ripetuta. I livelli della sostanza aumentano rapidamente e poi crollano, sottoponendo il consumatore a un continuo susseguirsi di sballo e crollo ("*crash*") che induce ad assumere la droga di nuovo. Alcuni consumatori di cocaina entrano in questo circolo vizioso, arrivando a farsi anche diversi grammi di sostanza. In questo modo si arriva facilmente all'overdose: l'utilizzatore assume un'altra dose appena l'effetto tende a svanire, anche se la dose precedente non è stata ancora completamente eliminata, e la droga si accumula fino a livelli pericolosi.

La marijuana presenta il problema opposto. Il composto attivo, il THC, è estremamente solubile nei grassi (e vi si accumula), e anche i suoi metaboliti sono attivi. Di conseguenza, anche se l'organismo cerca di eliminare il THC, i suoi metaboliti continuano a produrre gli effetti psicologici. Questo significa che chi fuma marijuana può rimanere sotto il suo effetto per ore o addirittura per giorni.

Gli effetti dei farmaci cambiano nel tempo

Molti, ricordando la prima volta che hanno bevuto, dicono di essersi ubriacati molto più di quanto non si ubriacherebbero oggi bevendo la stessa quantità di alcol. Non è un vuoto di memoria. Molti farmaci, se assunti con regolarità, inducono effetti meno intensi: questo fenomeno si chiama "tolleranza". In genere, la diminuzione degli effetti dipende dall'uso di quel farmaco o di uno simile, ma anche uno stress intenso può modificare la risposta.

Proviamo però a pensare a tutte le sostanze che continuano ad agire anche se le prendiamo molte volte: la tazza di caffé del mattino, l'aspirina per quando abbiamo mal di testa (quanta aspirina prendiamo nella nostra vita!), un antiacido per calmare lo stomaco dopo aver mangiato cibi speziati. Perché queste sostanze continuano ad avere effetto? Perché vengono assunte solo per brevi periodi o in modo intermittente: più frequente e più elevato è il consumo, maggiore è la probabilità che si sviluppi tolleranza. Con un'aspirina alla settimana, o anche una al giorno, l'organismo ha tutto il tempo, tra una dose e l'altra, per ritornare alla condizione normale.

La caffeina continua per anni ad assicurarci il piacere della tazza di caffé o di tè del mattino. In realtà l'organismo si adatta anche alla tazza di caffé giornaliera (vedi il capitolo "Caffeina"), e i consumatori abituali provano effetti meno intensi rispetto a chi non ne beve mai. In altre parole, si può sviluppare tolleranza. Non con la normale dose quotidiana di caffeina, però, che non basta ad attenuare significativamente l'effetto.

La tolleranza ad alcune sostanze può essere impressionante. Per esempio, gli eroinomani manifestano rapidamente tolleranza verso gli oppiacei: chi abusa di eroina da lungo tempo può assumere dosi tanto elevate che sarebbero state letali se fossero state assunte la prima volta. Questa tolleranza può perdurare settimane o mesi. Dura così a lungo perché in genere gli eroinomani assumono molte dosi al giorno, tutti i giorni, a volte per anni, inducendo nell'organismo cambiamenti molto persistenti.

E gli antibiotici? Ricordate la raccomandazione di prendere tutte le compresse per due settimane e di non saltare nessuna delle dosi previste ogni 6-8 ore? Il singolo batterio non si adatta al farmaco, ma la popolazione nella sua globalità sì. I batteri si replicano da una a molte volte al giorno, cioè compaiono continuamente generazioni nuove: quando nasce un batterio che sopravvive all'azione dell'antibiotico sopravvive anche la sua progenie, e così l'infezione diventa resistente. Con l'uso sempre crescente di antibiotici (nell'allevamento dei bovini, in molte malattie pediatriche, eccetera), sempre più persone contraggono infezioni da batteri resistenti, che sono difficili da debellare con gli antibiotici attualmente disponibili. Questo tipo di tolleranza, che si manifesta a livello di popolazione e non individuale, sta diventando un problema diffuso in tutto il mondo.

Alcuni farmaci, invece, nel tempo diventano più efficaci. La cocaina per esempio: alcuni dei suoi effetti diventano sempre più forti, dose dopo dose. Ci potrebbe essere un aspetto positivo in questo: i farmaci che diventano più attivi potrebbero essere somministrati solo occasionalmente ed essere comunque efficaci. Sarebbe un vantaggio dal punto di vista economico! Alcuni ricercatori ritengono che gli antidepressivi rientrino in questa categoria, e che non sia necessario assumerli tutti i giorni.

Per fortuna, i farmaci più usati sono somministrati a dosi che non inducono lo sviluppo di tolleranza, e quindi continuano a essere efficaci per molto tempo. Questo aspetto è molto importante per il trattamento di malattie come l'ipertensione, che durano tutta la vita e richiedono una terapia farmacologica molto prolungata nel tempo.

Come cambia la risposta dell'organismo ai farmaci

Come si instaurano la tolleranza e la sensibilizzazione? L'organismo tende ad adattarsi alla continua presenza di farmaci in modo da mantenere inalterate le normali funzioni fisiologiche. Tra i diversi meccanismi che presiedono a questi fenomeni, descriveremo i tre più importanti.

Il primo meccanismo di adattamento ha luogo nel fegato, organo che inattiva molti farmaci attraverso l'azione di enzimi, trasformandoli in modo da poter essere escreti dal rene. Gli enzimi che inattivano i farmaci non sono molto specifici. Se fossero specifici, ne servirebbero centinaia, uno per ogni farmaco. Invece l'uomo possiede solo venti-trenta enzimi, che metabolizzano un sacco di farmaci.

L'attività di questi enzimi cambia a seconda delle esigenze. Quando l'organismo viene esposto a dosi ripetute di un farmaco che deve essere degradato da un particolare enzima, le cellule epatiche si attrezzano in modo da gestire l'eccesso di sostanza producendo una quantità aggiuntiva di enzima. Il risultato è che il farmaco viene eliminato più velocemente. Questo processo induce tolleranza in modo semplice: meno farmaco raggiunge i tessuti dove si trovano i recettori. I fumatori abituali, che inalano molte sostanze ogni volta che fumano, in genere metabolizzano i farmaci molto più rapidamente dei non fumatori, perché la costante esposizione a queste sostanze fa aumentare gli enzimi deputati alla metabolizzazione. Questo tipo di adattamento può rappresentare un problema nel trattamento dei fumatori. Lo stesso discorso vale per gli alcolisti: anche il loro fegato metabolizza alcuni farmaci più velocemente.

I decongestionanti nasali sono un ottimo esempio del secondo meccanismo di tolleranza. I farmaci da banco che si usano per liberare il naso esplicano i loro effetti legandosi a recettori che si trovano sui vasi sanguigni: l'attivazione di questi recettori porta a vasocostrizione, e la riduzione del volume di sangue nel naso aiuta a ridurre l'infiammazione e l'edema. Per un po' va tutto bene. Ben presto, però, le cellule che hanno questi recettori capiscono di essere sovrastimolate e, per ristabilire la situazione, rimuovono i recettori dalla membrana. Il risultato è che, dopo un po' di tempo, il decongestionante non fa più niente! C'è un avvertimento sull'etichetta del prodotto: non usare il farmaco per più di qualche giorno, perché non farà più effetto. Questo tipo di adattamento è una forma molto frequente di tolleranza. Anche il cervello si adatta nello stesso modo: alla sovrastimolazione dei recettori neuronali segue la loro rimozione, per riportare il livello di stimolazione nei limiti normali; se invece il farmaco blocca il recettore, la cellula reagisce producendone di più.

Nei cani di Pavlov la salivazione veniva indotta dal suono di una campana che annunciava l'arrivo della cena: questo è un esempio dell'ultimo meccanismo di tolleranza. Il nostro cervello "impara" ad aspettarsi il farmaco e si comporta di conseguenza. Talvolta questo comporta l'attivazione di processi che tendono a opporsi all'effetto del farmaco. Coloro che assumono un farmaco in un ambiente noto (come fanno spesso quelli che assumono sostanze tossicomanigene) associano l'ambiente in cui consumano la sostanza con l'esperienza dell'effetto. Per esempio, alcuni eroinomani comprano la droga sempre dallo stesso spacciatore e se la iniettano sempre nello stesso luogo. Ben presto, finiscono per associare il luogo dell'iniezione con l'esperienza della droga. Quando passano da quel luogo iniziano a respirare più velocemente, per compensare la bradipnea (il rallentamento del respiro) che si manifesta dopo l'assunzione di eroina. Questo meccanismo è molto potente: accade spesso che una dose di droga di solito ben tollerata diventi un'overdose se assunta in un ambiente diverso dal solito.

Sfortunatamente, questo tipo di aspettativa può produrre anche effetti negativi: quando un eroinomane torna a casa da un periodo di disintossicazione, il solo percorrere la strada dove assumeva la droga può risvegliare le vecchie sensazioni e scatenare il desiderio irrefrenabile di tornare a farsi. È per questo che molti programmi di recupero dalle tossicodipendenze prevedono un cambio radicale di stile di vita, e l'allontanamento da persone e luoghi che potrebbero essere associati all'uso della droga.

Cosa succede quando smettiamo di prendere un farmaco?

Quando il farmaco non è più presente nell'organismo, tutti questi meravigliosi fenomeni adattativi diventano controproducenti. Torniamo all'esempio del naso chiuso. Immaginiamo che qualcuno abbia preso decongestionanti per due settimane, a dosaggi sempre maggiori perché nel frattempo si è instaurata tolleranza. Cosa succede quando interrompe l'assunzione del farmaco? I vasi sanguigni non hanno più la solita quantità di recettori e il naso è libero solo perché il decongestionante stimola in modo esagerato i pochi recettori rimasti. Quando il farmaco non c'è più, quei pochi recettori non riescono più a svolgere la loro funzione, e si ha un effetto-rimbalzo: una grande congestione nasale. La cura si trasforma in malattia.

Questo fenomeno è chiamato *astinenza* ed è esattamente il contrario della tolleranza. Il paziente di prima non è drogato da gocce nasali, ma solo tollerante: è il naso che è diventato dipendente. Questa è una delle tante credenze sbagliate riguardo all'astinenza e alla dipendenza (come descritto in dettaglio nel capitolo "Tossicodipendenza"). Una persona può essere dipendente e andare in crisi d'astinenza anche per farmaci non tossicomanigeni come le gocce per il naso!

A parte gli scherzi, le conseguenze dell'astinenza possono essere veramente pericolose. Per esempio, l'alcol è un sedativo che rallenta l'attività neuronale. Ora immaginiamo un neurone che ogni giorno viene inibito dall'alcol: cercherà in tutti i modi di liberarsi dall'inibizione per scaricare di più. E ora immaginiamo tante cellule come questa, nel cervello dell'alcolista: si adattano, da una parte aumentando i recettori che stimolano l'attività elettrica e dall'altra riducendo quelli che la inibiscono. Ecco allora cosa succede quando un alcolista inizia un trattamento di recupero e smette improvvisamente di bere: tutti questi neuroni sono molto eccitabili, e provocano una tremenda super-eccitazione di tutto il sistema nervoso che può portare a crisi epilettiche e anche alla morte. Per fortuna ci sono medicinali che vengono somministrati durante la disintossicazione per controllare la sintomatologia dell'astinenza, in attesa che il cervello si normalizzi.

Capire come agisce un farmaco (una droga) non è solo conoscerne gli effetti (per quanto questo sia di fondamentale importanza). Dobbiamo sapere quanto è pericoloso assumere una determinata droga in un certo modo, quanto ci mette a essere assorbita, quanto dura il suo effetto, e come può essere eliminata; dobbiamo anche conoscere le conseguenze dell'uso prolungato e dell'astinenza.

Quanto tempo occorre al cervello (e agli altri tessuti) per tornare a una condizione fisiologica normale, dopo aver smesso di assumere un farmaco o una droga? Dipende da quanta sostanza è stata consumata e per quanto tempo, e dai livelli e dal tipo di adattamenti intervenuti nell'organismo. Alcuni di questi cambiamenti si correggono in fretta: il consumatore di gocce decongestionanti può tornare ad avere un naso "normale" in pochi giorni; anche le alterazioni recettoriali degli alcolisti cronici si sistemano velocemente: i sintomi peggiori della crisi d'astinenza scompaiono in alcuni giorni. Per correggere altri tipi di adattamento, però, occorre più tempo. Quelli più persistenti sono quelli che coinvolgono i meccanismi dell'apprendimento (vedi i cani di Pavlov), ma anche questi, alla fine, possono scomparire: se ti aspetti che succeda qualcosa che non succede mai, piano piano il cervello "si rassegna". Ma possono servire settimane o anche anni perché questo accada. Questa è una delle ragioni per cui il recupero è un processo così lungo e faticoso.

15

Tossicodipendenza

I fondamenti

1. La tossicodipendenza consiste nell'uso ripetitivo e compulsivo di una sostanza nonostante le conseguenze negative per chi la utilizza.
2. I farmaci d'abuso inizialmente attivano i circuiti cerebrali sensibili ai piaceri primari come cibo e sesso. Ogni cervello possiede questi circuiti, quindi tutti gli esseri umani possono potenzialmente diventare dipendenti da una qualsiasi sostanza stupefacente.
3. L'abuso di stupefacenti si reitera per molte ragioni: per le modificazioni cerebrali, per la voglia di continuare a provare il piacere prodotto dalla droga e per il desiderio di evitare il malessere dovuto alla sospensione dell'utilizzo.
4. Molti fattori nella vita di un individuo possono influire sullo sviluppo della tossicodipendenza: la storia familiare, la personalità, la salute mentale e le esperienza di vita.

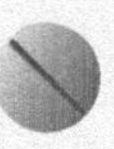

In questo capitolo

Cos'è la tossicodipendenza?

La tossicodipendenza (o dipendenza psicologica) consiste nell'uso ripetitivo e compulsivo di una sostanza nonostante le conseguenze negative sulla vita e sulla salute. L'uso di cocaina o eroina è illegale e dannoso, ma non tutti quelli che usano queste sostanze sono tossicodipendenti. La tossicodipendenza è diversa dalla dipendenza fisica: essere soggetti ad alterazioni quando si interrompe l'uso di una sostanza (come l'emicrania che accusano molti bevitori di caffè quando non prendono il primo caffè del mattino) è sicuramente un segnale di dipendenza fisica, ma non è necessariamente un segno di tossicodipendenza. Tuttavia, la dipendenza psicologica e quella fisica spesso coesistono.

Ovviamente la definizione di tossicodipendenza si applica bene all'uso compulsivo e ripetitivo di alcol, nicotina, oppiacei (come l'eroina), cocaina e altri stimolanti. Ma che dire di altre azioni compulsive, come ingozzarsi di cibo, scommettere, fare sesso? Alcune persone si dedicano ossessivamente a queste attività, al punto da provocare conseguenze negative a se stesse e alle loro famiglie: perdono al gioco tutto ciò che possiedono; praticano ossessivamente sesso promiscuo esponendosi al rischio d'infezione da HIV o ad altre malattie sessualmente trasmesse. Questi comportamenti assomigliano all'atteggiamento di ricerca ossessiva di sostanze stupefacenti da parte dei tossicodipendenti, ed è stato dimostrato che coinvolgono gli stessi circuiti neuronali.

Come inizia la tossicodipendenza: i circuiti neurali del piacere

Che cosa può spingere qualcuno a non avere più cura del proprio lavoro, della propria famiglia e della propria vita o a non avvertire più gli impulsi essenziali per la sopravvivenza, come mangiare e riprodursi? Ci deve pur essere qualcosa di fondamentalmente sballato nei tossicodipendenti, che li spinge a mantenere uno stile di vita così sregolato. La propensione all'abuso è stata attribuita a caratteristiche personali: essere privi di etica, o portatori di una chimica cerebrale alterata, o di malattia mentale, o di traumi. Tutti questi fattori possono favorire la tossicodipendenza, ma ci sono elementi eziopatogenetici più profondi: i meccanismi neuronali su cui agiscono le sostanze stupefacenti. La tossicodipendenza è così potente perché mobilita le funzioni fondamentali del cervello, quelle preposte a garantire la sopravvivenza della specie: poiché questi meccanismi esistono in ogni cervello, potenzialmente ogni essere umano potrebbe diventare un tossicodipendente. Alla base di tutto c'è il complicato circuito neurale attraverso il quale noi proviamo piacere per le cose che ci piacciono. La funzione di questo circuito è di farci provare piacere nello svolgere attività che servono a prolungare la vita (la nostra e quella della nostra specie), in modo da rendere più probabile che l'esperienza venga ripetuta.

Come funziona questo "circuito del piacere"? Per spiegarlo utilizzeremo il cibo come esempio. Se una persona ha acquistato un dolce che le è piaciuto davvero tanto in una certa pasticceria, ritornerà in quella pasticceria. Il cibo dal sapore buono è un rinforzo perché incrementa la probabilità che la persona possa ripetere lo stesso comportamento (andare in pasticceria). Gli animali, compresi gli uomini, si affannano per ottenere cibo, acqua, sesso e sfruttano ogni opportunità per esplorare un ambiente (forse proprio per trovare cibo, acqua o fare sesso). Questi sono i "rinforzi" naturali che motivano il nostro comportamento.

In laboratorio, gli animali possono imparare a premere una leva per ottenere una pallina di cibo: l'equivalente della pasticceria. Nel cervello c'è uno speciale circuito neuronale che presiede a tutto questo: se questo circuito viene danneggiato, gli animali non premeranno la leva neanche se estremamente affamati. Si pensa che questo circuito (che a volte viene denominato *via della ricompensa*) porti l'animale o l'uomo a percepire i rinforzi come piacevoli. Quando viene danneggiato, l'animale perde interesse per il cibo, per il sesso e per l'esplorazione dell'ambiente circostante; è ancora capace di eseguire questi compiti, ma non è motivato a farlo. D'altra parte, si è osservato che un animale si impegna in modo compulsivo (premendo una leva o altro) per stimolare la via della ricompensa con una lieve corrente elettrica (ovvero, la stimolazione elettrica del circuito sembra capace di procurare un vero e proprio piacere). Questo fenomeno si chiama *autostimolazione*.

I farmaci di abuso e il circuito del piacere

Il fatto che le sostanze di abuso creino dipendenza psicologica non sorprende nessuno. L'evidenza sperimentale è inconfutabile. La maggior parte degli animali (piccioni, ratti, scimmie) è disposta a premere leve per ottenere un'iniezione di cocaina, di metamfetamina, di eroina, di nicotina, di alcol, ma non per ottenere LSD, antista-minici e molti altri farmaci. L'elenco di sostanze per cui gli animali si attivano com-pulsivamente riproduce con esattezza la lista di quelle considerate sicuramente tossicomanigene per l'uomo.

È stato dimostrato che gli effetti piacevoli delle varie sostanze stupefacenti sono tutti mediati dalla stessa via neuronale. Sono due gli argomenti particolarmente con-vincenti che suffragano questa ipotesi. Primo, se questa via viene danneggiata, l'ani-male non fa nulla per ottenere droghe di nessun tipo. Secondo, gli animali con un elettrodo inserito nella via della ricompensa si accontentano di stimoli meno intensi se contemporaneamente ricevono, per esempio, cocaina o eroina. Lo stesso mecca-nismo è attivato nel cervello dei tossicodipendenti: si è osservato che, quando i tos-sicodipendenti da cocaina guardano immagini riguardanti la cocaina o maneggiano pipe da *crack* mentre viene monitorata l'attività cerebrale, essi manifestano un for-tissimo desiderio di cocaina e, nello stesso tempo, nel cervello si determina l'attiva-zione della via cerebrale della ricompensa.

Le sostanze di abuso (stimolanti, oppioidi, alcol, nicotina) possono agire come surrogato del cibo o del sesso: questo spiega perché l'iniezione rapida di cocaina o di eroina produce un *"rush"* di puro piacere simile, secondo la maggior parte dei fruitori, al piacere dell'orgasmo. Di sicuro, questo non si verifica solo nelle persone che mancano di forza di volontà o che conducono una vita deviante; succede a qua-lunque persona che abbia un cervello! Ecco perché la tossicodipendenza è un pro-blema comune a tutte le culture.

I media hanno lanciato una specie di gara per stabilire quale sia "il farmaco che crea più dipendenza". In questi termini la questione è mal posta, ma è pur vero che gli animali sono disposti a lavorare di più per ottenere alcune droghe piuttosto che altre: per esempio, i ratti arrivano a premere una leva fino a due-trecento volte per ottenere una singola iniezione di cocaina. Alcune sostanze, come alcol e nicotina, po-trebbero essere autosomministrate ancora di più, se non producessero effetti fisici sgradevoli. Gli esseri umani sembrano particolarmente abili nell'ignorare gli effetti collaterali sgradevoli pur di ottenere gratificazione dai farmaci di abuso! Se si volesse stabilire, in base al più alto numero di persone che hanno avuto difficoltà a sospen-derne l'uso, qual è la sostanza che induce maggiore dipendenza, la nicotina sarebbe il sicuro vincitore.

Il ruolo della dopamina

Il neurotrasmettitore dopamina sembra giocare un ruolo chiave nei normali processi di rinforzo e negli effetti della maggior parte delle sostanze d'abuso. Un gruppo di neuroni a dopamina si estende direttamente attraverso il circuito della ricompensa: se questi neuroni vengono sperimentalmente eliminati, gli animali non si affaccen-dano più per cibo, sesso, acqua e stupefacenti. Viceversa, sia i rinforzi naturali che le sostanze d'abuso aumentano il rilascio di dopamina da parte di questi neuroni. L'esperimento più esemplificativo è stato condotto da uno scienziato canadese, che ha misurato la liberazione di dopamina nel cervello di un ratto maschio prima e dopo avergli presentato una partner femmina. Non sorprendentemente, l'accesso a un partner sessualmente ricettivo ha causato un grande incremento dei livelli di dopamina.

Se questo stesso esperimento venisse condotto utilizzando sostanze stupefacenti invece di rinforzi naturali, i risultati sarebbero gli stessi: cocaina, morfina, nicotina o alcol causano un grande incremento di dopamina nell'area del cervello implicata nel piacere sessuale. Secondo il pensiero della maggior parte dei neuroscienziati, le sostanze che creano dipendenza attivano neuroni connessi, in un modo o nell'altro, con questo circuito critico a dopamina, per stimolarne l'attività.

Chi ha gustato un dolce squisito, però, sa bene che l'aumento di dopamina non spiega tutta la questione. Tra l'altro, il coinvolgimento della dopamina è complesso! Torniamo in pasticceria. Quando ci siamo andati per la prima volta, gustando quel famoso dolce abbiamo sperimentato un incremento dei livelli di dopamina. La seconda (o la terza, o la quinta) volta, cominciamo ad avvertire un senso di piacere già quando intravediamo da lontano l'insegna della pasticceria. Si sa da esperimenti sulle scimmie che i livelli di dopamina cominciano ad aumentare già nella fase di *anticipazione* della ricompensa. Gli scienziati ritengono che il ruolo fondamentale della dopamina sia proprio in questa fase di anticipazione. Come dire: di per sé, mangiare un dolce non è sintomo di dipendenza. Si potrebbe dire invece che il primo passo verso la dipendenza inizia quando "bramiamo" quel dolce al punto da cambiare il percorso abituale verso il posto di lavoro per passare dalla pasticceria. La dopamina probabilmente contribuisce a far sì che venga presa questa decisione. Ma ancora non si tratta di dipendenza: possiamo anche cambiare strada, se vogliamo.

Inoltre, i neuroni a dopamina non sono il "capolinea" della percezione del piacere: sono connessi con altri neuroni in altre aree cerebrali. Si sta incominciando solo adesso a capire il ruolo di queste altre aree.

Il lato oscuro: dolore, non piacere

Godere di una carica di piacere con una sostanza stupefacente è solo un aspetto della tossicodipendenza. In realtà, nella tossicodipendenza esistono due forze contrastanti, come uno *yang* e uno *yin*. Una volta che il corpo si è adattato alla sostanza e si sviluppa la dipendenza fisica, comincia un ciclo quotidiano: assunzione della sostanza, percezione del piacere, graduale estinzione degli effetti, inizio dei sintomi da astinenza. I sintomi di astinenza sono caratteristici per ciascuna sostanza, e per alcune sono davvero piccoli (come descritto dettagliatamente nei capitoli riguardanti le singole sostanze di abuso). Per esempio, la diminuzione degli effetti degli oppioidi, all'inizio, causa un malessere simile all'influenza: il tossicodipendente avverte brividi e sudorazione, gocciolamento del naso, sensazione di dolore diffuso in tutto il corpo. Un alcolista invece si sente inquieto e ansioso. Esiste, però, una sensazione comune a ogni brusca interruzione di qualunque sostanza di abuso: una sensazione estremamente sgradevole, che è il contrario del senso di piacere prodotto dalla sostanza stupefacente, e che può essere accompagnata da un forte desiderio di tornare ad assumerla. Il desiderio di evitare le sensazioni sgradevoli della sospensione e di tornare ad assumere la droga possono essere molto più potenti della stessa sensazione piacevole percepita dopo il consumo.

Cetrioli e sottaceti: cambiamenti nel cervello

Che cosa cambia tra la quinta volta in cui abbiamo mangiato il nostro dolce preferito e la volta in cui abbiamo sostato sulla porta della pasticceria fino al momento dell'apertura, trascurando il nostro lavoro o dimenticando i bambini a scuola? E magari abbiamo fatto tutto questo anche se quel giorno il dolce aveva un gusto pessimo! Questo desiderio incoercibile, di tipo compulsivo e ripetitivo, di assumere la sostanza indipendentemente dalle possibili conseguenze negative, è quello che la maggior parte degli esperti definisce "tossicodipendenza".

L'uso delle sostanze che creano dipendenza si può descrivere sempre nello stesso modo. Molta gente beve alcol saltuariamente oppure usa occasionalmente cocaina durante le feste. Per alcune persone, le prime esperienze si ripetono fino ad arrivare progressivamente a un uso continuo. L'esempio dell'alcol: il 50% della popolazione adulta degli Stati Uniti beve alcol saltuariamente; di questo 50, il 10% circa beve molto pesantemente e il 5% circa presenta le caratteristiche tipiche della dipendenza da alcol.

Deve succedere qualcosa di davvero drammatico nel cervello dei tossicodipendenti che manifestano una necessità di consumare stupefacenti così pressante da arrivare ad atti estremi pur di ottenere la droga. Ma che cosa? Alcuni ex-tossicodipendenti paragonano il cambiamento del loro comportamento e della loro vita alla trasformazione del cetriolo in sottaceto: una volta che un cetriolo è diventato un sottaceto non può più tornare indietro. È un'analogia corretta? Se sì, allora è giusto l'approccio degli Alcolisti Anonimi, fondato sull'astinenza dalla sostanza di abuso per tutta la vita.

La maggior parte degli scienziati pensa che avvengano dei graduali cambiamenti nel circuito cerebrale della ricompensa e che esso gradatamente si adatti alla continua presenza della sostanza. Tuttavia, non è ancora completamente chiaro quali siano i cambiamenti plastici più importanti per arrivare alla dipendenza. L'alterazione più semplice è facilmente intuibile: il sistema della ricompensa, quotidianamente stimolato dalla droga, si abitua ad "aspettarsi" questo stimolo artificiale. Quando si interrompe improvvisamente l'uso della sostanza, il sistema della ricompensa si spegne: si era abituato ad aspettarsi giornalmente la sostanza per mantenersi in funzione. Gli animali (e forse le persone) diventano progressivamente più sensibili con l'assunzione ripetuta di alcune sostanze come la cocaina e l'amfetamina. Immaginiamo il circolo vizioso che si viene a determinare: a ogni assunzione ci si sente sempre meglio, in assenza della cocaina o dell'amfetamina ci si sente sempre peggio!

Un meccanismo di adattamento opposto può però spiegare l'abuso di altre sostanze. Per esempio, i tossicodipendenti da eroina in terapia disintossicante riferiscono che, quando si iniettavano la droga, speravano di recuperare le sensazioni delle loro prime esperienze, che avevano provocato in loro un piacere mai più provato in modo così intenso. Le persone che stanno facendo una "corsa" con stimolanti fanno la stessa esperienza: assumono ripetutamente la sostanza, nel tentativo di provare di nuovo le sensazioni del primo "sballo". Riusciranno a recuperare la sensibilità iniziale solo dopo aver interrotto l'assunzione per un periodo sufficientemente lungo.

Alcuni cocainomani in via di disintossicazione riferiscono di non sentire più nessun piacere, per nessuna cosa. Si può quindi immaginare quanto sia difficile smettere di abusare di uno stupefacente, sia perché dà un piacere incredibile, sia perché dopo la sospensione dell'uso non c'è più niente che provochi sensazioni piacevoli. Questa incapacità di sentire il piacere può essere una delle ragioni più forti della difficoltà a smettere con la cocaina. Se a portata di mano di un tossicodipendente c'è una sostanza che può immediatamente migliorare il suo stato, è ovvio che l'impulso a prenderla può diventare irresistibile!

Alcuni dei cambiamenti cerebrali sono il risultato di un normale apprendimento. Torniamo ancora una volta nella nostra pasticceria. Il "tossicodipendente di dolci" si avvicina al negozio ogni giorno: si ricorda il percorso, desidera sentire l'odore del dolce appena cotto che si diffonde lungo la via. Ben presto l'odore che proviene dalla pasticceria può causare di per sé un intenso desiderio del dolce, prima ancora di arrivare al negozio. Che cosa accade al nostro tossicodipendente quando la ricerca quotidiana del dolce dura troppo a lungo, o quando la pasticceria alza i prezzi e non può più pagare? Se va in crisi di astinenza e contemporaneamente non può avere il dolce, sarà meglio che faccia un'altra strada per andare al lavoro, perché la strada per la pasticceria, l'odore del dolce e le altre esperienze associate gli darebbero un desiderio incontenibile. Questo tipo di bramosia è il motivo del fallimento di molte diete dimagranti. Ma lo stesso meccanismo è determinante nella tossicodipendenza: mostrare a un ex-cocainomane la fotografia di una pipa da *crack* innesca un forte desiderio della sostanza, e studi recenti hanno dimostrato che le aree del cervello implicate nella memoria sono attivate mentre guarda queste immagini.

C'è anche un altro tipo di "apprendimento" che rende difficile l'allontanamento dalla droga: si tratta di qualcosa che avviene nella parte del cervello che pianifica il futuro. In circostanze normali, il cervello di un essere vivente (uomo o animale) che prova un'esperienza gratificante (cibo, sesso) ricorda dove e come è accaduto l'evento e pianifica la ripetizione delle stesse azioni. Questa capacità di progettare il futuro è forse la cosa più sofisticata che il nostro cervello sappia fare. In un consumatore di *crack*, però, questa parte del cervello si focalizza esclusivamente sulla ricerca della sostanza: la stimolazione ripetuta con il *crack* dirotta i centri della pianificazione. Quindi, non è semplicemente il piacere indotto dagli stupefacenti che motiva all'uso, ma anche la capacità di ricordare e di pianificare il piacere futuro. Questo può essere uno dei cambiamenti di più lunga durata che avvengono nel cervello del tossicodipendente.

Nuove ricerche dimostrano che c'è una tappa finale nella dipendenza, che si verifica quando il consumo della droga diventa automatico come allacciarsi le scarpe. Gli scienziati hanno dimostrato che si modifica, anche se più gradualmente, un'altra parte del sistema a dopamina, importante a far sì che l'apprendimento diventi qualcosa di automatico. Agire sulla leva per ottenere l'iniezione di una determinata sostanza può diventare un'abitudine, una parte automatica e preponderante del nostro agire.

La chimica cerebrale è alterata nei tossicodipendenti?

Se tutti quelli che hanno un cervello possono diventare tossicodipendenti, allora perché i tossicodipendenti sono (relativamente) pochi? Forse sono solo coloro che hanno circuiti del piacere un po' anormali a percepire la "piacevolezza" delle sostanze stupefacenti? O forse sono quelli i cui circuiti del piacere non funzionano correttamente ad aver bisogno di bere alcol, di fumare, di sniffare cocaina per sentirsi normali? Probabilmente esistono tutte e due queste categorie di persone. Studiando questi problemi ci si trova davanti a un dilemma del tipo "uovo e gallina". Se la funzione cerebrale è anormale, è impossibile sapere se l'anormalità sia stata causata dagli anni di abuso della sostanza o se ci fosse da prima. Alcuni scienziati hanno provato a risolvere il dilemma studiando i figli degli alcolisti. Certi cambiamenti elettroencefalografici (nelle onde cerebrali) sono stati notati sia negli alcolisti che nei loro figli, ma non abbiamo ancora scoperto la causa di questa anomalia: bisognerà studiare questi bambini fino a quando diventeranno adulti per scoprire se si tratta di un segno predittivo di alcolismo. Questi studi richiederanno molto tempo. Nel frattempo, sono stati fatti esperimenti sugli animali che hanno dimostrato che, anche in condizioni di libero accesso alla cocaina, solo una certa percentuale di individui (circa un quinto) progredisce fino allo stadio dell'uso compulsivo.

Queste differenze di comportamento sono forse dovute a un gene difettoso e potenzialmente riparabile? La mappatura del genoma umano ha fortemente accelerato la ricerca sui geni connessi alla tossicodipendenza e ad altre malattie. Sono stati identificati molti candidati, e alcuni sono specifici di determinati tipi di tossicodipendenza. Una variante di un gene per il recettore attraverso cui agisce l'etanolo è associata con l'alcolismo, e una variante per un recettore su cui agiscono i narcotici è associata con l'abuso di narcotici. Altri geni, come quello per il recettore D2 della dopamina, sono correlati con tutte le forme di tossicodipendenza. Altri ancora sono stati delle vere sorprese: per esempio, uno dei migliori predittori genetici della dipendenza da nicotina è un gene che controlla la sua metabolizzazione nel fegato, un gene che non è connesso alla funzione cerebrale. Ci sono geni, infine, che sembrano proteggere dalla tossicodipendenza: due dei geni coinvolti nella degradazione dell'alcol rientrano in questa categoria (vedi il capitolo "Alcol"). Come era forse prevedibile, quindi, la tossicodipendenza è un disordine complicato che può coinvolgere molti geni. Possiamo riparare i geni alterati? Non ancora. Ma lo vogliamo davvero? La maggior parte di questi geni agisce sulla normale attività cerebrale e non si è neanche vagamente in grado di sapere se modificandoli si riuscirebbe a trattare la tossicodipendenza senza causare altri danni. E se anche fosse possibile modificare i geni, le questioni etiche sollevate da queste manipolazioni sarebbero enormi.

Infine, è importante capire che la biologia e la genetica non determinano il "destino"! Le persone non sono borse piene di geni che determinano i comportamenti. Avere un gene uguale a quello che è stato trovato nel cervello di alcuni alcolisti non significa che si diventerà alcolisti. Prima di tutto, se ci si terrà lontani dall'alcol il problema non si porrà nemmeno. E poi, questi geni leggermente anomali potrebbero assicurare qualche vantaggio (anche se non abbiamo ancora capito quale). D'altra parte, persone senza alcuna predisposizione genetica potrebbero trovarsi ad affrontare circostanze così traumatiche (essere violentate sessualmente durante l'infanzia, per esempio) da sviluppare l'assunzione compulsiva di alcol o di altre sostanze nel tentativo di "automedicare" il trauma psicologico. Questa, dunque, è la conclusione: ogni essere cerebrato può diventare un tossicodipendente. Data la diversità dei cervelli umani, è probabile che alcune persone trovino l'esperienza della droga più irresistibile di altre, ma non sappiamo con esattezza quali siano le alterazioni cerebrali che conducono a una maggiore vulnerabilità.

Personalità e tossicodipendenza

Quante persone, leggendo queste pagine, si sono preoccupate per la possibilità che esse stesse o la persona amata abbiano una "personalità da tossicodipendente"? Sebbene il concetto della "personalità da tossicodipendente" sia accettato da alcuni psicologi e sia presente in alcuni libri di automedicazione, noi non siamo completamente convinti. Inoltre, mentre in anni passati la personalità incline all'abuso di sostanze stupefacenti sembrava essere quella ossessivo-compulsiva, oggi l'orientamento è verso persone impulsive e pronte a correre rischi. È probabile che tutte queste teorie abbiano un fondo di verità: per esempio, se una persona è disinibita di fronte a nuove situazioni, incluse quelle rischiose, più probabilmente farà anche esperienza di droga. Il rischio per questa persona scaturisce quindi dalla maggiore attitudine ad avventurarsi in esperienze nuove. Come per le questioni genetiche, è importante ricordare che certi comportamenti non condannano alla tossicodipendenza: per esempio, molte persone amanti del rischio incanalano le loro energie in altre attività, come il *bungee jumping*.

Esperienze di vita e tossicodipendenza

Le esperienze di vita possono indurre alla tossicodipendenza o proteggere da essa. Nelle storie di vita delle persone finite in comunità terapeutica ricorrono spesso certe caratteristiche ambientali o familiari.

I figli di consumatori di sostanze stupefacenti hanno maggiori probabilità di diventare essi stessi tossicodipendenti rispetto ai figli di non consumatori. L'alcolismo può essere favorito dall'esperienza di vivere con un genitore alcolizzato (sebbene nella maggior parte dei casi questa esperienza motivi a una vita da astemi). Quelli che crescono in famiglie di alcolisti possono "imparare" a rispondere allo stress con l'alcol? Probabilmente sì. Spesso i figli di alcolisti subiscono abusi fisici ed emotivi da parte dei genitori. In generale, una storia di violenza subita (fisica o psicologica) è frequente fra i tossicodipendenti, e questo è particolarmente vero per le donne: il 50-60% delle alcoliste ricoverate in ospedale riferisce di essere stata vittima di abusi in età infantile.

Perché una brutta esperienza giovanile dovrebbe indurre all'utilizzo di sostanze stupefacenti in età adulta? Ci sono teorie secondo le quali l'uso di droga è determinato da uno stato psicologico fragile. Recentemente è stata sviluppata una teoria biologica in base a un lavoro sperimentale sulle scimmie. Scienziati dei *National Institutes of Health* hanno dimostrato che cuccioli di scimmia trascurati o violentati dalle madri hanno problemi comportamentali durante la crescita: da adulti, i cuccioli maltrattati tendono a entrare in lotta con i propri simili e, se viene data loro la possibilità di bere alcol, ne abusano. Questa non è una tendenza genetica: figli di madri perfettamente normali mostrano questa stessa tendenza se allevati da madri negligenti. Ma, in fondo, tutto questo non ci sorprende. È sorprendente invece che questi problemi comportamentali si accompagnino ad alterazioni cerebrali: le scimmie che bevono alcol hanno bassi livelli del neurotrasmettitore serotonina. Insomma, questo studio dimostra che un'esperienza negativa precoce può produrre modificazioni cerebrali di lunga durata che, a loro volta, potrebbero contribuire all'insorgenza di comportamenti di tipo tossicomanigeno.

Sappiamo che se una persona si inserisce in un gruppo di "drogati", le probabilità che finisca per drogarsi aumentano considerevolmente. Inoltre, il consumo precoce di sigarette, alcol o marijuana è associato al successivo consumo di altre sostanze stupefacenti: un'associazione che ha condotto alla famosa "teoria dell'accesso". Questa teoria è basata sull'evidenza che la maggior parte di coloro che usano sostanze stupefacenti illegali inizialmente ha fatto uso o di alcol o di tabacco o di marijuana: queste ultime sono quindi viste come l'accesso all'abuso di sostanze più pericolose. Comunque, la maggioranza delle persone che consuma sigarette, alcol e marijuana non passerà mai all'uso di stupefacenti più pesanti. I dati sono formalmente corretti, ma ci ricordano il professore di statistica che diceva: "*la statistica non dimostra come succedono le cose*".

Se è possibile che persone amanti del rischio, o psicologicamente fragili, o inserite in famiglie caotiche abbiano più probabilità di sperimentare comportamenti devianti, incluso l'uso di droga, l'abuso di stupefacenti potrebbe anche essere il sintomo di una malattia.

Malattia mentale e tossicodipendenza

Anche la depressione e alcune altre malattie mentali sono più frequenti nei tossicodipendenti. Sono le droghe a causare il problema o è la malattia mentale che causa l'uso di droga? Quando la vita è complicata dalla tossicodipendenza si crea un tumulto che certamente può favorire lo sviluppo di depressione, il che rende difficile trovare la risposta. Tuttavia, alcuni tossicodipendenti in disintossicazione raccontano la storia all'opposto: il loro umore depresso o ansioso li ha condotti a bere o a usare altre sostanze per contrastare sentimenti d'inadeguatezza o di disperazione. Poi, con il tempo e con il consumo frequente, l'uso della droga diventa il problema predominante: probabilmente questo processo di "automedicazione" conduce molte persone alla dipendenza.

Per concludere

La conclusione potrebbe essere questa: ogni essere che ha un cervello può andare incontro a tossicodipendenza ma, per una serie di motivi, alla maggior parte delle persone questo non succede. Primo, se una persona non sperimenta mai sostanze di abuso non diventerà mai tossicodipendente. Secondo, se una persona è mentalmente sana, ha una famiglia stabile, svolge una vita lavorativa (con persone che la sostengono) e non ha nessuna storia familiare di abuso eviterà importanti fattori di rischio e sarà meno vulnerabile. Siccome ha un cervello, però, non sarà mai del tutto immune dal rischio: durante il *boom* della cocaina degli anni '70 e '80, molti professionisti istruiti e ben occupati divennero dipendenti nonostante avessero dalla loro tutti i possibili fattori positivi e protettivi.

Infine, ci possono essere persone per le quali l'esperienza piacevole data dalle sostanze di abuso è insolitamente forte, e per le quali la pulsione a usarle diventa più irresistibile rispetto a quella provata da altri. Se queste persone non entrano in contatto con le droghe, tale caratteristica latente non rappresenta un problema; se, invece, dovesse capitare loro di sperimentarne il consumo, il rischio di tossicodipendenza sarebbe altissimo. Non è un caso se, nell'ambito delle varie categorie di professionisti, la frequenza dell'abuso è massima fra il personale medico, che ha facile accesso a queste sostanze.

16

Altre letture
Come fare una ricerca personale

Se la lettura di questo libro ha stimolato il vostro interesse e volete informazioni più specifiche, o se volete conoscere direttamente gli ultimi sviluppi, non c'è niente di meglio che continuare la ricerca per conto vostro.

La lettura di articoli riassuntivi, di revisioni critiche della letteratura scientifica e di articoli originali è molto più semplice di quanto non si creda. Uno dei primi passaggi per la scrittura di questo libro è stato proprio mettere insieme una ricerca di questo tipo, e la maggior parte del lavoro bibliografico è stata svolta da due ragazzi di *college*, nessuno dei quali aveva precedenti esperienze nella consultazione di una biblioteca medica. Vi diamo alcuni suggerimenti per incominciare, nel caso decideste di approfondire la ricerca per conto vostro.

In genere le biblioteche pubbliche non hanno il tipo di giornali o di libri di cui avete bisogno. La letteratura medica è sterminata e, quindi, quasi tutte le Università che hanno una Facoltà di Medicina hanno una biblioteca a parte per ospitare tutte queste informazioni. Rintracciate la biblioteca della Facoltà di Medicina più vicina a voi. Se, per un qualche motivo, non avete accesso ad una Facoltà di Medicina, provate a vedere se nell'Università più vicina c'è un Dipartimento di Biologia e utilizzate la sua biblioteca.

OK: entrate nella biblioteca e cercate di fare amicizia con un qualche bibliotecario, perché avrete bisogno della sua assistenza fino a quando non avrete preso confidenza con la biblioteca e con i meccanismi di ricerca. Il metodo più efficiente per consultare la letteratura medica è usare MEDLINE o PubMed (www.pubmed.gov), che sono i *database* della *National Library of Medicine*, un'istituzione governativa americana che consente di ricercare praticamente in tutto quello che è stato pubblicato su qualsiasi pensabile argomento che abbia a che fare con la salute. È possibile svolgere la ricerca per autore, titolo, soggetto, parola chiave, istituzione e termini descrittivi.

Nella maggior parte dei casi troverete molte più informazioni di quelle che vi servono. Per iniziare vanno bene le *review*. Le *review* sono documenti che consolidano e riassumono la ricerca scientifica disponibile in una determinata area, e generalmente sono scritte con un linguaggio meno tecnico. Leggere alcune *review* recenti sull'argomento della vostra ricerca vi aiuterà a farvi una conoscenza di base. Impratichitevi nell'uso di MEDLINE iniziando con concetti semplici: per esempio, cercate gli articoli sulla marijuana. Ce ne sono centinaia, e molti dei titoli saranno così tecnici da sembrare indecifrabili. Chiedete allora al computer di selezionare le *review* sulla marijuana: il numero di articoli si ridurrà notevolmente.

Se avete letto *Strafatti*, saprete che uno degli ingredienti attivi della marijuana è il THC. Provate ad inserire nella ricerca il termine THC e troverete altri articoli. Restringete la ricerca chiedendo le *review* sul THC e otterrete articoli diversi da quelli trovati nella ricerca sulla marijuana. Giocate con il *database* e divertitevi. Cercate usando combinazioni di parole chiave, come ad esempio THC e apprendimento, oppure THC e adolescenti. In breve tempo avrete un'idea dell'enorme quantità di informazioni che esiste anche solo su questa sostanza. Tenete presente, però, che non c'è nessuno studio che, da solo, possa raccontare tutto.

Un'ultima raccomandazione: state attenti a non considerare direttamente applicabile all'uomo tutto quello che leggete. Spesso gli scienziati utilizzano sostanze chimiche a dosi molto elevate per valutare gli effetti tossici sugli animali, dosi che a volte sono centinaia o migliaia di volte superiori a quelle che un essere umano mai userebbe (tenendo anche conto della proporzione tra il peso di un animale e quello di un uomo). Di conseguenza, alcuni degli effetti tossici osservati negli animali potrebbero non comparire mai negli uomini. Inoltre, gli esperimenti sugli animali non possono rivelare tutti gli effetti delle sostanze chimiche, in particolare quelli psicologici. Mentre leggete un articolo scientifico, quindi, ricordate sempre che è solo una piccola parte della letteratura e che, anche se i dati sono corretti, è fondamentale inserirlo nel contesto di tutto quello che già si sa sull'argomento.

RIFERIMENTI GENERALI

Cooper, J. R., F. E. Bloom, R. H. Roth. *The Biochemical Basis of Neuropharmacology*. New York: Oxford University Press, 2003.

Drug and Alcohol Dependence, 1-2 June 1998: Un volume interamente dedicato alle sostanze di abuso. Tra gli argomenti trattati: dipendenza, gratificazione, ricaduta, genetica delle tossicodipendenze, diagnostica per immagini, effetti prenatali, oppioidi, stimolanti, alcol, nicotina, cannabis, allucinoceni, inalanti.

Erickson, C. K., J. Brick. *Drugs, the Brain, and Behavior*. New York: Haworth Press, 1999.

Karch, S. B. *The Pathology of Drug Abuse* (3a ed.). Boca Raton, Fla.: CRC Press, 2001.

Koob, G., M. Le Moal. *The Neurobiology of Addiction*. London: Elsevier Press, 2006.

Limbird, L. E., J. G. Hardman, and Alfred Goodman Gilman. *Goodman & Gilman. Le basi Farmacologiche della Terapia* (11a ed.). New York: McGraw- Hill Italia, 2005.

Musto, D. F. *Opium, cocaine and marijuana in American history*. Scientific American 265 (1991): 40-47.

Ray, O., C. Ksir. *Drugs, Society, and Behavior* (7th ed.). St. Louis: McGraw-Hill, 2001.

Schivelbusch, W. *Tastes of Paradise*. Trans. D. Jacobson. New York: Vintage Books, 1993.

Snyder, S. *Drugs and the Brain*. New York: W. H. Freeman, 1996.

Sowell, E., P. Thompson, C. Holmes, T. Jernigan, A. Toga. *In-vivo evidence for post-adolescent brain maturation in frontal and striatal regions.* Nature Neuroscience 2 (1999): 859-861.

Weinberg, B. A., B. K. Bealer. *The World of Caffeine.* New York: Routledge Press, 2002.

ALCOL

Acheson, S., R. Stein, H. S. Swartzwelder. *Impairment of semantic and figural memory by acute ethanol: Age-dependent effects.* Alcoholism: Clinical and Experimental Research 22, no. 7 (1998): 1437-1442.

Diamond, I., A. S. Gordon. *Cellular and molecular neuroscience of alcoholism.* Physiological Reviews 77 (1997): 1-20.

Herz, A. *Endogenous opioid systems and alcohol addiction* [review]. Psychopharmacology 129 (1997): 99-111.

Hobbs, W., T. Rall, T. Verdoorn. *"Ipnotici e Sedativi; Etanolo."* Si tratta del capitolo 17 del *Goodman & Gilman. Le Basi Farmacologiche della Terapia*, citato sopra fra i riferimenti generali.

Koperafrye, K., S. Dehaene, A. P. Streissguth. *Impairments of number processing induced by prenatal alcohol exposure.* Neuropsychologia 34 (1996): 117-1196.

Monnot, M., S. Nixon, W. Lovallo, E. Ross. *Altered emotional perception in alcoholics: Deficits in affective prosody comprehension.* Alcoholism: Clinical and Experimental Research 25 (2001): 362-369.

Musto, D. F. *Alcohol in American history.* Scientific American 274 (1996): 78-83.

Streissguth, A., P. Sampson, H. Olson, F. Bookstein, H. Barr, M. Scott, J. Feldman, A. Mirsky. *Maternal drinking during pregnancy: Attention and short-term memory in 14-year-old offspring—a longitudinal prospective study.* Alcoholism: Clinical and Experimental Research 18 (1994): 202-218.

White, A. M., H. S. Swartzwelder. *Age-related effects of alcohol on memory and memory-related brain function in adolescents and adults.* Recent Developments in Alcoholism 17 (2005): 161-176.

ALLUCINOGENI

Abraham, H. D., A. M. Aldridge, P. Gogai. *The psychopharmacology of hallucinogens.* Neuropsychopharmacology 14 (1996): 285-298.

Holmstedt, B., N. Kline. *Ethnopharmacologic Search for Psychoactive Drugs.* Public Health Service Publication no. 1645 (1967).

Jacobs, B. L. *How hallucinogenic drugs work.* American Scientist 75 (1987): 386-392.

Marek, G. J., G. K. Aghajanian. *Indoleamine and the phenethylamine hallucinogens: Mechanisms of psychotomimetic action.* Drug and Alcohol Dependence 51 (1998): 189-198.

Schultes, R. E. *The Botany and Chemistry of Hallucinogens.* New York: Thomas Press, 1980.

Schultes, R. E., A. Hoffman. *Plants of the Gods.* Rochester, Vt.: Healing Arts Press, 1992.

Vollenweider, F. X. *Recent advances and concepts in the search for biological correlates of hallucinogen-induced altered states of consciousness.* Heffler Review of Psychedelic Research 1 (1998): 21-32.

CAFFEINA

Cauli, O., M. Morelli. *Caffeine and the dopaminergic system.* Behavioural Pharmacology 16, no. 2 (2005): 63-77.

Edwards, B. *America's Favorite Drug: Coffee and Your Health.* Berkeley, Calif.: Odonian Press, 1992.

Strafatti

Evans, S., R. Griffiths. *Caffeine withdrawal: A parametric analysis of caffeine dosing conditions.* Journal of Pharmacology and Experimental Therapeutics 289 (1999): 285-294.

Jurich, N. *Espresso: From Bean to Cup.* Seattle: Missing Link Press, 1991.

Lamarine, R. J. *Selected health and behavioral effects related to the use of caffeine.* Community Health 19 (1994): 449-466.

Lane, J., R. Williams. *Cardiovascular effects of caffeine and stress in regular coffee drinkers.* Psychophysiology 24 (1987): 157-164.

Lane, J. D., C. F. Pieper, B. G. Phillips-Bute, J. E. Bryant, C. M. Kuhn. *Caffeine affects cardiovascular and neuroendocrine activation at work and at home.* Psychosomatic Medicine 64 (2002): 595-603.

Satel, S. *Is caffeine addictive? A review of the literature.* American Journal of Drug & Alcohol Abuse 32, no. 4 (2006): 493-502.

Shapiro, R. E. *Caffeine and headaches.* Neurological Sciences 28, suppl. 2 (2007): S179-183.

Thompson, W. G. *Coffee: Brew or bane?* American Journal of the Medical Sciences 308 (1994): 49-57.

Weingerg, B. A., B. K. Bealer. *The World of Caffeine: The Science and Culture of the World's Most Popular Drug.* New York: Routledge Press, 2001.

COCAINA

Hammer, R. P. *The Neurobiology of Cocaine.* Boca Raton, Fla.: CRC Press, 1995.

Karch, S. B. *A Brief History of Cocaine.* Boca Raton, Fla.: CRC Press, 1998.

Joseph, H. *The neurobiology of cocaine addiction: From bench to bedside.* Journal of Addictive Diseases 15 (1999).

Woolverton, W. L., K. M. Johnson. *Neurobiology of cocaine abuse.* Trends in Pharmacological Sciences 13 (1992): 193-200.

ECSTASY

Clemens, K. J., I. S. McGregor, G. E. Hunt, J. L. Cornish. *MDMA, methamphetamine and their combination: Possible lessons for party drug users from recent preclinical research.* Drug & Alcohol Review 26, no. 1 (2007): 9-15.

Demirkiran, M., J. Jankovic, J. M. Dean. *Ecstasy intoxication: An overlap between serotonin syndrome and neuroleptic malignant syndrome.* Clinical Neuropharmacology 19 (1996): 157-164.

Hegadoren, K. M., G. B. Baker, M. Bourin. *3,4 Methylenedioxy analogues of amphetamine: Defining the risks to humans.* Neuroscience and Biobehavioral Reviews 23 (1999): 539-553.

Kalechstein, A. D., R. De La Garza II, J. J. Mahoney III. W. E. Fantegrossi, T. F. Newton. *MDMA use and neurocognition: A meta-analytic review.* Psychopharmacology 189, no. 4 (2007): 531-537.

McCann, U. D., A. Ridenour, Y. Shaham, G. A. Ricaurte. *Serotonin neurotoxicity after (±) 3,4-methylenedioxymethamphetamine (MDMA; "Ecstasy"): A controlled study in humans.* Neuropsychopharmacology 10 (1994): 129-138.

Morgan, M. J. *Ecstasy (MDMA): A review of its possible persistent psychological effects.* Psychopharmacology 152 (2000): 230-248.

Parrott, A. C. *The psychotherapeutic potential of MDMA (3,4-methylene-dioxymethamphetamine): An evidence-based review.* Psychopharmacology 191, no. 2 (2007): 181-193.

Reneman, L., J. Boik, B. Schmand, W. van den Brink, B. Gunning. *Memory disturbances in "Ecstasy" users are correlated with an altered brain serotonin neurotransmission.* Psychopharmacology 148 (2001): 322-324.

Ricaurte, G. A., A. L. Martello, J. L. Katz, M. B. Martello. *Lasting effects of (±) 3,4-methylene-dioxymethamphetamine (MDMA) on central serotonergic neurons in nonhuman primates: Neurochemical observations.* Pharmacology and Experimental Therapeutics 261 (1992): 616-622.

Rosenson, J., C. Smollin, K. A. Sporer, P. Blanc, K. R. Olson. *Patterns of ecstasy-associated hyponatremia in California.* Annals of Emergency Medicine 49, no. 2 (2007): 164-171.

Rudnick, G., S. C. Wall. *The molecular mechanism of "ecstasy" [3,4-methylene-dioxymethamphetamine (MDMA)]: Serotonin transporters are targets for MDMA-induced serotonin release.* Proceedings of the National Academy of Sciences 89 (1992): 1817-1821.

Semple, D. M., K. P. Ebmeier, M. F. Glabus, R. E. O'Carroll, E. C. Johnstone. *Reduced in vivo binding to the serotonin transporter in the cerebral cortex of MDMA ('Ecstasy') users.* British Journal of Psychiatry 175 (1999): 63-69.

GHB

Galloway, G. P., S. L. Frederick, F. E. Staggers Jr., S. Gonzales, D. E. Smith. *Gamma-hydroxybutyric: An emerging drug of abuse that causes physical dependence.* Addiction 92, no. 1 (1997): 89-96.

Maitre, Michel. *The gamma-hydroxybutyrate signalling system in brain: Organization and functional implications.* Progress in Neurobiology 51 (1997): 337-361.

Mason, P. E., and W. P. Kerns. *Gamma-hydroxybutyric acid (GHB) intoxication.* Academic Emergency Medicine 9, no. 7 (2002) 730-739.

Nicholson, K. L., R. L. Balster. *GHB: A new and novel drug of abuse.* Drug and Alcohol Dependence 63 (2001): 1-22.

INALANTI

Balster, R. L. *Neural basis of inhalant abuse.* Drug and Alcohol Dependence 51, no. 1-2 (1998): 207-214.

Bowen, S. E., J. Daniel, R. L. Balster. *Deaths associated with inhalant abuse in Virginia from 1987 to 1996.* Drug and Alcohol Dependence 53, no. 3 (1999): 239-245.

Brouette, T., R. Anton. *Clinical review of inhalants.* American Journal on Addictions 10, no. 1 (2001): 79-94.

Dinwiddie, S. H. *Abuse of inhalants: A review.* Addiction 89 (1994): 925-939.

Meadows, R., A. Verghese. *Medical complications of glue sniffing.* Southern Medical Journal 89 (1996): 455-462.

Nitriti e anestetici volatili sono ben descritti nel *Goodman and Gilman. Le Basi Farmacologiche della Terapia*, citato sopra fra i riferimenti generali. Questo libro contiene anche numerosi riferimenti bibliografici.

Sharp, C. W., F. Beauvais, R. Spence. *National Institute on Drug Abuse Research Monograph* 129 (1992). Questo libro si può avere dal *National Institute on Drug Abuse* (sito web www.nida.nih.gov).

Soderberg, L. S. *Immunomodulation by nitrite inhalants may predispose abusers to AIDS and Kaposi's sarcoma.* Journal of Neuroimmunology 83, no. 1-2 (1998): 157-161.

MARIJUANA

Abood, M., B. Martin. *Neurobiology of marijuana abuse*. Trends in Pharmacological Sciences 13 (1992): 201-206.

Adams, I. B., B. R. Martin. *Cannabis: Pharmacology and toxicology in animals and humans*. Addiction 91 (1996): 1585-1614.

Aryana, A., M. A. Williams. *Marijuana as a trigger of cardiovascular events: Speculation or scientific certainty?* International Journal of Cardiology 118, no. 2 (2007): 141-144.

Chang, L., E. P. Chronicle. *Functional imaging studies in cannabis users*. Neuroscientist 13, no. 5 (2007): 422-432.

Clarke, R. C. *Marijuana Botany*. Berkeley, Calif.: And/Or Press, 1981.

Cota, D., M. H. Tschop, T. L. Horvath, A. S. Levine. *Cannabinoids, opioids and eating behavior: The molecular face of hedonism?* Brain Research Reviews 51, no. 1 (2006): 85-107.

Devane, W. *New dawn of cannabinoid pharmacology*. Trends in Pharmacological Sciences 15 (1994): 40-41.

Ehrenreich, H., T. Rinn, H. J. Kunert, M. R. Moeller, W. Poser, L. Schilling, G. Gigerenzer, M. R. Hoehe. *Specific attentional dysfunction in adults following early start of cannabis use*. Psychopharmacology 142 (1999): 295-301.

Grinspoon, L., J. Bakalar. *Marijuana as medicine*. Journal of the American Medical Association 273 (1995): 1875-1876. Cerca anche le risposte a questo articolo nel volume 274 (1995): 1837-1838.

Haney, M., A. W. Ward, S. D. Comer, R. W. Foltin, M. W. Fischman. *Abstinence symptoms following smoked marijuana in humans*. Psychopharmacology 141 (1999):395-404.

Hollister, L. *Health aspects of cannabis*. Pharmacological Reviews 38 (1986): 1-20.

Justinova, Z., S. R. Goldberg, S. J. Heishman, G. Tanda. *Self-administration of cannabinioids by experimental animals and human marijuana smokers*. Pharmacology, Biochemistry & Behavior 81, no. 2 (2005): 285-299.

Lichtman, A. H., B. R. Martin. *Delta (9)-tetrahydrocannabinol impairs spatial memory through a cannabinoid receptor mechanism*. Psychopharmacology 126 (1996): 125-131.

Maldonado, R., F. Rodriguez de Fonseca. *Cannabinoid addiction: Behavioral models and neural correlates*. Journal of Neuroscience 22, no. 9 (2002): 3326-3331.

Neurobiology of Disease 5, no. 6 (1998): 379-553. Una serie di ottime *review* sulla biologia dei recettori per i cannabinoidi.

Pollan, M. *How pot has grown*. The New York Times Magazine, 19 February 1995.

Semple, D. M., A. M. McIntosh, and S.M. Lawrie. *Cannabis as a risk factor for psychosis: Systematic review*. Psychopharmacology 19, no. 2 (2005): 187-194.

NICOTINA

Julien, R. M. A Primer of Drug Action. New York: W. H. Freeman, 1995.

Naqvi, N. H., D. Rudrauf, H. Damasio, A. Bechara. *Damage to the insula disrupts addiction to cigarette smoking*. Science 315, no. 5811 (2007): 531-534, 2007.

Picciotoo, M. R., B. J. Caldarone, S. L. King, V. Zacharious. Nicotinic receptors in the brain: Links between molecular biology and behavior. Neuropsychopharmacology 22 (2000): 451-465.

Porchet, H. "*Pharmacokinetics and pharmacodynamics of nicotine: Implications for tobacco addiction apprehension*." In *Drugs of Abuse and Neurobiology*, R. R. Watson, ed. Boca Raton, Fla.: CRC Press, 1992.

OPPIACEI

Compton, W. M., N. D. Volkow. *Major increases in opioid analgesic abuse in the United States: Concerns and strategies.* Drug & Alcohol Dependence 81, no. 2 (2006): 103-107.

De Vries, T. J., T. S. Shippenberg. *Neural systems underlying opiate addiction.* Journal of Neuroscience 22, no. 9 (2002): 3321-3325.

Di Chiara, G., R. A. North. *Neurobiology of opiates abuse.* Trends in Pharmacological Sciences 13 (1992): 185-193.

Hammer, R. P., *The Neurobiology of Opiates.* Boca Raton, Fla.: CRC Press, 1993.

SEDATIVI

Tutti i sedativi legali sono ben descritti nel *Goodman and Gilman. Le Basi Farmacologiche della Terapia,* citato sopra fra i riferimenti generali. Questo libro contiene anche numerosi riferimenti bibliografici.

STEROIDI

Kuhn, C. M. *Anabolic steroids.* Recent Progress in Hormone Research, 57 (2002): 411-434.

Wilson, J. D. *Androgen abuse by athletes.* Endocrine Reviews 9 (1988): 181-191.

Yesalis, C. E., V. S. Cowart. *The Steroids Game.* Champaign, Ill.: Human Kinetics Pub., 1998.

Yesalis, C. E. *Anabolic Steroids in Sport and Exercise* (2nd ed.) Human Kinetics Pub., 2000.

STIMOLANTI

Afonso, L., T. Mohammed, D. Thatai. *Crack whips the heart: A review of the cardiovascular toxicity of cocaine.* American Journal of Cardiology 100, no. 6 (2007): 1040-1043.

Chang, L., D. Alicata, T. Ernst, N. Volkow. Structural and metabolic brain changes in the striatum associated with methamphetamine abuse. Addiction 102, suppl. 1 (2007): 16-32.

Everitt, B. J., M. E. Wolf. *Psychomotor stimulant addiction: A neural systems perspective.* Journal of Neuroscience 22, no. 9 (2002): 3312-3320.

Hatsukami, D. K., M. W. Fischman. *Crack cocaine and cocaine hydrochloride - Are the differences myth or reality?* Journal of the American Medical Association 276 (1996):1580-1588.

Kuhar, M. J., N. S. Pilotte. *Neurochemical changes in cocaine withdrawal.* Trends in Pharmacological Science 17 (1996): 260-264.

Lakoski, J. M., M. P. Galloway, F. J. White. *Cocaine: Pharmacology, Physiology, and Clinical Strategies.* Boca Raton, Fla.: CRC Press, 1992.

Van Dyke, C., R. Byck. *Cocaine.* Scientific American 246, no. 3 (1982): 128-141.

Williams, R. G., K. M. Kavanagh, K. K. Teo. *Pathophysiology and treatment of cocaine toxicity: Implications for the heart and cardiovascular system.* Canadian Journal of Cardiology 12 (1996): 1295-1301.

TOSSICODIPENDENZA

Berke, J. D., S. E. Hyman. *Addiction, dopamine and the molecular mechanisms of memory*. Neuron 25 (2000): 515-532.

Dalley, J. W., T. D. Fryer, L. Brichard, E. S. Robinson, D. E. Theobald, K. Laane, Y. Pena, E. R. Murphy, Y. Shah, K. Probst, I. Abakumova, F. I. Aigbirhio, H. K. Richards, Y. Hong, J. C. Baron, B. J. Everitt, T. W. Robbins. *Nucleus accumbens D2/3 receptors predict trait impulsivity and cocaine reinforcement*. Science 315, no. 5816 (2007): 1267-1270.

Di Chiara, G., A. Imperato. *Drugs abused by humans preferentially increase synaptic dopamine concentrations in the mesolimbic system of freely moving rats*. Proceedings of the National Academy of Science 85 (1988): 5274-5278.

Goldstein, A. *Addiction: From Biology to Drug Policy*. New York: W. H. Freeman, 1994.

Kalivas, P. W., N. D. Volkow. *The neural basis of addiction: A pathology of motivation and choice*. American Journal of Psychiatry 162, no. 8 (2005): 1403-1413.

Kiyatkin, E. A. *Functional significance of mesolimbic dopamine*. Neuroscience & Biobehavioral Reviews 19 (1995): 573-598.

Koob, G. F., M. Le Moal. *Drug addiction, dysregulation of reward and allostasis*. Neuropsychopharmacology 24 (2001): 97-129.

Pierce, R. C., V. Kumaresan. *The mesolimbic dopamine system: The final common pathway for the reinforcing effect of drugs of abuse?* Neuroscience & Biobehavioral Reviews 30, no. 2 (2006): 215-238.

Robinson, T. E., M. K. C. Berridge. *The neural basis of drug craving: An incentive-sensitization theory of addiction*. Brain Research Reviews 18 (1993): 247-291.

Ron, D., R. Jurd. *The "ups and downs" of signaling cascades in addiction*. Science's STKE: Signal Transduction Knowledge Environment, 2005(309):re14, 2005.

Samaha, A. N., T. E. Robinson. *Why does the rapid delivery of drugs to the brain promote addiction?* Trends in Pharmacological Sciences 26, no. 2 (2005): 82-87.

Volkow, N. D., J. S. Fowler. *Addiction: A disease of compulsion and drive: Involvement of the orbitofrontal cortex*. Cerebral Cortex 10 (2000): 318-325.

Wang, G. J., N. D. Volkow, P. K. Thanos, J. S. Fowler. *Similarity between obesity and drug addiction as assessed by neurofunctional imaging: A concept review*. Journal of Addictive Diseases 23, no. 3 (2004): 39-53.

White, N. M. *Addictive drugs as reinforcers: Multiple partial actions on memory systems*. Addiction 91 (1996): 921-949.

Wickens, J. R., J. C. Horvitz, R. M. Costa, S. Killcross. *Dopaminergic mechanisms in actions and habits*. Journal of Neuroscience 27, no. 31 (2007): 8181-8183.

Wise, R. A. *The role of reward pathways in the development of drug dependence*. Pharmacology and Therapeutics 35 (1987): 227-263.

Le leggi in materia di sostanze stupefacenti in Italia

Paola Sciarini[1], Giuseppe Carrà[1], Federico Maria Scaglia[2], Massimo Clerici[1]
[1] Dipartimento di Neuroscienze e Tecnologie Biomediche, Sezione di Psichiatria, Università di Milano Bicocca
[2] Avvocato Penalista presso il Foro di Milano

Introduzione

Questo capitolo intende fornire un quadro sintetico della legislazione italiana vigente in merito alle sostanze stupefacenti. Vengono trattati i comportamneti illeciti sanzionati penalmente (tra cui la guida sotto l'effetto di sostanze stupefacenti) e le relative circostanze attenuanti ed aggravanti, gli illeciti rilevanti sul piano amministrativo ed i provvedimenti applicati per tutelare la sicurezza pubblica. Sono illustrate le situazioni in cui è ritenuta necessaria l'applicazione di misure cautelari, sono descritti gli accertamenti tecnici eseguiti sulle sostanze stupefacenti ed è brevemente trattato il ruolo del consumo delle sostanze stupefacenti sull'imputabilità. La sezione finale comprende una breve descrizione di come sia cambiato il ruolo dei servizi coinvolti nel trattamento dei soggetti tossicodipendenti e l'utenza delle carceri in relazione alle modificazioni dell'indirizzo assunto dalla giurisprudenza, in particolare con l'applicazione del D.P.R. n. 309/90, attualmente vigente, della Legge n. 49/06, e delle modifiche che potrebbero essere introdotte in funzione di una più adeguata efficacia dei servizi sanitari coinvolti.

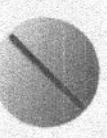

Sommario

Brevi cenni introduttivi alla disciplina degli stupefacenti

Cenni storici

Le leggi sulle sostanze stupefacenti che si sono susseguite nel corso degli anni si sono distinte per modificazioni fondamentali per quanto riguarda il trattamento dei consumatori, i limiti della rilevanza penale della condotta di detenzione e l'intervento pubblico di prevenzione, cura e riabilitazione, mentre è rimasto immutato il sistema di individuazione delle sostanze. Di seguito, in forma riassuntiva, le principali tappe in ordine cronologico con i relativi elementi innovativi:

Legge n. 396/23 - prima disciplina sulla repressione del **commercio abusivo di sostanze stupefacenti**

Legge n. 151/34 - prima definizione di sostanza stupefacente attraverso riferimento ad un elenco

Legge n. 1041/54 - inserimento, tra gli illeciti penali, della **detenzione non autorizzata** di sostanza stupefacente

- inasprimento punitivo delle sanzioni, non bilanciato da prospettive preventive e riabilitative

Legge n. 685/75 - introduzione del concetto di "**modica quantità**" come **causa di non punibilità** se la quantità di sostanza detenuta risulta inferiore ad un determinato limite

- potenziamento dei controlli amministrativi sul consumo di sostanze e previsione di strumenti di cura, recupero e riabilitazione

D.P.R. n. 309/90 - **testo unico** delle leggi in materia di disciplina degli stupefacenti e sostanze psicotrope, prevenzione, cura e riabilitazione dei relativi stati di tossicodipendenza

- introduzione della nozione di "**dose media giornaliera**" (quantificata dal Ministero della Sanità tramite decreto) **a confine**

	tra rilevanza penale e amministrativa, introduzione delle **tabelle** (http://www.ministerosalute.it/medicinaliSostanze/paginaInternaMedicinaliSostanze.jsp?id=7&menu=strumentieservizi), completate e aggiornate dal Ministero della Salute, sentiti il Consiglio Superiore di Sanità e la Presidenza del Consiglio dei Ministri – Dipartimento Nazionale per le Politiche Antidroga
Referendum 1993	- **abolizione delle misure penali relative al consumo** degli stupefacenti e **caduta del limite quantitativo della "dose media giornaliera"**
Legge n. 49/06	- il consumo di sostanza stupefacente viene sanzionato solo sul piano amministrativo introduzione della presunzione legale relativa alla rilevanza penale delle condotte di importazione, esportazione, acquisto, ricezione e detenzione di sostanza stupefacente
	- **eliminazione delle distinzione tra droghe "leggere" e "pesanti".**

Nozione di sostanza stupefacente e di sostanza psicotropa

La legislazione italiana non pone una definizione di sostanza stupefacente e psicotropa in senso farmacologico, bensì, più semplicemente, adotta un approccio analitico-elencativo.

Secondo l'art. 13 del D.P.R. 309/90 una sostanza può dirsi stupefacente o psicotropa soltanto nel caso in cui essa sia espressamente elencata in specifiche tabelle emanate dal Ministero della Sanità (ora del Welfare). In mancanza, indipendentemente dagli effetti che essa può generare, non potrà ritenersi tale.

È opportuno, peraltro, rilevare che la stessa normativa sugli stupefacenti individua, quale criterio generale per la formazione delle suddette tabelle, non solo la presenza di determinate piante e/o prodotti (quali l'oppio, la cannabis, gli alcaloidi, ecc.), ma anche, in via generale, *"ogni altra sostanza che produca effetti sul sistema nervoso centrale e determini dipendenza fisica o psichica"*. Ne deriva che se, da un lato, solo le sostanze inserite nelle apposite tabelle ministeriali possono per legge ritenersi di natura stupefacente e/o psicotropa, dall'altro, è parimenti vero che nelle suindicate tabelle potranno essere inclusi tutti quei prodotti, piante e/o principi attivi capaci di determinare allucinazioni o gravi distorsioni sensoriali. In conclusione, si può dunque affermare che per la legge italiana deve intendersi sostanza stupefacente ogni prodotto capace di arrecare dipendenza e/o effetti sul sistema nervoso centrale, a condizione però che esso risulti inserito nelle tabelle predisposte dal Ministero della Salute.

Vale inoltre la pena precisare che, dopo le modifiche apportate dalla Legge 49 del 2006, la normativa in tema di stupefacenti prevede attualmente due sole tabelle. La prima contiene l'elencazione delle sostanze classificate come stupefacenti o psicotrope (oppio e suoi derivati, cocaina, hashish, ecc.). All'interno della seconda sono invece comprese, nelle diverse sezioni in cui si articola, i medicinali analgesici, i barbiturici, nonché tutte quelle sostanze di corrente impiego terapeutico per le quali sono accertati concreti pericoli di induzione di grave dipendenza.

Il significato dell'elencazione delle sostanze stupefacenti o psicotrope in un'unica tabella non è meramente nominalistico, bensì ha una chiara ragione legata alla scelta che il legislatore ha fatto nel 2006 di equiparare le droghe "leggere" a quelle "pesanti", prevedendo un unico e comune trattamento sanzionatorio.

Condotte suscettibili di sanzione: l'attività di spaccio rispetto a quella di detenzione per uso personale

La normativa attuale pone un'importante distinzione a livello sanzionatorio tra coloro che consumano e/o detengono a titolo personale sostanze stupefacenti o psicotrope rispetto a coloro che, invece, le droghe le producono, le importano, le vendono e/o semplicemente (anche a titolo gratuito) le cedono ad altri.

Nel primo caso, il legislatore prevede una serie di sanzioni di natura amministrativa che, come più avanti vedremo, possono comportare la sospensione della patente, del porto d'armi, del passaporto, e così via.

Nel caso invece del soggetto che detiene per la vendita o cede sostanze stupefacenti di qualsiasi genere e quantità, vengono previste pesanti sanzioni penali che vanno da un minimo di un 1 anno (per i casi di lieve entità) fino a un massimo di 20 anni di reclusione.

A tal riguardo, il Decreto Legge n. 272 del 2005, poi convertito in legge (n. 49 del 2006), ha inserito il cosiddetto criterio di tipizzazione degli indici di spaccio basato, in primo luogo, sulla quantità di sostanza stupefacente detenuta rispetto ai quantitativi indicati nelle tabelle ministeriali. Se dunque un determinato soggetto viene trovato in possesso di una quantità di stupefacente superiore alle soglie prefissate, l'ordinamento lo considera quale fattore importante (anche se non di per sé probante) di un'attività di spaccio.

Riservandoci di approfondire nei prossimi paragrafi tale tematica, veniamo ora ad elencare quali sono le condotte che, secondo il nostro ordinamento, sono passibili di sanzione penale.

Successivamente (par. 6), passeremo ad analizzare le condotte per le quali è prevista la sola sanzione amministrativa.

Condotte suscettibili di sanzione penale

- **Condotte che "oggettivamente" indicherebbero la destinazione a terzi** delle sostanze stupefacenti inserite nella tabella I o dei medicinali nella tabella II, sezioni A, B, C: coltivazione, produzione, fabbricazione, estrazione, raffinazione, vendita, cessione, distribuzione, commercio, trasporto, procurare ad altri, inviare, passare o spedire in transito, consegnare sostanze stupefacenti o psicotrope previste nella tabella I
- **Condotte che**, in determinate circostanze, **possono indicare la destinazione a terzi** delle sostanze stupefacenti: importazione, esportazione, acquisto, ricezione, detenzione di sostanze stupefacenti, psicotrope o medicinali contenenti sostanze stupefacenti o psicotrope contenute nella tabella II, sezione A, eccedenti il quantitativo prescritto
- **Condotte di chi**, munito di autorizzazione, **cede illecitamente, mette o procura che altri mettano in commercio** sostanze inserite nelle tabelle I e II

- **Condotte di illecita produzione o commercializzazione di sostanze chimiche di base e di precursori** utilizzabili nella produzione clandestina di sostanze stupefacenti e psicotrope
- **Condotte di coltivazione, produzione o fabbricazione** di sostanze stupefacenti o psicotrope **diverse da quelle stabilite nel decreto di autorizzazione.**

Il sistema sanzionatorio penale

La destinazione allo spaccio e la detenzione ad uso esclusivamente personale

Il sistema sanzionatorio introdotto dal D.P.R. 309/90 e il referendum del 1993

Il D.P.R. 309/90 si caratterizzava per l'inserimento di un limite quantitativo oggettivo (la cosiddetta **dose media giornaliera)** per distinguere l'ambito penale da quello amministrativo.

Se si superava tale soglia, la semplice detenzione di sostanza stupefacente, anche a titolo di consumo personale, assumeva rilevanza penale.

Il D.P.R. 171/93, successivo al **referendum del 1993,** ha abolito il criterio quantitativo della dose media giornaliera: in tal modo la detenzione di stupefacenti per uso personale non è più considerata un reato, ma un illecito amministrativo, e il parametro quantitativo diventa ininfluente nella determinazione del valore penale della detenzione, anche se può diventare indicativo della destinazione a terzi della sostanza detenuta. L'elemento che caratterizza la condotta di detenzione passa dunque dal concetto quantitativo di dose media giornaliera all'aspetto della **finalità**: la detenzione in sé costituisce una condotta neutra, la cui rilevanza penale o amministrativa è correlata allo scopo, considerando meno offensivo il consumo personale.

Le novità introdotte dalla Legge n. 49/06 e la positivizzazione dei criteri elaborati dalla giurisprudenza

La Legge n. 49/06 ha modificato il sistema punitivo riguardante la detenzione di droghe, con l'introduzione dei criteri che distinguono le condotte di rilevanza amministrativa da quelle di rilevanza penale. Vengono, quindi, regolamentati i parametri indiziari utilizzati, già dal 1993, per distinguere tra la detenzione illecita di sostanze destinate a uso non personale (penalmente rilevante) e la detenzione invece a fini personali (rilevante solo a livello amministrativo).

I **criteri indiziari** introdotti sono:
- **quantità di sostanza stupefacente**

Il decreto del 2006 indica i limiti quantitativi di principio attivo che possono essere ricondotti ad uso personale per ciascuna sostanza inserita nella tabella I, utilizzando, come riferimento, la **dose media singola** (quantità di principio attivo per singola assunzione in grado di produrre in un soggetto tollerante e dipendente un effetto stupefacente e psicotropo).
- **la frequenza media giornaliera delle assunzioni**

- **la dose media settimanale**
- **il potere di provocare modificazioni del comportamento e peggioramento delle capacità psicomotorie.**

I valori della dose media singola vengono aumentati moltiplicandoli per un fattore che varia a seconda delle caratteristiche delle singole sostanze stupefacenti. La detenzione di un quantitativo di sostanze superiore a tali limiti fa presupporre la destinazione ai fini di spaccio.

Peraltro, in mancanza di altri criteri indiziari concomitanti, provare la destinazione a terzi risulta particolarmente difficoltoso. Al contrario, la detenzione di una quantità di sostanze inferiore al limite massimo non esclude la rilevanza penale della condotta, nel caso siano presenti ulteriori criteri indiziari che facciano ritenere infondata l'ipotesi di consumo personale.

- **peso lordo**

  Parametro quantitativo non particolarmente utile, duplicato del criterio precedente.
- **frazionamento della sostanza stupefacente**

  La ripartizione della droga in varie dosi, preparate ed impacchettate, viene considerata una condotta che preannuncia lo spaccio.
- **circostanze dell'azione**

  Comprende tutti i criteri di valutazione non esplicitamente disciplinati, attribuendo all'autorità giudiziaria un ampio potere discrezionale.
- **soggettive**
  - condizioni economiche del reo, che possono giustificare la detenzione di quantità compatibili con il rifornimento di una scorta per l'uso personale
  - stato di tossicodipendenza
- **oggettive**
  - sistema di conservazione delle sostanze
  - rinvenimento di sostanze da taglio o materiali per il confezionamento dello stupefacente
  - detenzione di sostanze stupefacenti di diversa natura.

L'acquisto e la ricezione a qualsiasi titolo di sostanze stupefacenti

L'acquisto e la ricezione di sostanze rientrano nelle situazioni che preannunciano la detenzione, in cui l'acquirente non ha ancora acquisito materialmente la disponibilità della sostanza. Tali reati, quindi, si realizzano nel momento in cui le parti trovano un accordo rispetto alla quantità e qualità dello stupefacente e al prezzo. La rilevanza penale del reato viene esclusa nel caso in cui l'acquisto avvenga per uso esclusivamente personale.

La detenzione di sostanze stupefacenti

La nozione di detenzione non include solo la situazione in cui si verifica una relazione materiale tra soggetto e sostanza, ma anche l'opportunità di disporre della droga in assenza di contatto fisico e nell'ipotesi il contatto sia di breve durata. È considerato responsabile chi conserva la droga sulla propria persona, sul proprio mezzo di trasporto o in locali in cui ha libero accesso, i depositari per conto di altri, chi si prepara a ritirare la droga da un nascondiglio. La detenzione termina quando il possessore perde la disponibilità della sostanza (ad esempio quando viene sequestrata).

Il concorso di persone nella detenzione e la connivenza

Il **concorso** prevede venga offerto un contributo di qualsiasi genere (materiale o morale), che ha effetto determinante nella detenzione di sostanze (ad esempio la custodia, l'occultamento, il controllo della droga). Queste condotte contribuiscono in modo decisivo alla detenzione, prolungandola ed evitando che la droga venga scoperta e sequestrata.

La **connivenza** consiste in un comportamento passivo, che non aiuta in alcun modo il reo e pertanto non è punibile.

Il concorso di persone nella detenzione e il favoreggiamento

Il **favoreggiamento** consiste nell'aiutare il reo rispetto alle ricerche e alle indagini dell'autorità giudiziaria o nel salvaguardare il profitto, il prodotto o il prezzo del reato. Gli elementi che distinguono questa condotta dal concorso nel reato sono costituiti dall'atteggiamento psicologico (volto a facilitare il reo una volta il reato sia concluso, o a sostenere o incoraggiare il prolungarsi del reato) e dall'elemento temporale (interviene quando il reato è già compiuto).

Quesito 1: La polizia stradale, nell'ambito di un normale controllo, ferma un'auto su cui stanno viaggiando due persone: a seguito di una perquisizione viene trovato, nascosto sotto i sedili, un sacchetto con un quantitativo abbastanza ingente di cocaina. Può ritenersi penalmente responsabile per concorso nel reato di detenzione di sostanza stupefacente il passeggero che si trova occasionalmente sull'auto?

Quesito 2: A seguito di una informazione confidenziale i carabinieri si presentano presso l'abitazione di un ragazzo, sospetto spacciatore di ecstasy nelle scuola della zona. In quel momento il ragazzo è assente e vi è solo la madre convivente. Effettuata la perquisizione, vengono rinvenute nella stanza del figlio una cinquantina di pasticche. La madre può essere chiamata a rispondere del reato di detenzione di droga in concorso con il figlio, qualora si accerti che era consapevole di tale situazione?

Risposta: No. Per la sussistenza del concorso non basta essere consapevoli, ma occorre altresì fornire un contributo, anche minimo, alla realizzazione dell'evento.

Se dunque la persona si limita semplicemente a prendere atto del fatto che l'amico o il figlio detiene della droga sull'auto o in casa, essa non risponderà del reato di detenzione illecita di droga.

Nel caso invece il soggetto si presti ad effettuare un'attività, anche minima, di collaborazione, non potrà che derivarne l'accusa di concorso in spaccio di sostanze stupefacenti (è il caso della madre che provvede, in assenza del figlio, ad annotare le telefonate dei clienti, oppure di chi, senza alcuno specifico interesse nella vicenda, aiuta l'amico a nascondere materialmente nei sedili dell'auto la droga).

La codetenzione e il consumo di gruppo

Prima del referendum del 1993, quando era presunto un consumo di gruppo di sostanze, ognuno dei codetentori doveva rispondere dell'intero quantitativo. Venuta meno la limitazione quantitativa costituita dalla dose media giornaliera, è divenuto necessario verificare se questa tipologia di consumo potesse essere compresa nell'uso personale, quindi non di rilevanza penale. Per alcuni anni le sentenze emesse sono state eterogenee e contraddittorie fino alla sentenza delle Sezioni Unite della Cassazione n. 4 del 28/05/1997 che ha seguito l'orientamento che considera il consumo di gruppo come rilevante solo dal punto di vista amministrativo.

Secondo la Suprema Corte, il discrimine tra l'illecito penale e quello amministrativo è stato ricondotto, in primo luogo, alla verifica della sussistenza di una omogeneità delle finalità tra la condotta di chi procede materialmente all'acquisto rispetto agli altri appartenenti al gruppo. Se l'incaricato o gli incaricati all'acquisto hanno agito sulla base di un mandato ricevuto dal gruppo, tutti saranno equiparati come soggetti consumatori di sostanza stupefacente e dunque sanzionati a livello amministrativo. Viceversa, nel caso in cui l'incaricato all'acquisto abbia operato senza ricevere alcun mandato, scatterà per quest'ultimo l'accusa del reato di cessione di sostanza stupefacente.

Quesito 3: Durante un party presso la propria abitazione, il padrone di casa distribuisce gratuitamente agli invitati della marijuana. Nel corso della serata i carabinieri, su denuncia dei vicini di casa, bussano alla porta e rinvengono numerosi soggetti intenti a fumare spinelli. È questa un'ipotesi, non penalmente sanzionabile, di consumo di gruppo?

Risposta: No. La giurisprudenza ha chiarito che l'acquisto o la detenzione di sostanza stupefacente può essere considerata per uso di gruppo, e dunque rilevante sul piano meramente amministrativo, solo allorché si accerta che tutti i componenti del gruppo hanno incaricato uno di loro ad acquistare, anche per loro conto, la droga.

In mancanza, come avviene nel caso in esame, il detentore originario (il padrone di casa) risponderà del reato di cessione di sostanza stupefacente.

Il fatto di "lieve entità"

Nel caso di fatto di "lieve entità", la sanzione penale è diminuita secondo il principio di proporzionalità tra la pena e la gravità del fatto. Esso costituisce una circostanza **attenuante** e non una fattispecie autonoma di reato. Per verificare la lieve entità del fatto, è necessario prendere in considerazione alcuni **parametri** stabiliti dalla legge:

* **quantità della sostanza stupefacente**

  Quando la quantità di sostanza è evidentemente eccessiva, gli altri parametri diventano marginali; quando, però, la quantità è tale da lasciare dubbi, diventa più complesso identificare criteri distintivi. In seguito all'eliminazione del criterio della "dose media giornaliera", la quantità massima detenibile è diventato il criterio legale di riferimento che permette individuare condotte definibili lievi.

* **qualità della sostanza stupefacente**

  Vengono considerate:
  – la purezza
  – la varietà qualitativa delle sostanza

* **condotta di reato e le altre circostanze dell'azione**
  – mezzi e modalità della condotta (ad esempio il carattere stabile dell'attività di

spaccio, la sistematicità con cui viene realizzata, l'organizzazione, il periodo di tempo di svolgimento dello spaccio, il numero di acquirenti abituali, l'ambito territoriale coperto dal narcotraffico)
– condizioni soggettive del reo (ad esempio l'essere incensurato, estraneo al mondo degli stupefacenti, tossicodipendente).

Il giudizio non dipende dalla valutazione di un solo parametro, ma viene esteso a tutti i criteri considerati globalmente. L'applicazione della fattispecie attenuata può però essere esclusa quando un solo parametro risulti decisivo; al contrario, un solo criterio a favore della lieve entità non è sufficiente, dovendo gli altri concorrere per l'ipotesi lieve o almeno non discordare dall'elemento che esclude la gravità della violazione.

Il lavoro di pubblica utilità in sostituzione delle pene detentive e pecuniarie

Nel caso di fatto di lieve entità, il giudice può applicare, al posto della detenzione e delle sanzioni pecuniarie, la pena del lavoro di pubblica utilità, a condizione che:
- la richiesta venga presentata dall'imputato, prima della conclusione del processo e quindi prima dell'emissione della sentenza
- l'imputato sia tossicodipendente o assuntore di sostanze stupefacenti o psicotrope
- il giudice non ritenga che possa o debba concedersi la sospensione condizionale della pena
- venga sentito il parere, consultivo e non vincolante, del pubblico ministero

Nel caso la richiesta sia accolta, il giudice applica la pena del lavoro di pubblica utilità, la cui durata corrisponde a quella della pena sostituita. Nell'ipotesi di inosservanza degli obblighi previsti dallo svolgimento di lavoro di pubblica utilità, la pena sostitutiva viene revocata e viene ripristinata la pena sostituita.

Le circostanze aggravanti

La pena è aumentata:
- quando il reato è commesso da tre o più persone in concorso tra loro e con lo stesso ruolo
- quando la sostanza è consegnata direttamente a un minore o è destinata al consumo di un minore
- per chi promuove o organizza la cooperazione nel reato, dirige l'attività dei concorrenti, ha indotto al reato una persona a sé subordinata all'interno di un rapporto di autorità, direzione o vigilanza o ha indotto al reato un minore o una persona in stato di infermità o deficienza psichica
- per chi si avvale dello stato di minorata difesa a cui è soggetto chi consuma sostanze stupefacenti o psicotrope a causa della propria condizione, con lo scopo di indurlo a commettere un reato
- quando il reato è commesso da persona armata
- quando la sostanza sia adulterata in modo da accentuarne, allo stato potenziale, la lesività

- quando la sostanza venga offerta o ceduta al fine di ottenere prestazioni sessuali da tossicodipendente
- quando la sostanza venga offerta o ceduta all'interno o in prossimità di scuole, comunità giovanili, caserme, carceri, ospedali, strutture per la cura e riabilitazione dei tossicodipendenti
- quando la quantità di sostanza sia ingente

Le altre fattispecie penali

Si tratta di condotte che sono slegate o successive all'attività di spaccio. **Esse sono**:
- agevolazione all'uso di sostanze stupefacenti o psicotrope
- istigazione al reato
- proselitismo
- induzione al reato
- prescrizioni abusive di sostanze stupefacenti
- guida sotto l'influenza di sostanze stupefacenti
- coltivazione illecita di piante da cui possono ricavarsi sostanze stupefacenti
Nei prossimi paragrafi ci soffermeremo, in particolare, sulle ultime tre.

Le prescrizioni abusive di sostanze stupefacenti

Il reato si configura quando vengono somministrate sostanze stupefacenti in mancanza di bisogni terapeutici, indipendentemente dalla necessità ed indispensabilità della loro prescrizione.

Il quadro normativo di riferimento
L'uso terapeutico di farmaci a base di sostanze stupefacenti o psicotrope prescritti secondo i bisogni di cura in relazione alle condizioni mediche del soggetto è considerato **lecito**. Si pone tuttavia il problema di quali siano le terapie per la cura della tossicodipendenza che prevedano la somministrazione di stupefacenti e che siano al contempo consentite dall'art. 83 del D.P.R. n. 309/90.

La prescrizione di sostanze stupefacenti nella terapia a scalare
Dall'entrata in vigore del D.P.R. n. 309/90 la legge ha considerato la prescrizione di sostanze stupefacenti o psicotrope terapeutica, e quindi **lecita**, soltanto se rivolta alla graduale e definitiva disassuefazione del tossicodipendente. La terapia a scalare è stata considerata unico intervento per il recupero del tossicodipendente, sulla base di una politica proibizionista e sull'utilizzo del metadone, il cui utilizzo a lungo termine consente la riduzione del craving ed il graduale reinserimento del tossicodipendente nella società.

Le modifiche degli ultimi anni, con la discussione sulla "teoria della riduzione del danno" e la valorizzazione della libertà dei medici di scegliere i farmaci adeguati alla terapia del tossicodipendente e di personalizzarne il trattamento, insieme all'adozione di un orientamento diverso da parte di alcuni giudici e al ricorso a circolari governative non solo basate su principi repressivi, hanno permesso di valorizzare forme di somministrazione dei farmaci sostitutivi diverse dalla terapia a scalare, in particolare nella terapia di mantenimento e del dolore.

La prescrizione di sostanze stupefacenti nella terapia di mantenimento

La terapia di mantenimento è correlata alla "teoria della riduzione del danno", il cui scopo è limitare conseguenze negative che l'uso di sostanze stupefacenti e lo sviluppo di dipendenza possono comportare sul piano fisico e sociale. Questo tipo di intervento comporta l'uso continuativo di farmaci, anche diversi dal metadone, che permettano di limitare un aggravamento dello stato di tossicodipendenza e quindi l'attuazione di reati per reperire denaro per procurarsi la droga.

L'orientamento tradizionale della legge non considera terapeutiche né la terapia di mantenimento né quella sostitutiva, ritenendole alternative illecite di rifornimento di sostanze rispetto alle vie di approvvigionamento illegale. Il D.P.R. 309/90 permette, però, un'apertura verso la legittimità della somministrazione di farmaci contenenti sostanze stupefacenti nell'ipotesi di una terapia di mantenimento, riferendosi alle esigenze di individualizzazione e differenziazione dei trattamenti in base ai bisogni del singolo. Il referendum del 1993 ha inoltre consentito un'ulteriore apertura, permettendo al medico di scegliere il farmaco più appropriato - anche diverso dal metadone – e ha favorito l'adozione, da parte del Ministero della Salute, delle linee guida, rivolte ai servizi pubblici del Sistema Sanitario Nazionale, per il trattamento della dipendenza da oppiacei con farmaci sostitutivi, che regolano il trattamento di mantenimento a tempo indeterminato della dipendenza da oppiacei con metadone, nell'ambito di una riduzione del danno e permettendo ampia **libertà ai medici**.

La prescrizione di sostanze stupefacenti nella c.d. "terapia del dolore"

La prescrizione di farmaci contenenti sostanze stupefacenti a pazienti affetti da malattie gravi e incurabili che arrecano pesanti sofferenze **non è considerato reato**, per l'evidente scopo terapeutico. La legge comprende nella nozione di terapia anche quella del dolore. È quindi considerata legale la prescrizione, anche in assenza di un programma di disintossicazione, di farmaci contenenti stupefacenti a soggetti che abbiano contratto l'HIV o a tossicodipendenti in crisi di astinenza, purché sia provato che la somministrazione sia avvenuta per scopi terapeutici per eliminare il dolore acuto e che i farmaci utilizzati siano adeguati al trattamento delle tossicodipendenze.

Le proprietà terapeutiche e antidolorifiche dei cannabinoidi e la legittimità del loro impiego nella terapia del dolore per la cura di gravi patologie, sono invece ancora dibattute in ambito legale.

La guida sotto l'influenza di sostanze stupefacenti

La guida sotto l'effetto di sostanze stupefacenti è un **reato**, previsto dall'**art. 187 del Codice della Strada**. Lo stato di tossicodipendenza o di consumo occasionale di droga non assume importanza per la configurazione del reato, ma è sufficiente la rilevazione di uno stato di alterazione fisica e psichica del conducente correlata all'uso di sostanze stupefacenti.

Le modalità di accertamento del reato

Lo stato di alterazione che consegue all'assunzione di sostanza non può essere dedotto unicamente sulla base di segni, sintomi e comportamento del conducente, a differenza di quanto avviene per la guida in stato di ebbrezza alcolica, poiché sono necessarie competenze specialistiche per accertare l'uso di sostanze stupefacenti. I sintomi e i segni esterni possono però motivare la disposizione del personale di invitare il soggetto a sottoporsi ad accertamenti, ma non si possono sostituire ad essi come prova. Funzione della Polizia Stradale è effettuare **accertamenti preliminari** non invasivi sui conducenti per verificare l'assunzione di droga, anche in mancanza dei sintomi caratteristici. Se il conducente dovesse rifiutarsi di sottoporsi a questi accertamenti obbligatori, essi non potrebbero essere effettuati in modo coercitivo; potranno, però, essere applicate le sanzioni previste dal C.d.S. per il rifiuto di sottoporsi a controllo.

Nel caso di esito positivo degli esami preliminari o di altre motivazioni per ritenere che il conducente sia sotto l'effetto di sostanze, gli agenti della Polizia Stradale sono legittimati ad accompagnare lo stesso ad effettuare **ulteriori accertamenti presso strutture sanitarie** adatte. Tali accertamenti sono obbligatori ma, non potendo né gli agenti di Polizia Stradale né il personale sanitario applicarli in modo coatto, nell'eventualità di un rifiuto, è prevista anche in questo caso l'applicazione di sanzioni amministrative (sanzione pecuniaria, sospensione della patente di guida e fermo amministrativo del veicolo). Le stesse sanzioni vengono applicate anche al conducente che, ricoverato in seguito ad incidente stradale, rifiuti di effettuare gli esami richiesti dagli organi di Polizia Stradale.

Le novità introdotte dal D.L. n. 92/08 (convertito in Legge n. 125/08)

Sono state introdotte dal governo nuove misure per aumentare i controlli sulle strade, la sicurezza nella circolazione e le sanzioni per la guida in stato di ebbrezza alcolica o sotto l'effetto di stupefacenti, allo scopo di diminuire il numero di trasgressioni al codice stradale e di morti provocate dall'abuso di droghe.

La **sanzione** per la guida sotto l'effetto di droghe consiste in un'ammenda da euro 1.500 a euro 6.000 e l'arresto da tre mesi ad un anno. All'accertamento del reato consegue in ogni caso la sanzione amministrativa accessoria della sospensione della patente di guida da sei mesi ad un anno. La patente di guida è sempre revocata, quando il reato è commesso dal conducente di un autobus o di un veicolo di massa complessiva a pieno carico superiore a 3,5 t. o di complessi di veicoli, ovvero in caso di recidiva nel biennio.

Se il conducente in stato di alterazione psico-fisica dopo aver assunto sostanze stupefacenti o psicotrope provoca un incidente stradale, le pene sono raddoppiate.

La coltivazione illecita di piante da cui possono ricavarsi sostanze stupefacenti

Il delitto di coltivazione illecita di piante da cui possono ricavarsi sostanze stupefacenti è previsto dall'art. 26 del D.P.R. 309/90. Tra le piante di più diffuso riscontro nella pratica giurisprudenziale possono richiamarsi la cannabis, le foglie di coca, il

Papaver somniferum e alcuni funghi allucinogeni. L'orientamento prevalente e costante della giurisprudenza è incentrato intorno al principio che si tratta di un reato di pericolo presunto per la cui configurabilità non rilevano la quantità e qualità delle piante, la loro effettiva tossicità, la quantità di sostanza drogante da essa estraibile, assumendo tali elementi rilievo solo ai fini della gravità del reato (cfr. peraltro il par. successivo).

La condotta punita va dalla semina fino alla raccolta delle piante.

La coltivazione domestica

Negli ultimi anni sono sempre di più i casi in cui la giurisprudenza si è dovuta occupare del problema della coltivazione di piante per la produzione di sostanze stupefacenti condotta non tanto a livello "imprenditoriale" (rivolta al mercato), bensì presso la propria abitazione per un utilizzo esclusivamente personale.

Come si è visto sopra, il consumo personale di droga non è penalmente sanzionato, mentre dalla lettura della norma sembrerebbe che l'attività di coltivazione costituisca comunque reato, anche nel caso in cui l'attività venga svolta per poter ricavare della sostanza stupefacente a proprio esclusivo uso e consumo.

Negli anni la giurisprudenza si è più volte occupata del tema, dividendosi in due opposti schieramenti: uno, più restrittivo e rigoroso, che ritiene sempre e comunque configurabile il reato di coltivazione, dal momento che si tratta di un reato di pericolo presunto ed autonomo rispetto a quello di detenzione di sostanza stupefacente; l'altro, più aperto, che sostanzialmente collega la sussistenza del reato di coltivazione all'idoneità lesiva di porre sul mercato quantitativi di droga non irrilevanti.

Sul punto, sono intervenute nel 2008 le Sezioni Unite della Cassazione che hanno statuito che è sempre punibile la condotta di coltivazione, salvo che si tratti di condotta produttiva di una sostanza non idonea a determinare un effetto stupefacente in concreto rilevabile (Cass. SS. UU. 10 luglio 2008 n. 28605 in www.dirittoegiustizia.it del 11.7.2008).

In virtù di tale principio, è stato, ad esempio, ritenuto colpevole del reato di coltivazione di sostanza stupefacente colui che, senza la prescritta autorizzazione, coltivava sette piante di *Cannabis indica* con titolo medio dello 0,21% pari a g. 2,13 di principio attivo.

Quesito 4: Un soggetto acquista su un sito internet dei semi di canapa indiana, nonché degli attrezzi necessari per la coltivazione (pubblicazioni, DVD, lampade). Sussiste il reato di coltivazione di pianta per la produzione di sostanze stupefacenti?

Risposta: No. La giurisprudenza ha più volte chiarito che la legge non vieta in alcun modo né la messa in vendita, né l'acquisto tanto dei semi che di eventuali strumenti necessari alla coltivazione. Il reato si integrerà dunque se e allorché l'acquirente farà effettivamente uso dei prodotti acquistati, e cioè a partire dal momento della semina (e fatta salva l'effettiva idoneità dei semi e delle future piante a produrre sostanze stupefacenti di effetto concretamente rilevabile).

L'illecito amministrativo e i provvedimenti a tutela della sicurezza pubblica

I profili dell'illecito amministrativo

Come si è sopra accennato, il nostro ordinamento non ha ritenuto di sanzionare penalmente i soggetti che consumano droga. Tuttavia, se da un lato il semplice utilizzo di sostanza stupefacente non costituisce di per sé reato, ciò non esclude che tale condotta possa essere diversamente sanzionata.

L'art. 75 del D.P.R. 309/90 prevede infatti che chi acquista, riceve e detiene sostanza stupefacente per fini personali è sottoposto ad una o più sanzioni amministrative per un periodo non inferiore a un mese e non superiore ad 1 anno. Le sanzioni vengono irrogate dal prefetto e sono:

- sospensione della patente di guida o divieto di conseguirla
- sospensione della licenza di porto d'armi o divieto di conseguirla
- sospensione del passaporto e di ogni altro documento equipollente o divieto di conseguirlo
- sospensione del permesso di soggiorno per motivi di turismo o il divieto di conseguirlo se cittadino extracomunitario.

Nel caso di tossicodipendenti, questi possono essere esortati a seguire un programma terapeutico e socio-riabilitativo o educativo e informativo personalizzato.

Per reati particolarmente lievi, il prefetto può limitarsi ad invitare il reo a non fare più uso di sostanze.

I provvedimenti di tutela della sicurezza pubblica

Nel caso i reati commessi siano considerati pericolosi per la sicurezza pubblica, è prevista l'applicazione di particolari misure. I destinatari sono le persone già condannate per reati contro la persona, il patrimonio, per quelli previsti dal testo unico sugli stupefacenti e dalle norme sulla circolazione stradale o destinatari di misure di prevenzione o di sicurezza.

Le misure sono inflitte dal questore e sono:

- obbligo di presentazione almeno due volte alla settimana presso il locale ufficio di P.G. o presso il comando dell'arma dei carabinieri
- obbligo di rientrare nella propria abitazione o dimora entro orari prefissati e di non uscire prima dell'ora prefissata
- divieto di frequentare determinati locali pubblici
- divieto di allontanarsi dal comune di residenza
- obbligo di comparire presso l'ufficio o il comando di polizia indicato negli orari di entrata ed uscita dagli istituti scolastici
- divieto di condurre veicoli a motore.

Le misure cautelari e le sanzioni detentive eseguite nei confronti di persone tossicodipendenti

L'art. 89 D.P.R. 309/90 e i provvedimenti restrittivi nei confronti dei tossicodipendenti che abbiano in corso programmi terapeutici o intendano sottoporvisi

Gli artt. 89 e 90 del D.P.R. 309/90 prevedono un trattamento di misure cautelari e sanzionatorie di favore per i tossicodipendenti che seguono programmi terapeutici presso servizi pubblici o strutture private e/o manifestano l'intenzione di sottoporvisi.

L'applicazione degli arresti domiciliari nei confronti dei tossicodipendenti che abbiano in corso programmi terapeutici

Qualora, in relazione a un reato commesso da un tossicodipendente, ricorrano i presupposti per la custodia cautelare in carcere, il giudice, ove non sussistano esigenze cautelari di eccezionale rilevanza, dispone gli arresti domiciliari allorché l'interruzione del programma terapeutico a cui è sottoposto possa pregiudicarne il recupero.

Esistono peraltro dei **limiti** all'applicabilità di questa misura. Per soggetti indagati per rapina aggravata o estorsione aggravata e in presenza di particolari esigenze, gli arresti domiciliari possono essere applicati solo nel caso in cui il programma terapeutico avvenga presso una struttura residenziale di recupero, adatta a tutelare i bisogni di sicurezza della cittadinanza a fronte di comportamenti ritenuti di allarme sociale. Le "particolari esigenze cautelari" comprendono il pericolo di inquinamento delle prove, fuga e recidiva.

Nel caso si verifichino "esigenze cautelari di eccezionale rilevanza", l'applicazione degli arresti domiciliari per il tossicodipendente che segue un programma di recupero non è possibile, poiché prevale l'aspetto della custodia e della tutela della sicurezza pubblica sull'esigenza della riabilitazione.

La sola presenza di precedenti penali non è sufficiente a fondare l'applicazione della custodia cautelare in carcere. Al contrario la quantità e l'eterogeneità delle sostanze stupefacenti sequestrate, i rapporti criminali dell'indagato, il suo inserimento stabile in organizzazioni criminose e la sistematicità e diffusione dell'attività criminosa possono essere sintomatici dell'importanza delle esigenze cautelari. Le disposizioni inoltre non si applicano nel caso di reati di particolare gravità e significato di allarme sociale, mentre non è una limitazione all'applicabilità degli arresti domiciliari la condanna per evasione nei cinque anni precedenti il fatto per il quale si procede.

L'applicazione degli arresti domiciliari nei confronti dei tossicodipendenti che intendano sottoporsi a programmi terapeutici

Nel caso una persona tossicodipendente già in custodia cautelare manifesti il desiderio di seguire un programma di recupero, il giudice può disporre gli arresti domiciliari, a **due condizioni**:
- che il detenuto tossicodipendente presenti la domanda, allegata alla certificazione delle strutture competenti che attesti lo stato di tossicodipendenza, il metodo con

cui è stato accertato l'uso abituale di sostanze e la dichiarazione di disponibilità all'accoglimento rilasciata dalla struttura. Per i reati di rapina aggravata e di estorsione aggravata, il regime di favore è ammesso, ma dipende dall'identificazione di una struttura residenziale adatta ad assicurare adeguate condizioni di sicurezza

* che il giudice escluda la fondatezza di esigenze cautelari di eccezionale rilevanza.

Le misure cautelari nei confronti delle persone affette da AIDS o da grave deficienza immunitaria

La custodia cautelare in carcere non può essere né ordinata né mantenuta allorché l'imputato sia affetto da AIDS, da grave deficienza immunitaria o da malattia particolarmente grave, per cui le sue condizioni di salute siano incompatibili con la detenzione o non permettano adeguate cure in caso di carcerazione.

Gli arresti domiciliari in comunità

Le necessità preventive e la riabilitazione del tossicodipendente possono essere soddisfatte congiuntamente dall'applicazione degli arresti domiciliari presso una comunità terapeutica ritenuta adatta ed adeguata dal giudice, previa disponibilità della comunità ad ospitare il tossicodipendente e ad elaborare un programma riabilitativo.

La sospensione dell'esecuzione della pena detentiva

L'art. 90 del D.P.R. 309/90 prevede che l'esecuzione della pena detentiva inflitta ai tossicodipendenti per reati commessi in relazione al proprio stato di tossicodipendenza possa essere sospesa laddove si accerti che la persona si è sottoposta ad un programma terapeutico e socio-riabilitativo.

Se nei cinque anni successivi il condannato non commette altro reato di natura dolosa, la pena ed ogni altro effetto penale si estinguono. Se invece nei cinque anni il reo commette nuovi reati, la sospensione dell'esecuzione viene revocata di diritto.

Gli accertamenti tecnici sulla sostanza stupefacente

Per poter definire una condotta come reato penale o amministrativo, è necessario venga accertata la natura della sostanza, per stabilire se essa faccia parte delle sostanze stupefacenti. Nel caso ciò sia verificato, gli aspetti qualitativi e quantitativi della sostanza assumono importanza allo scopo di individuare la sua eventuale destinazione illecita.

L'accertamento sulla sostanza nell'illecito penale

A seconda dei casi, all'analisi sulla qualità e quantità della sostanza può procedere il pubblico ministero nelle forme dell'accertamento, nella fase delle indagini preliminari, o della perizia o della consulenza.

Il *test speditivo* o *"narcotest"*

L'analisi della sostanza spesso viene effettuata direttamente dalla polizia giudiziaria con i test speditivi o "narcotest", metodi di semplice utilizzazione e a riscontro immediato. Il "narcotest" si colloca nell'ambito delle indagini preliminari e i risultati hanno solo valore di indizio, ma sono sufficienti per la decisione di applicare una misura cautelare.

I risultati del "narcotest" possono invece essere usati come prova per la decisione del giudice in ordine alla responsabilità penale, in assenza di una perizia o di un accertamento tecnico, nel caso sia scelto il giudizio abbreviato.

Il "narcotest" non è necessario al fine di convalidare l'arresto effettuato in flagranza di reato.

L'accertamento sulla sostanza nell'illecito amministrativo

Gli organi di polizia, riscontrata una possibile violazione, possono procedere al sequestro amministrativo della sostanza e devono disporre gli accertamenti tossicologici.

L'incidenza delle sostanze stupefacenti sull'imputabilità

Le modalità di assunzione

Secondo il codice penale, si possono distinguere tre modalità di assunzione della sostanza:

- accidentale: derivata dal caso fortuito o dalla forza maggiore; l'imputabilità è esclusa
- non accidentale (volontaria o colposa): non esclude, né diminuisce l'imputabilità
- preordinata al fine di commettere un reato o di prepararsi una scusa: l'imputabilità non è esclusa né diminuita, ma è previsto un aumento di pena.

Consumo abituale e intossicazione cronica

Nel caso un reato sia commesso da un soggetto in stato di alterazione e che consumi abitualmente sostanze stupefacenti, la pena è aumentata. Per i soggetti che presentano intossicazione cronica, viene adottato il vizio di mente, poiché questo stato è considerato alla pari di un'infermità, in grado di escludere o diminuire la capacità di intendere e di volere. Diventa ininfluente, ai fini dell'accertamento, l'assunzione continua o meno di sostanze da parte del soggetto, in relazione al carattere stabile dell'alterazione causata dall'intossicazione cronica.

È invece importante valutare lo stato di intossicazione nel momento in cui si è verificato il reato.

Il vizio totale o parziale di mente può essere riconosciuto anche nell'eventualità del solo abuso di sostanze indipendentemente da un vero e proprio stato di intossicazione, solamente quando l'abuso va ad inserirsi su un disturbo già esistente, tanto da peggiorarne la condizione patologica.

Le implicazioni terapeutiche della legislazione attuale

La situazione italiana è caratterizzata da un'alternanza di posizioni proibizionisti-
che punitive e liberali, che talvolta ostacolano l'organizzazione dei servizi e il lavoro
degli operatori. L'entrata in vigore del D.P.R. n. 309/90 non ha risolto le contraddi-
zioni nell'ambito dei reati correlati alle sostanze stupefacenti, ma ha consentito una
regolamentazione del settore, attraverso l'articolazione della rete dei Servizi per le
Tossicodipendenze (SerT) e alla crescita culturale di una dimensione disciplinare di
quest'area, che potrà agevolare il consolidamento della professionalità dei diversi
operatori dei SerT e un miglioramento della ricerca in questo settore.

Obiettivi più importanti, nell'ambito di un quadro di miglioramento qualitativo
delle prestazioni per utenti tossicodipendenti, sono la stabilizzazione e la formazione
degli operatori e il loro affinamento in relazione a un modello di lavoro integrato,
considerato l'approccio più efficace al problema, sia nei SerT che negli altri Servizi
che si occupano di altri aspetti assistenziali e terapeutici di questi pazienti.

Evoluzione delle norme penali e amministrative
e impatto sulla popolazione clinica

Come rilevato dalla "Relazione annuale al parlamento sullo stato delle tossicodipendenze per l'anno 2007", e riportato dal "Libro Bianco sulla Fini-Giovanardi"
(http://fiore.iworks.it/blog/tag/fuoriluogo/), è stato riscontrato dal 2006 al 2007,
in concomitanza con l'applicazione della Legge n. 46/06, un aumento delle segnalazioni all'autorità giudiziaria (+7,5%), soprattutto degli stranieri (+12,1%), e delle
sanzioni amministrative (dal 2004 al 2007 +62,6%), mentre sono diminuite le ar-
chiviazioni, gli inviti formali a seguire un programma, le richieste di programma
e i sequestri (-10,5%). Per quanto riguarda la proporzione di tossicodipendenti presenti in carcere, essi erano il 26,4% dei detenuti al 30/06/2006 (prima dell'approvazione dell'indulto), diminuiti al 21,4% al 31/12/2006 (poco dopo l'indulto, che
ha quindi influito in misura maggiore sui tossicodipendenti, spesso condannati per
reati di modesta entità) ma aumentati al 31/12/2007 al 27,6% e al 30/06/2008 al
26,8%. La percentuale di detenuti per reati secondo l'art. 73 D.P.R. 309/90 era nel
2004 il 38,8% (il 53,6% dei detenuti stranieri), rimasta costante fino al 30/06/2008
(38,2% e 49,5%). L'applicazione dell'indulto e la successiva crescita dei detenuti
non sembrano quindi aver modificato la composizione della popolazione carce-
rata italiana.

Il volume delle misure alternative in corso si è ridotto (da 11.646 affidamenti ordinari e 4.053 terapeutici al 30/06/2006 a 2.363 affidamenti ordinari e 1.072 terapeutici al 30/06/2008). La proporzione tra affidamenti ordinari e terapeutici,
tuttavia, risulta aumentata a favore dei primi, in parallelo con la percentuale dei
tossicodipendenti che, non riuscendo ad ottenere l'affidamento terapeutico, acce-
dono a quello ordinario. Questo può essere spiegato con il fatto che parte di coloro
che secondo le precedenti regole erano considerati tossicodipendenti sia dai SerT
che dal sistema penitenziario, non vengono più considerati tali dalla magistratura

di sorveglianza, comportando l'impossibilità di ricorrere all'affidamento ordinario. Inoltre l'affidamento in prova in casi particolari non può essere concesso più di due volte, a differenza dell'affidamento ordinario che non prevede tale limitazione; se si considera l'alto tasso di recidiva e di abbandono dei percorsi terapeutici caratteristico dei tossicodipendenti, è verosimile che questi ultimi esauriscano presto le possibilità che hanno a disposizione di accedere all'affidamento terapeutico.

Rispetto al periodo antecedente l'applicazione dell'indulto, il numero di procedimenti penali risulta aumentato: il numero di procedimenti pendenti per l'art. 73 è aumentato del 31,5% e il numero degli imputati per l'art. 73 del 44,5%.

Il volume di interventi psicosociali e riabilitativi effettuati **in carcere** è diminuito dal 2004 al 2007, a causa della riduzione del sostegno psicologico (-23%) e degli interventi di servizio sociale (-18,9%), mentre il numero complessivo di trattamenti farmacologici erogati è rimasto costante, con una diminuzione della prescrizione di metadone a breve termine, a vantaggio di un più frequente trattamento metadonico a medio o lungo termine.

Nello stesso periodo, presso le **strutture riabilitative** si riduce la quantità di interventi psicosociali (sostegno psicologico -21% e interventi di servizio sociale -16,8%) ma aumentano significativamente gli interventi farmacologici (in particolare metadone a lungo termine +40%).

Nei **SerT** la riduzione degli interventi psicosociali è meno pronunciata, ma analogamente agli altri setting si rileva un aumento delle prescrizioni farmacologiche (+16,6%), in particolare del metadone a lungo termine (+33,7%).

Il numero di nuovi casi annui presso i SerT si è mantenuto costante, ma si è osservata una crescita del numero complessivo di utenti in carico, verosimilmente per il protrarsi dei percorsi terapeutici, suggerito in parte dall'aumento dei trattamenti farmacologici a lungo termine. Al contrario si è riscontrato un calo degli utenti delle strutture socio-riabilitative (dal 2004 al 2007 -5,6%). Nonostante sembri ampiamente condivisa l'idea che il carcere non debba essere il luogo della presa in carico e del trattamento dei tossicodipendenti, il numero di soggetti che ogni anno trovano collocazione presso le strutture socio-riabilitative appare esiguo in proporzione al numero di tossicodipendenti che vengono incarcerati.

Prospettive di sviluppo della legislazione sugli stupefacenti e dei rapporti con i servizi sanitari

Nel dibattito sulla legislazione in merito alle sostanze stupefacenti, si rilevano alcune posizioni a sostegno della necessità di un miglioramento della legge vigente a partire dalle aree che spesso implicano l'emanazione di sentenze eterogenee e contraddittorie, che non sembrano risolte dalla successiva Legge n. 49/06.

In Italia, un'elevata quota di reati è risultata connessa, direttamente o meno, al traffico di stupefacenti (ad esempio reati contro il patrimonio o la persona, o incidenti stradali avvenuti sotto l'effetto di alcool o sostanze), situazione aggravata dalla diffusione di condotte anomiche e dallo sviluppo di strumenti e tecniche innovative per la produzione delle droghe.

La legislazione vigente potrebbe essere migliorata ad esempio esplicitando il concetto di detenzione di sostanze penalmente rilevante, superando le ambivalenze introdotte dal criterio ponderale, che può portare a conseguenze processuali e giudiziarie sproporzionate rispetto al reato commesso, attraverso, ad esempio, la reintroduzione di un criterio quantitativo, a cui però potrebbero essere aggiunti specifici parametri soggettivi dimostrabili dall'interessato, quali la disponibilità economica per l'acquisto.

Altri aspetti passibili di miglioramento riguardano la definizione della mappa delle condotte penalmente rilevanti, prevedendo l'introduzione di un sistema sanzionatorio differenziato sulla base dei comportamenti, e la revisione del sistema sanzionatorio, superando la struttura che prevede un reato base e una serie di elementi circostanziali, che crea disparità di trattamento ed è legata a interpretazioni soggettive. In particolare, potrebbe essere meglio formalizzata la differenza tra coloro che svolgono continuativamente attività illecita di acquisto e cessione condizionata da uno stato di tossicodipendenza e coloro che agiscono attraverso dinamiche criminali non correlate ad una condizione di dipendenza, quindi socialmente più pericolose, e potrebbe essere meglio definito il criterio dell'ingente quantità che potrebbe diventare un reato autonomo invece che un'aggravante.

Anche il sistema delle sanzioni amministrative potrebbe essere formulato nuovamente, analogamente a quanto proposto riguardo al sistema penale, introducendo un criterio di proporzionalità tra sanzione e reato. Sarebbe secondo alcuni auspicabile il ritorno alla distinzione tra droghe leggere e pesanti, che implicano condotte caratterizzate da offensività di grado diverso, e una modificazione della natura del reato di guida in stato di intossicazione da stupefacenti, da contravvenzionale a delitto, e inserita all'interno del Codice Penale o del Testo Unico sugli stupefacenti, comportando quindi l'applicazione di sanzioni diverse e più severe.

BIBLIOGRAFIA

Attanasio A. Gli stupefacenti, Commentario Giurisprudenziale. Experta, 2006

Giordano E.A. Di Matteo A., Reati in materia di stupefacenti, Percorsi Giurisprudenziali. Giuffrè, 2008

Opilio S. Portelli F., La disciplina delle sostanze stupefacenti. L'illecito penale e amministrativo. Cedam, 2008

Tre anni di applicazione della legge 49/2006 sulle droghe. Libro bianco sulla Fini-Giovanardi. http://fiore.iworks.it/blog/tag/fuoriluogo/

Zaina C.A., Perché e (soprattutto) come è possibile modificare la legislazione sugli stupefacenti. http://www.altalex.com/index.php?idnot=45314

Glossario

Giovanni Forza

Tossicologia Clinica delle Tossicodipendenze, Azienda Ospedaliera - Università di Padova

Abbioccato: in stato di incoscienza, o comunque molto intossicato da sedativo-ipnotici od oppiacei.

Acapulco gold: marijuana coltivata in Messico.

Acido: LSD, o altro allucinogeno.

ADAM: MDMA.

After hours: ritrovi dopo la normale chiusura delle discoteche.

Agganciare: offrire sostanze stupefacenti.

Ago: siringa per iniettare droga.

Ammuccare: ingerire pastiglie di sostanze stupefacenti.

Andare a male: essere stati male sul serio in seguito ad assunzioni più o meno massicce, più o meno continuative di MDMA.

Anfe: amfetamina.

Arnesi: equipaggiamento per iniettare droga.

Assorbente: particolare confezione di LSD o allucinogeno su carta assorbente.

Bad trip ("Viaggio cattivo"): effetto negativo dell'assunzione di allucinogeni; spesso si tratta di un attacco di panico, talora di una crisi psicotica.

Bamba: cocaina.

Bambulè: parola rituale spesso usata all'inizio dell'uso di *hashish* o marijuana.

Bere: assumere metadone per via orale.

Bianca: cocaina.

Bietta: piccola quantità (o anche grande quantità) di sostanza psicoattiva utilizzata in uno spinello.

Biglia: pastiglia di MDMA.

Binge: abbuffata (spesso usata per la cocaina).

Bionda: sigaretta.

Bollo: allucinogeno in formato di piccolo pezzo di carta con la sostanza contenuta in una parte gommosa adesa ad esso.

Bomba (1): pastiglia di MBDB.

Bomba (2): sigaretta di THC.

Bomber: una grossa sigaretta di marijuana, vedi cannone.

Strafatti

Bombita: iniezione di amfetamina-eroina.

Bongo: contenitore per fumare *hashish* o marijuana.

Bonza: cocaina.

Brown sugar: particolare qualità di eroina in grani scuri.

Buco: iniezione di sostanza stupefacente, spesso eroina.

Bumbo: metadone.

Bummare: aspirare THC (da un bongo o da un cylum).

Buro: sigaretta di THC.

Busta, bustina: confezione contenente una piccola quantità ("dose") di stupefacente, in genere eroina o cocaina.

C: cocaina.

Caccia (essere a caccia): essere alla ricerca di una dose di sostanza.

Cala: pastiglia di MDMA.

Calare, calarsi: assumere per via orale pastiglie, detto in genere per ecstasy o simili.

Cali dreamer: pastiglia di sostanza simil-ecstasy.

Calo: condizione psicofisica del soggetto in astinenza da sostanze stupefacenti.

Canna: sigaretta di marijuana o *hashish*.

Cannone: grossa sigaretta di marijuana o *hashish*.

Caramellato: tipo di eroina in forma solida.

Carenza: astinenza.

Caricare: rifornirsi di sostanza da uno spacciatore per poi rivenderla.

Cartone: allucinogeno in formato di piccolo pezzo di carta con la sostanza contenuta in una parte gommosa adesa ad esso (vedi anche: bollo, francobollo).

Cavallo: distributore di stupefacenti per conto terzi.

Ceppa, ceppo, cippa: sigaretta di THC.

Chicca: pastiglia di MDMA.

Chimica: fame seguente al consumo di THC.

Chippy: ragazza che ottiene denaro per la droga con la prostituzione.

Cicca: sigaretta.

Cioccolato: *hashish*.

Coca: cocaina.

Cocktail (1): mescolanza di diverse sostanze psicoattive.

Cocktail (2): un pezzetto di sigaretta di marijuana inserito in una sigaretta normale.

Collassato: persona in stato di torpore prodotto da sedativi o eroina, non necessariamente overdose.

Colletta (fare colletta): chiedere soldi per potersi procurare la sostanza.

Colpo: cocaina.

Coma (essere in coma): essere sotto gli effetti dell'intossicazione.

Conto vendita: ritirare la droga senza pagarla alla consegna, a credito.

Coperto (essere coperto): non essere ancora in astinenza; si dice anche di terapia sostitutiva metadonica che fa effetto per l'intera giornata ("il metano mi copre bene").

Cotto: persona in evidente stato di intossicazione di eroina o psicofarmaci.

Craccola, croccola, cracoa, crecoa: pastiglia di ecstasy.

Crack: formulazione di cocaina destinata ad essere fumata.

Crank: metamfetamina.

Crash: senso di profonda astenia e depressione che segue l'effetto di una sostanza eccitante (cocaina).

Crystal meth: metamfetamina.

Cucchiaio, cucchiaino: strumento utilizzato per sciogliere lo stupefacente.

Cub: zolletta di zucchero contenente LSD.

Cylum, chilom, kilom: particolare cannello cilindrico per fumare *hashish* o marijuana.

Dagga: termine sudafricano per marijuana.

Dare soldi a cadere: pagare la sostanza allo spacciatore subito.

Dare soldi a gancio: dare soldi per la sostanza da ricevere in un secondo momento.

Devasto: lasso di tempo in cui si consumano sostanze, in genere THC.

Dinamite: potentissima dose di droga.

Disco biscuit: pastiglia di sostanza simil-ecstasy.

Disco burger: pastiglia di sostanza simil-ecstasy.

Dollaro: pastiglia di MBDB.

Dolls: combinazione di amfetamine e barbiturici.

Dom: dimetossiamfetamina.

Dose: confezione contenente una piccola quantità di stupefacente, in genere eroina o cocaina.

Down: fase discendente dell'effetto della sostanza.

E (1): eroina.

E (2): pastiglia di MDMA.

Edward: pastiglia di sostanza simil-ecstasy.

Ecstasy: MDMA.

Ecstasy liquida: acido gammaidrossibutirrico (GHB).

Erba: marijuana.

Ero: eroina.

Eva: MDE.

Fanecco: persona che faccia un uso abituale e non controllato di sostanze.

Fantasy: pastiglia di sostanza simil-ecstasy.

Farma: farmacia.

Farsi: l'atto di assumere sostanze stupefacenti.

Farsi una canna: fumare marijuana o *hashish*.

Farsi una pera: iniettarsi una sostanza in vena.

Fatto: persona sotto l'effetto di eroina.

Fattume: gruppo di persone, in generale di aspetto trasandato, che fa uso di sostanze (in genere THC) assieme.

Fiala: contenitore per sciogliere sostanze, vedi cucchiaio.

Fido dido: pastiglia di sostanza simil-ecstasy.

Filtro, filtrino: cotone usato per filtrare l'eroina sciolta; spesso riutilizzato ("farsi un filtro").

Flash: sensazione forte che si ha immediatamente dopo l'iniezione di una sostanza.

Flashback: improvviso ritorno dell'effetto di un allucinogeno (LSD) a distanza dall'assunzione, talora anche dopo l'assunzione di THC.

Strafatti

Flippato: persona che accusa nel tempo disturbi derivati dall'uso di sostanza, spesso allucinogeno od eccitante.

Fradicio: dipendente da sostanze cronico che ha perso il lavoro, non si cura del suo aspetto.

Francobollo: allucinogeno in formato di piccolo pezzo di carta con la sostanza contenuta in una parte gommosa adesa ad esso.

Free base: cocaina in polvere trattata con ammoniaca per avere la cristallizzazione.

Frisco speedball: combinazione di cocaina, eroina e LSD.

Fumato: persona che ha assunto *hashish* o marijuana.

Fumo: *hashish* o marijuana.

Funghetti magici, funghi: funghi allucinogeni.

Fuori: di persona non padrona del proprio stato mentale.

Fuorivena: errata iniezione endovenosa con fuoriuscita di sostanza dalla vena.

Fuso: persona in evidente stato di intossicazione di eroina o psicofarmaci.

Gamma O: acido gammaidrossibutirrico (GHB).

Gancio (darsi un gancio): appuntamento con qualcuno che possa procurare la sostanza.

Ganja, gangia: nome di un tipo di marijuana indiana, per estensione marijuana.

Gettone: pastiglia di MDMA.

Ghiaccio: metamfetamina.

Giuggiola: pastiglia di MDMA.

Gnugna: eroina.

Grammata: approssimativa quantità di un grammo di sostanza (eroina, cocaina).

H: eroina.

H-C: eroina-cocaina.

High: essere sotto l'effetto di una droga.

Ice: metamfetamina.

Imbosco: luogo ove nascondere stupefacenti.

Impasticcato: assuntore di pastiglie.

Impasto: mescolanza di tabacco con hashish od altra sostanza.

Infame: delatore o confidente della polizia.

Infognato: persona che non riesce a frenare il suo bisogno di sostanze stupefacenti, e ne fa un uso continuo ("mi sono infognato").

Ingoiare: assumere una pastiglia di sostanza, in genere eccitante (spesso ecstasy).

Inscimmiato: persona sotto l'effetto dell'astinenza (da oppiacei); per estensione: dipendente.

Insulina: siringa da insulina.

Intramuscolo: iniezione intramuscolare.

Joint: sigaretta di marijuana, fumata in genere in gruppo.

Junk: qualità scadente di eroina.

K, kappa: ketamina.

Kat: stimolante allucinogeno usato nel Corno d'Africa.

Kit: strumenti necessari per iniettare droga.

Laccio: laccio emostatico.

Lavarsi il sangue: disintossicarsi.

Love drug: MDA.

M: morfina.

Madama: polizia.

Magic k: ketamina.

Manca: astinenza da sostanza, spesso oppioidi ("sono in manca").

Mangiare: assumere una pastiglia di sostanza, in genere eccitante (spesso ecstasy).

Maria: marijuana.

Marocchino: *hashish*, THC.

Merda (1): eroina.

Merda (2): *hashish*.

Mescal: punte tagliate del cactus contenente mescalina.

Mesta: impasto di tabacco ed altra sostanza.

Meta, metano: metadone.

Mezzo, mezzino: approssimativa quantità di mezzo grammo di stupefacente.

Micropunte: LSD.

Morning glory: allucinogeno ricavato dalla *Ipomoea violacea*.

Movimenti giusti: i contatti giusti per prendere un piccolo quantitativo di pastiglie e di acidi da spacciare.

Movimento: luogo dove vi sia occasione di acquistare sostanze stupefacenti.

Narco: squadra narcotici.

Nero: *hashish*, THC.

O: oppio.

Over: overdose.

Overdose: dose eccessiva di una droga che genera sintomi gravi o morte.

Ovulo: confezione ermetica inghiottita per trasportare stupefacente (spesso cocaina).

Pacco: quantità di droga di scarsa qualità o addirittura non stupefacente ("mi hanno tirato un pacco").

Palletta: pastiglia di MDMA.

Pallina: confezione di droga trasportabile in bocca.

Pane, panetto: confezione di *hashish* o oppio nell'ordine di etti.

Parafernalia: equipaggiamento per iniettare droga.

Pasta, pasticca: pastiglia, in generale di MDMA o uno stimolante o un allucinogeno.

Pastone: bocca impastata dopo il consumo di THC.

Pera: iniezione di stupefacente; per estensione: eroina.

Perfettina: amfetamina.

Pezzo (1): cocaina.

Pezzo (2): pastiglia di MDMA.

Piazza: luogo di spaccio e di ritrovo di tossicodipendenti.

Piena (arriva la piena): esplosione dell'effetto.

Pillola della pace: fenciclidina.

Pioppa: sigaretta di THC.

Pippare: assumere stupefacente per via nasale.

Strafatti

Pippotto: sostanza assunta per via nasale.

Piramidi: LSD (micropunte).

Pista (1): cicatrice prodotta da numerose iniezioni.

Pista (2): quantità di cocaina assunta per via nasale, vedi riga.

Pista (essere in pista) (1): essere su di giri per l'effetto della sostanza.

Pista (essere in pista) (2): essere alla ricerca di una dose di sostanza.

Polline: THC.

Polvere d'angelo: fenciclidina.

Pompa: siringa.

Popper: nitrito di amile, diffusa sostanza inalante.

Porro: sigaretta di THC.

Prendere, prendersi: ottenere gli effetti della sostanza ("mi ha preso bene/male").

Psilo: psilocibina.

Puccino: normale sigaretta cosparsa di cocaina prima di essere fumata.

Pulito: tossicodipendente al momento disintossicato.

Pungersi: usare una sostanza in vena.

Punte: LSD.

Purini: allucinogeni.

Pusher: spacciatore.

Puzzone: *hashish* di qualità scadente.

Quarto, quartino: approssimativa quantità di stupefacente corrispondente a un quarto di grammo (è il quantitativo più spesso usato come singolo acquisto o dosaggio).

Rap, rappare: pronunciare rapidamente, parlare incessantemente sotto l'effetto della droga.

Raves: raduni di frequentatori di discoteche in genere utilizzatori di MDMA.

Ricetta (1): ricettatore.

Ricetta (2): prescrizione medica, vera o falsa.

Richiamo: assunzione di una piccola quantità di sostanza a breve lasso di tempo da una prima assunzione per mantenere lo stato di intossicazione.

Riga: quantità di cocaina disposta come su una linea, vedi pista.

Risucchio: risucchiare il sangue ripetutamente nella siringa durante l'iniezione.

Ritirare: andare a prendere un certo quantitativo di droga.

Roba, robba: sostanza stupefacente, in genere eroina.

Rollare: confezionare sigaretta di *hashish* o marijuana.

Rota: astinenza (da oppioidi); "sto a rota".

Rush: effetto immediato di un'iniezione di metaamfetamina, analogo al *flash*.

Sacchetto: approssimativa quantità di sostanza (spesso eroina) di circa 5 grammi.

Salire: la progressiva crescita dell'effetto delle sostanze; "mi sta salendo": la sostanza sta facendo effetto.

Sballo: espressione usata per indicare una generica alterazione psichica indotta da sostanze.

Sballato: sotto l'effetto acuto della sostanza.

Sbattersi, sbattimento: darsi da fare per procurarsi la droga.

Scalare: riduzione progressiva della sostanza d'abuso.

Scimmia: astinenza dalla sostanza (eroina); per estensione dipendenza da eroina o da cocaina.

Scoppiato: astinente da droga.

Sdrumare: mischiare il tabacco con sostanze stupefacenti.

Secco (farsela a): sopportare l'astinenza senza ausilio di farmaci.

Sgamato: scoperto ("mi hanno sgamato").

Shabu: metamfetamina.

Shilom: pipa di forma particolare usata per l'*hashish*.

Shooting gallery: luogo dove i drogati si incontrano per iniettarsi le sostanze.

Skin popping: iniezione di sostanza sotto cute.

Smazzare (pastiglie): smistare (le pastiglie di stimolanti o allucinogeni) fra un gruppo e l'altro.

Sniffare: inalare, assumere droga per via nasale.

Sola: quantità di droga di scarsa qualità o addirittura non stupefacente ("ho preso una sola"); vedi anche pacco.

Spaccia: spacciatore.

Spada: siringa.

Spaderia: farmacia.

Special k: ketamina.

Speed: amfetamina.

Speed ball: ("palla veloce") mescolanza di cocaina ed eroina in vena.

Sparare, spararsi (in vena): iniettare, iniettarsi una sostanza in vena.

Spilli: effetto prodotto nel corpo da un eccesso di codeina nell'eroina usata.

Spinello, spino: sigaretta di *hashish* o marijuana.

Sprizza: siringa.

Strafatto: persona che ha ecceduto nell'abuso.

Stravolto: fuori, strafatto, fuso.

Striscia: dose di cocaina, vedi riga, pista.

Svelta: cocaina.

Tacchino freddo: astinenza da droga senza supporto di farmaci.

Tagliare: aggiungere sostanze in genere non stupefacenti alla droga.

Tilt (andare in tilt): effetto di disturbo mentale prodotto dall'uso.

Tipo: spacciatore.

Tirare: inalare, assumere stupefacente per via nasale.

TNT: pastiglia di MBDB.

Tola: piccola quantità (o grande quantità) di sostanza psicoattiva utilizzata in uno spinello.

Tossico: tossicodipendente.

Tossico della domenica: tossicodipendente occasionale o saltuario.

Trip: viaggio, tempo in cui si manifestano gli effetti di un allucinogeno; per estensione: la sostanza allucinogena stessa ("mi sono fatto un trip").

Tromba: sigaretta di marijuana o *hashish*.

Uccelletto grigio: pastiglia in cui ad una sostanza amfetamino-simile è associata della morfina, per contenerne gli effetti euforizzanti.

Uncinato: dipendente dalla droga.

Valvola: punto della vena in cui il dipendente si inietta ripetutamente in modo da creare una

Strafatti

escrescenza in cui gli risulta più facile iniettare la sostanza (in realtà finisce con il trombizzare e chiudere la vena).

Vitamin: pastiglia di sostanza simile all'ecstasy.

Vitamina K: ketamina.

Voglia: desiderio di assumere una sostanza, *craving*.

XTC: pastiglia di MDMA.

Indice analitico

Finito di stampare nel mese di settembre 2009